病院内／
免疫不全関連
感染症診療の
考え方と進め方 第2集

IDATEN 感染症セミナー実況中継

編集＝IDATEN セミナーテキスト編集委員会

医学書院

病院内／免疫不全関連感染症診療の考え方と進め方
第2集 ― IDATEN 感染症セミナー実況中継
発　　行　2019年7月15日　第1版第1刷Ⓒ

編集者　IDATEN セミナーテキスト編集委員会
発行者　株式会社　医学書院
　　　　代表取締役　金原　俊
　　　　〒113-8719　東京都文京区本郷 1-28-23
　　　　電話　03-3817-5600（社内案内）

印刷・製本　リーブルテック

本書の複製権・翻訳権・上映権・譲渡権・貸与権・公衆送信権（送信可能化権を含む）は株式会社医学書院が保有します．

ISBN978-4-260-03697-9

本書を無断で複製する行為（複写，スキャン，デジタルデータ化など）は，「私的使用のための複製」など著作権法上の限られた例外を除き禁じられています．大学，病院，診療所，企業などにおいて，業務上使用する目的（診療，研究活動を含む）で上記の行為を行うことは，その使用範囲が内部的であっても，私的使用には該当せず，違法です．また私的使用に該当する場合であっても，代行業者等の第三者に依頼して上記の行為を行うことは違法となります．

JCOPY　〈出版者著作権管理機構　委託出版物〉
本書の無断複製は著作権法上での例外を除き禁じられています．複製される場合は，そのつど事前に，出版者著作権管理機構（電話 03-5244-5088，FAX 03-5244-5089，info@jcopy.or.jp）の許諾を得てください．

▼IDATEN セミナーテキスト編集委員会

伊藤健太　あいち小児保健医療総合センター総合診療科 医長

笠原　敬　奈良県立医科大学感染症センター 病院教授

上山伸也　倉敷中央病院感染症科 医長

▼執筆者一覧（執筆順）

山本舜悟　京都市立病院感染症科 副部長

林　淑朗　亀田総合病院集中治療科 部長

山本良平　亀田総合病院集中治療科

伊藤健太　あいち小児保健医療総合センター総合診療科 医長

山本泰正　静岡県立静岡がんセンター感染症内科

関川喜之　関東労災病院総合内科 医長

藤田浩二　津山中央病院総合内科・感染症内科 医長

大野博司　洛和会音羽病院 ICU/CCU

岩渕千太郎　東京都立墨東病院感染症科

塚田訓久　国立国際医療研究センター エイズ治療・研究開発センター

岸田直樹　感染症コンサルタント/北海道科学大学薬学部 客員教授

忽那賢志　国立国際医療研究センター国際感染症センター国際感染症対策室 医長

笠原　敬　奈良県立医科大学感染症センター 病院教授

倉井華子　静岡県立静岡がんセンター感染症内科 部長

黒田浩一　神戸市立医療センター中央市民病院感染症科

羽山ブライアン　がん研有明病院感染症科

沖中敬二　国立がん研究センター東病院総合内科 医長

上山伸也　倉敷中央病院感染症科 医長

序

　IDATEN（Infectious Diseases Association for Teaching and Education in Nippon）による臨床感染症のセミナーは、洛和会音羽病院の大野博司先生が麻生飯塚病院の初期研修医だった2002年頃に始められた感染症勉強会が元になっています。2005年1月、IDATEN発足時に引き継がれ、2019年1月に開催されたウインターセミナーで29回を数えるまでになりました。このセミナーは当初から製薬企業の援助を一切受けずに、受講生から参加費をいただき、開催地の病院スタッフと講師のボランティアによって運営されてきました。少しでも自分の病院を、地域を、そして日本の感染症診療をよくしたい、目の前の患者さんのために少しでも役に立ちたい、という想いを、セミナーを立ち上げた大野先生から京都市立病院の山本舜悟先生と上山を経て、現在は静岡がんセンターの伊東直哉先生に引き継がれています。

　この本は2018年1月に亀田総合病院で開催された、院内感染や免疫不全患者の感染を主体としたレクチャーを文字に起こしたものです。先に出版されている『市中感染症診療の考え方と進め方（第2集）』と同様、読みやすさを重視して、実況中継風にまとめています。また内容に関しても、セミナーで講演した内容はもちろん、参加者からの質問を踏まえて内容を充実させ、最新の知見についても加筆いただき、講師同士で査読を行い、洗練された最新の内容を記載しています。この本をお読みいただければ、IDATEN講師陣の最新の知識と感染症診療の考え方がきっと手に取るようにお分かりいただけるのではないかと思います。

　長きにわたってこのセミナーを続けてこられたのは、ボランティアでレクチャーを引き受けてくださった講師の先生方、開催地の病院のスタッフの熱意、そして参加者の方々の感染症診療への熱い想いによるところが大きいと思います。この場を借りて、改めて皆様に感謝申し上げたいと思います。ありがとうございました。

2019年5月

IDATENセミナーテキスト編集委員を代表して

上山伸也

目次

1 入院患者の発熱へのアプローチ
　山本舜悟——1

2 敗血症へのアプローチ
　林 淑朗・山本良平——18

3 外科術後患者の発熱へのアプローチ
　伊藤健太——37

4 尿道カテーテル留置中の発熱への
　アプローチ
　山本泰正——55

5 中心静脈カテーテル留置患者の発熱への
　アプローチ
　関川喜之——75

6 入院患者の下痢へのアプローチ
　藤田浩二——87

7 人工呼吸器管理患者の発熱へのアプローチ
　大野博司——107

8 免疫不全患者の発熱へのアプローチ
　岩渕千太郎——126

9 非専門医のためのHIV感染症へのアプローチ
　塚田訓久——139

10 糖尿病患者の発熱へのアプローチ
岸田直樹――156

11 ステロイド投与患者の発熱へのアプローチ
忽那賢志――174

12 腎不全・透析患者の発熱へのアプローチ
笠原 敬――188

13 固形腫瘍患者の発熱へのアプローチ
倉井華子――199

14 好中球減少時の発熱へのアプローチ
黒田浩一――217

15 カンジダ感染症の診断と治療
羽山ブライアン――238

16 侵襲性アスペルギルス感染症の診断と治療
沖中敬二――255

17 サイトメガロウイルス感染症の診断と治療
上山伸也――282

略語集――299
索引――301

ブックデザイン ● デザインワークショップジン

01 入院患者の発熱へのアプローチ

入院患者さんの発熱についてお話する前に基本事項を確認したいと思います。感染症とは一体何でしょうか？いろいろな定義の仕方があると思いますが、ここでは

- 患者（宿主）に
- 微生物が
- 病気を起こしている状態

ととらえたいと思います。しばしば誤解されていることかもしれませんが、感染症診療とは「抗菌薬の使い方」とイコールではありません。「抗菌薬の使い方」は重要な要素の1つではありますが、逆にいえば重要な要素の1つに過ぎないともいえます。感染症診療では、まず「目の前の患者に何が起こっているか？」を把握することが大切です。

「患者に何が起こっているか？」を整理するためにはどうしたらいいでしょうか？これもいろいろな整理の仕方がありますが、疫学の3要素の人、場所、時間にならって整理すると以下のように整理することができます。

感染症の3要素
- 人：どのような人の？
- 場所：どの臓器に？
- 時間：どのような時間経過で？

たとえば、

- 人：化学療法中の患者の院内発症の発熱（好中球減少なし）
- 場所：肺
- 時間：昨日から

といった感じです。これが整理できれば疫学的にどういう微生物が原因になりやすいかを知ることができます。

もう1つ、感染症のみかたをご紹介します。ビジネスの世界でよくいわれることですが、ものの見方には、「鳥の目、虫の目、魚の目」が大切です。感染症でいえば、俯瞰で全体を把握するような鳥の目と、ミクロに注目する虫の目と、流れを読む魚の目です（潮の流れを読むということから「魚の目」とたとえられます。実際には魚は潮の流れを読むわけではないそうですが…）。

先ほどの例を考えると、化学療法中の患者の院内発症の急性肺炎では、Sanfordマニュアルなどを見ると、緑膿菌や黄色ブドウ球菌などが多くの原因だと書かれています。緑膿菌と黄色ブドウ球菌といわれても、選択すべき抗菌薬は大きく異なります。そこで虫の目で見ると「どの微生物か？」が気になります。ここで強力なツールになるのがグラム染色です。「取りあえず染めとけ」という姿勢も大事ですが、目的意識をもって行ったほうがグラム染色を役に立たせやすいと思います。

次に鳥の目として、少し俯瞰してみると、地域や施設の感染症や耐性菌の流行状況はどのようなものか？が気になります。特に緑膿菌の感受性は施設や地域によって大きく異なります。アンチバイオグラムという感受性試験の統計があればわかりやすいです。表1を見るとA病院、B病院、C病院で緑膿菌感染症を疑って、感受性結果判明前に選ぶべき初期治療薬は異なってきます。

ここまでのところが整理できれば、選ぶべき抗菌薬は自ずと決まってきます。

表1●アンチバイオグラムによる緑膿菌の感受性

	ピペラシリン	セフタジジム	セフェピム	メロペネム	シプロフロキサシン	アミカシン
A病院	91%	82%	80%	73%	78%	86%
B病院	82%	93%	95%	85%	77%	95%
C病院	95%	91%	93%	100%	97%	100%

そして最も大事なのは「流れを読む目」です。感染症専門医の青木眞先生の有名な言葉に「細菌感染症は *crescendo* か *decrescendo*」というものがあります[1]。細菌感染症なら抗菌薬が効いてよくなるときは一方向性によくなるし、外れていて悪化するときには一方向性に悪くなるというものです。感染症に限らないかもしれませんが、病気の改善や悪化のテンポを知っておくことは非常に大切です。でないと本当は効いているのに、効いていないと勘違いして薬を変更してしまったり、逆も起こりえます。

たとえば、腎盂腎炎では3日間発熱が続くことがあります。より詳しくいえば、有熱期間の中央値が34時間（口腔温38℃以上を発熱と定義）、48時間の時点で発熱

が持続していたのが26％、72時間の時点で持続していたのが13％だったそうです[2]。また、人工呼吸器関連肺炎（VAP）は治療開始3日後の時点でP/F比が改善しているかが予後と関連する（体温や画像所見、分泌物の量は関連しない）という報告[3]がありますが、治療開始後1週間の時点ではP/F比は正常化していないのが普通で、正常化するまで3〜4週間以上かかります[4]。このように、どの時点でどれくらいまで改善しているかを知っておくことは治療効果判定でとても大事なことです。

　また、初期抗菌薬を選ぶときには重症度が大切です。重症敗血症／敗血症性ショック患者に有効な抗菌薬が投与されるまでの時間が遅れれば遅れるほど予後が悪くなるといわれます[5-7]（厳密には観察研究を中心にした知見なので、本当に抗菌薬投与までの時間と予後が相関するかどうかは議論のあるところですが、本当に敗血症なら抗菌薬投与をわざわざ遅らせる理由はないですし、おそらく早いほうがいいと個人的には思っています）。敗血症性ショックなど重症患者では初期治療は外さないほうがよいでしょう。ただし、常に100％を狙うと、抗菌薬のカバーはどんどん広くなっていきます。抗菌薬は使えば使うほど耐性菌が増えていきます。今日使った薬は明日使えなくなっているかもしれないと考えるべきです。そこで、「可能な限り狭域抗菌薬を使う」ことを原則にします。

　目の前の患者を救うことはもちろん大事ですが、同時に次に来る患者を救うのも大切です。重症例では初期治療が外れると死んでしまうかもしれないので、できるだけ外さないようにカバーしておくべきです。そして培養結果が判明後に狭域抗菌薬に変更（de-escalation）を行います。軽症例であれば治療経過をみて思わしくなければ広げる（escalation）ことが可能です。この「余裕があるかどうか」の見極めがとても大事です。

　現在、薬剤耐性菌は国際的な問題になっています。「適切なアクションがとられなければ、薬剤耐性菌による死亡は2050年までに世界で年間1,000万人にものぼり、がんによる年間死亡者数を超えるだろう」と推定されています[8]。海外ではカルバペネムが効かない腸内細菌科細菌が増えています。日本はまだマシな状況かもしれませんが、それでもときどき病院内アウトブレイクの事例を耳にします。今、対策をとらなければ同じ道をたどることは目に見えています。

　表2は人類と微生物の戦いを風刺したものですが、このままでは抗菌薬がなかった「根っこを食べなさい」という時代に逆戻りしかねません。人類が抗菌薬を発見してまだ100年も経っていないのに、限りある貴重な資源の抗菌薬が枯渇しつつあるのです。

表2 ● 人類と微生物の戦い[9]より作成

2001 BC	Here, eat this root. さあ、この根っこを食べなさい。
1000 AD	That root is heathen. Here, say this prayer. その根っこは野蛮だ。さあ、この祈りを唱えなさい。
1850 AD	That prayer is superstition. Here, drink this potion. その祈りは迷信だ。さあ、この水薬を飲みなさい。
1920 AD	That potion is snake oil. Here, swallow this pill. その薬はインチキだ。さあ、この錠剤を飲みなさい。
1945 AD	That pill is ineffective. Here, take this penicillin. その錠剤は効果がない。さあ、このペニシリンを飲みなさい。
1955 AD	Oops... bugs mutated. Here, take this tetracycline. おっと！バイキンが変異した。さあ、このテトラサイクリンを。
1960-1999 AD	39 more "oops"... Here, take this more powerful antibiotic. 39回以上の"おっと！"　さあ、このもっと強力な抗菌薬を。
2000 AD	The bugs have won! Here, eat this root. バイキンの勝利！さあ、この根っこを食べなさい。

　余談ですが、クロストリジウム・ディフィシル感染症（CDI）の治療で健常人の便を移植するという治療があります。多剤耐性菌が定着している人にCDIの治療として便移植を行ったら、定着していた多剤耐性菌が消えた！という報告が散見されます[10]。このままでは、Here, eat this faeces.（さあ、この便を…）という時代が来るかもしれません。

　そこで、世界各国が対策を立てるなか、日本も2016年に薬剤耐性（AMR）対策アクションプランが策定されました[11]。ヒトの抗菌薬使用量の1/3を減らし、薬剤耐性菌も減らそうという目標が掲げられています。

入院患者の発熱のみかた

　さて、ようやく本題です。入院患者さんが発熱した場合、何から考えますか？まずはコモンなものとクリティカルなものから考えます。入院患者さんの発熱でクリティカルなものは「好中球減少患者の発熱（FN）」と「敗血症性ショック」です。これらについては各論で解説があると思いますので、ここではコモンな発熱についてお話したいと思います。

　入院患者に起こる感染症で多いものは、表3のような統計があります。

表3 ● 入院患者の感染症の頻度

	手術部位感染症	血流感染症	尿路感染症	肺炎	腸管感染症	その他
胃がん術後の感染症の原因（日本）[12]	41.6%	22%	\multicolumn{3}{c}{それぞれ11.4〜13.6%}		記載なし
病院内の感染症の原因（米国）[13]	20%	11%	36%	11%	記載なし	22%
病院内感染症(ICU外)の原因（ベルギー）[14]	15.8%	14.2%	26.7%	15.7%	10.1%	17.7%

まとめると、院内発症の発熱で感染症のトップ5は以下のとおりです。

- 尿路感染症、前立腺炎
- 肺炎
- 手術部位感染症
- カテーテル関連血流感染症
- *Clostridium difficile* 感染症*

*最近、*Clostridioides* になったそうですが、昔の名前で記載しています。

これらを見落としなくワークアップするために部位に応じた症状や診察所見の確認とともに「発熱ワークアップ3点セット＋α」が大切です。

発熱ワークアップ3点セット＋α
- 血液培養2セット
- 尿検査/尿培養
- 胸部X線
- ＋術後なら創部の観察
- ＋下痢があればCDトキシン

入院中に起こる発熱で感染症以外にはどのようなものがあるでしょうか？いろいろな報告を参照すると、

- 薬剤熱
- 偽痛風/痛風
- 血栓塞栓症

が多いです。古典的不明熱とは異なり、リウマチ/膠原病、悪性腫瘍が「入院中に起こる発熱（入院前にはなかったもの）」の原因になるのは非常に少ないです。入院中に起こった発熱で原因不明だからといって自己抗体や腫瘍マーカーを絨毯爆撃するのは、無意味どころかミスリーディングで有害ですらあります（実は同じことは古典的不明熱でもいえますが、それはまた別の話）。

　病院内で起こる発熱の原因は限られているので、1つひとつ指さし確認していくことが見落としを避ける近道です。さまざまな語呂合わせが考案されています。私も昔は記憶に自信がありましたが、最近は記憶力がめっきり衰えてきたので、覚えることは諦めました。図1のようにまとめています。

図1●病院内での発熱は指さし確認（左のQRコードからPDFファイルをダウンロードできます）

　入院患者の発熱の特徴は

- 入院の契機になった病態がある
- 何らかの医療行為がなされている

という点です。アプローチの原則は

「医原性から考える」

ということです。自分が行った医療行為のために熱が出ているかもしれないということに考えが及ばないと、本来不要な検査や投薬を行いかねません。

- 薬剤熱の可能性は？
- 最近の医療行為との関連性は？
    血管内カテーテル留置
    尿道カテーテル留置
    手術

> 透析
> ベッド上安静

　薬はいつからいつまで投与されていたのか？デバイスはどこに何がいつからいつまで入っていたのか？手術はどんな術式でいつ行ったのか？輸血はいつ行ったか？安静、臥床期間はいつからいつまでだったか？これらと発熱が起こったタイミングを比較して整理していきます。

> 「異物と穴のあるところに感染症あり」

です。

> - 静脈ライン、動脈ライン → カテーテル関連血流感染症
> - 尿道カテーテル → 尿路感染症、腎盂腎炎、前立腺炎
> - 抗菌薬投与 → *Clostridium difficile* 感染症（CDI）
> - 手術 → 手術部位感染症
> - 化学療法 → 粘膜障害、好中球減少
> - 何かの薬 → 薬剤熱

　入院の契機になった病態の影響から考えられることは以下のとおりです。

> - 外科手術、重症外傷、熱傷 → 創感染、手術部位感染
> - 急性心筋梗塞 → デバイス関連の感染症
> - 糖尿病、肝硬変 → 易感染性
> - 悪性腫瘍患者 → 化学療法による免疫不全

　入院中に起こる5大感染症については、各論で解説されると思いますので、ここからは感染症以外を中心にお話したいと思います。

　入院患者さんが発熱した場合、

> - もともとの発熱が治っていない可能性
> - 新しいイベントが起こった可能性

が考えられます。

　たとえば、肺炎球菌肺炎をペニシリンで治療中にいったん熱が下がったものの、再び発熱してきた状況を考えます。感染症の治療経過を追いかけるにあたって大切なのは、臓器特異的なパラメータと臓器非特異的なパラメータを分けて追いかけることです（表4）。両者が一緒に改善してくれば自信をもって改善しているといえますが、乖離があった場合はどうでしょうか？

表4●肺炎の経過観察のためのパラメータ

臓器特異的パラメータ	臓器非特異的パラメータ
自覚症状：咳、痰、呼吸困難 他覚症状：呼吸数、SpO$_2$、聴診所見	体温 白血球数 CRP プロカルシトニン

　表5のように乖離がある場合は、「別のことが起こっていないか？」を確認する必要があります。先ほどの肺炎球菌肺炎の例で、咳、痰、呼吸困難が改善傾向であれば、この二度目の発熱は肺炎による発熱とは考えにくいです。実際、この症例はペニシリンの再投与によって熱が誘発されたのでペニシリンによる薬剤熱でした[15]。

表5●特異的・非特異的パラメータの改善、悪化の解釈

	特異的パラメータ改善	特異的パラメータ悪化
非特異的パラメータ改善	原疾患改善	原疾患悪化？ 回復が遅れている？ 診断・治療が間違っている？ 新しいイベント（感染症以外）？
非特異的パラメータ悪化	原疾患改善 新しいイベント？	原疾患悪化？ 診断・治療が間違っている？

薬剤熱をどうやって疑うか？

　薬剤熱は非感染性、医原性の発熱の王様です。薬剤熱は入院患者の不明熱の非感染症で最も多い原因です。大雑把にいって入院患者の原因不明の発熱の10〜15％が薬剤熱だといわれます[16]。

　薬剤熱の典型像として、比較的元気、比較的徐脈、比較的CRPが低い（比較的三原則）が挙げられます[17]。

表6 ● 薬剤熱　いつ起こるの？

被疑薬の分類	症例数	期間(日) 平均値	中央値
心血管治療薬（降圧薬、抗不整脈薬）	36	44.7	10
抗菌薬	44	7.8	6
抗腫瘍薬	11	6.0	0.5
中枢神経薬（抗てんかん薬、抗精神病薬など）	24	18.5	16
抗炎症薬（NSAIDs）	2	78.5	78.5
その他	18	12.1	6

(文献18より)

　典型的には薬剤開始から1〜2週間で起こることが多いですが（表6）、長期間内服した後に発症する例も報告されています。たとえば、痤瘡でミノサイクリンを1年以上飲んだ後に、薬剤熱を発症したという報告があります[19, 20]。

　また、それまでアレルギーがなかった人が、何らかの感染症を契機にいろいろなアレルギーが起こることをしばしば経験します。これは重症感染症の存在がアジュバントのような働きをして、それまで過敏症のなかった薬剤に対して新たに薬剤過敏を引き起こす可能性が推測されています[15]。

　薬剤熱の臨床的特徴（表7）を見ると、悪寒戦慄や低血圧が意外と多かったり、比較的徐脈も11％と少なかったり、比較的三原則を満たさない場合も少ないことがわかります。薬剤熱の検査所見は、血沈は正常から60 mm/時間が多いですが、100 mm/時間を超えることもあります[21]。CRPのピーク値は平均5.1 mg/dLだったという報告があります[22]。

　比較的三原則は薬剤熱を疑うきっかけにはなりますが、実際には当てはまらない症例も多く、当てはまらない場合には薬剤熱を思いつきにくいので、原因不明に陥りやすいかもしれないので要注意です。

　薬剤熱の原因薬物は抗菌薬、抗てんかん薬、抗腫瘍薬が多いです[23, 24]。珍しい例ですが、NSAIDsが原因になることもあります[18]。私自身もNSAIDsによる薬剤熱をみたことがあります。腰椎麻酔手術後の発熱、腰痛の患者さんで、硬膜外膿瘍はMRIで否定されていました。経過を整理すると、明らかに手術後から熱が出るようになっていました。痛み止めとしてロキソプロフェンが手術後から開始されていました。その他に手術前後で追加された薬剤はありませんでした。NSAIDsによる薬剤熱は知識としてはありましたが、本当に存在するのか？半信半疑でロキソプロフェンを中止してみると解熱しました。

表7 ● 薬剤熱の臨床的特徴(142 患者、148 エピソード)[18]

特徴	頻度(%)
性別(男/女)	56/44
薬剤アレルギーの既往	11
悪寒戦慄	53
比較的徐脈	11
低血圧	18
頭痛	16
筋肉痛	25
皮疹	18(瘙痒感を伴う皮疹は7%)
白血球増多(≧ 10,000/μL)	22
好酸球増多(≧ 300/μL)	22

(文献 18 より)

薬剤熱の治療

　なんといっても被疑薬の中止です。長期間内服していても必須でなければ中止したほうがよいです。必須の薬は可能性が低ければ継続しますが、疑わしければ構造式の異なる薬に変更できないかを検討します。典型的には中止後72時間以内に解熱しますが、皮疹があればもっと長引くことがあります。

　抗菌薬による薬剤熱の可能性を考えたとき、発熱しているのに抗菌薬をやめるのは怖いと思うこともあるかもしません。「細菌感染症は *crescendo* か *decrescendo*」の原則を考えれば、抗菌薬投与中に熱は出ているもののそれ以上よくも悪くもならないのであれば、これは細菌感染症らしくないなと思います。また、膿瘍などが否定されたうえで、抗菌薬を投与しているにもかかわらず熱が続いているのであれば、その抗菌薬は効いていないということになるので、いずれにしてもその抗菌薬はやめるか、変更するかしかありません。

> 薬剤熱を疑ったときの「被疑薬の中止」は治療(的診断)でもある

ことは認識しておくべきです。

　薬剤熱は「思いつくか思いつかないか」が診断に大きなウェイトを占めます。薬剤

熱の可能性を思いつかなかった場合、最初に抗菌薬が起こしていた発熱に対して、25例中11例に2番目の抗菌薬が処方され、11例のうち4例で2番目の抗菌薬による副作用が出た、という報告があります[25]。また、薬剤熱1回のエピソードにつき、

- 平均8.7日間入院期間が延びた
- 5セットの血液培養が採取された
- 2.85回の画像検査がされた
- 0.86コースの解熱薬が使用された
- 0.21コースのグルココルチコイドが使用された

といった報告もあり、思いつかない場合の余計な検査や治療による害は小さくありません[26]。

26歳女性、脊髄腫瘍術後の発熱

CASE

症例

脊髄髄内腫瘍のために対麻痺、尿閉になり、約1か月前に腫瘍摘出術（病理はastrocytoma）を受けた。術前からデキサメサゾン®8 mg/日が開始、漸減され現在は1 mg/日内服中、8日前に拡大硬膜補塡術＋空洞短絡術を受けた。

ゴアテックスを用いた硬膜補塡のため、皮下に髄液貯留があるが、創部の発赤や痛みはない。コンサルト2日前から咳が出るようになり、前日夕方から39℃台の発熱があった。

診察ではこれといった所見がなく、血液検査では白血球数が7,400/μL、CRPが4.5 mg/dL程度、尿検査で膿尿なし、胸部X線で異常なし。

という症例で、入院中に起こる5大感染症をチェックしましたが、どれも当てはまるものはありませんでした。非感染症をチェックすると、以下のとおりでした。

> **症例 つづき**
> - 深部静脈血栓症（DVT）/肺塞栓症（PE）：右下腿径 32.5 cm、左下腿径 34 cm でわずかに左右差あり、手術後、長期臥床というリスクあり
> - 薬剤熱：最近開始した薬はデキサメサゾン®くらい
> - 偽痛風・痛風：関節炎所見なし
> - 副腎不全：デキサメサゾン® 1 mg/日（プレドニゾロン換算で 6.3 mg/日）できちんと内服している

表8● Wells の簡略 DVT スコア[27]

- 活動性のがん（治療中または 6 か月以内に治療、緩和医療中）1 点
- 下肢の麻痺、感覚低下、最近のギプス固定 1 点
- 最近の 3 日以上のベッド上安静または 12 週間以内の全身麻酔または局所麻酔での大手術 1 点
- 深部静脈の分布に沿った限局した圧痛 1 点
- 下肢全体の腫脹 1 点
- 健側と比べて 3 cm 以上のふくらはぎの腫脹（脛骨結節より 10 cm 下で測定）1 点
- 患側のみの圧痕性浮腫 1 点
- 側副路になる表在静脈あり（静脈瘤ではないもの）1 点
- DVT の既往 1 点
- DVT と同じかそれ以上に考えうる別の疾患がある −2 点

DVT の可能性
- 3 点以上：可能性は高い：53%（95% 信頼区間、44-61%）
- 1〜2 点：可能性は中等度：17%（95% 信頼区間、13-23%）
- 0 点以下：可能性は低い：5.0%（95% 信頼区間、4.0-8.0%）

　Wells の簡略 DVT スコア（表 8）に当てはめてみると、該当するのは下線を引いた 2 つで 2 点、DVT の可能性は中等度になります。そこで、下肢静脈エコーを行ったところ、左総大静脈から大伏在静脈、浅大腿静脈、膝窩静脈にかけて血栓がありました。造影 CT も撮影され、右肺動脈にも血栓が見つかりました。発熱の前日から出ていた咳は肺塞栓症によるものだったと考えられました。ヘパリンを開始したところ、3 日ほどで解熱しました。

肺塞栓症と発熱

　肺塞栓症患者で他に明らかな熱源のない 311 人中 43 人（14%）に 37.8°C（口腔温）以上の発熱があり、そのうち深部静脈血栓症の症状または所見があったのは、43 人中 24 人（56%）だったという報告があります[28]。肺塞栓症では呼吸困難や咳、胸痛

などを伴わず、39℃以上の高熱が唯一の臨床症状になることもあります[29]。多くはヘパリン投与で72時間以内に解熱します[29]。

入院患者の発熱で原因不明ならば、DVTやPEを鑑別に挙げ、まずは侵襲性の低い下肢静脈エコーでDVTの有無を確認することをお勧めします。

急性胆管炎後に発熱した92歳男性[30] より

> 92歳男性が急性胆管炎になり、抗菌薬治療、ERCPを受けて改善したが、数日後に39.4℃の発熱があった。血液培養、尿培養などを採取したが陰性だった。3日発熱が続いた後、右膝関節の腫脹、圧痛が顕在化してきたため、関節穿刺をすると、関節液の白血球数15,000/μLでピロリン酸カルシウム（CPPD）がみられた。

発熱患者で関節が腫れていてくれれば誰も迷いませんが、この症例のように

> 発熱のみで発症し、関節炎が顕在化するまで1～4日間かかる偽痛風[31]

が存在します。研修医が診察したときには明らかではなかった関節炎所見が、時間がたって指導医と一緒に診察したときに現れていることもあり、「きちんと関節の診察をしたのか？」と疑われかねないので研修医泣かせかもしれません。手術や外傷、利尿薬投与が急性発作の引き金になります。

基本的には急性単関節炎になることが多いですが、2関節以上になることもあります。古い報告ですが、28人（男性19人、女性9人）、31エピソード中、膝関節25、手首関節6、足首関節4、肘関節2、肩関節2、肩鎖関節1、MP関節1（股関節はなかった）に病変があり、単関節が17例、2関節が7例、3つ以上が7例でした[32]。術後に起こる場合、半数が3日後までに起こるようです[32]。

ハサミ討ち

感染症のセミナーなのに、なぜ感染症以外について話すのか？と思われたかもしれませんが、感染症に強くなろうという人は感染症以外も勉強しておいたほうがよいで

す。両面からアプローチすることができれば、「ハサミ討ち」の形になり、診断に近づきやすくなるからです。

◉まとめのスライド

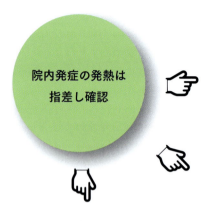

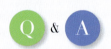

Q 薬剤熱の原因となる薬で、半減期が長くて代謝に時間がかかるものは解熱するまでも時間がかかると思うのですが、こういった系統の薬が薬剤熱として解熱するまで時間がかかる、といったことは何かあるのでしょうか？

A 系統はわかりませんが、半減期は重要です。薬が体内に残っていれば、熱は出続けます。半減期の5倍の時間が経てば、おそらく体内には残っていないだろうと考えることができます[1]。例えば、セフトリアキソンの半減期が8時間くらいですので、40時間、2日近く経てば残っていないという計算になります。ただし、腎機能や肝機能が低下している場合は薬の代謝経路によってはもっと遷延しうることは知っておいたほうがよいでしょう。

Q 実際に薬剤熱と診断した薬剤（特に抗菌薬の場合）は、その後一生アレルギーとして対応するべきですか。どのくらい間をあけたら投与してよい、などの参考はありますか。

A 特に決まりはないと思いますが、薬剤熱の被疑薬としての確からしさと、その薬剤の再投与の必要性によると思います。はっきりさせるには再投与によるチャレンジテストですが、強い反応が出ることもあり、一般的にはあまり推奨されません。また、以前に薬剤アレルギーの疑いがある人のカルテ記録をさかのぼっていくと、気づかれないうちにチャレンジテストがされていることがあるので、他の医療機関を含めて記録を確認することは大切です。

Q βラクタム系薬剤を使用している際のアレルギーを疑った際、セフェム → ペニシリン系にするか、βラクタムを全く止めてしまうか、どのように判断していますか？

A βラクタム以外に代替薬があれば、そちらに変更すると思います。代替薬があまりない場合、側鎖が異なるβラクタム剤への変更を検討します[2]。

Q 発熱ワークアップは、熱発した患者さんに対してルーチンで3つ（4つ）とも行うべきでしょうか？上級医から、検査前確率が低いときに盲目的に検査を行うことは意味がないと言われたことがあります。

A きちんと検査前確率を意識して診療できる人はそのようにすればよいと思います。たとえば、誰が見てもこれは肺炎でしょう、というときには尿培養は意味がないと思います。ただし、血液培養陽性例をフォローしていると、肺炎として治療されている人の血液培養から大腸菌が検出され、これは尿路感染症だったのではないかと思う症例で、尿検査、尿培養が出されていないような事例はしばしば経験します。

Q 発熱ワークアップ3点セット＋αについて、肺炎疑いで胸部X線だと思うのですが、痰培はあまり積極的には採らないですか？

A 肺炎の可能性が高いと判断すれば採るべきです。

Q 救命センターにいると、初期に広域な抗菌薬を選択することがよくあります。状態が落ち着いても、抗菌薬終了まで広域で行くのか、状態がよければグラム染色や培養結果が有意でなくても de-escalation すべきなのかお教えください。

A de-escalation するのに十分な情報がない場合は、無理にしなくてもよいと思います。特に治療期間が1週間程度で終了する場合は、de-escalation せずに治療しきることも多いです。ただし、後から最初の時点に立ち返って、エンピリック治療として

こちらでもよかったなと思える場合は、思い切って変更する場合もあります。特に治療が数週間など長期間必要な場合は、落ち着いた時点で内服薬に変更できるようなレジメンに変えておくほうが後々困らなくてすみます。

文献

1. 青木 眞：Memo 細菌感染症は悪化か改善あるのみ．レジデントのための感染症診療マニュアル第3版，p34，医学書院，2015．
2. Behr MA, et al：Fever duration in hospitalized acute pyelonephritis patients. AJM 101：277-280, 1996.
3. Luna CM, et al：Resolution of ventilator-associated pneumonia：prospective evaluation of the clinical pulmonary infection score as an early clinical predictor of outcome. Crit Care Med 31：676-682, 2003.
4. Chastre J, et al：Comparison of 8 vs 15 days of antibiotic therapy for ventilator-associated pneumonia in adults：a randomized trial. JAMA 290：2588-2598, 2003.
5. Kumar A, et al：Duration of hypotension before initiation of effective antimicrobial therapy is the critical determinant of survival in human septic shock. Crit Care Med 34：1589-1596, 2006.
6. Whiles BB, et al：Increased Time to Initial Antimicrobial Administration Is Associated With Progression to Septic Shock in Severe Sepsis Patients. Crit Care Med 45：623-629, 2017.
7. Liu VX, et al：The Timing of Early Antibiotics and Hospital Mortality in Sepsis. Am J Respir Crit Care Med 196：856-863, 2017.
8. O'Neill J：Antimicrobial Resistance：Tackling a crisis for health and wealth of nations. Review on Antimicrobial Resistance, London, 2014.
9. The history of medicine. West J Med 176：11, 2002.
10. Crum-Cianflone NF, et al：Fecal microbiota transplantation and successful resolution of multidrug-resistant-organism colonization. J Clin Microbiol 53：1986-1989, 2015.
11. 国際的に脅威となる感染症対策関係閣僚会議：薬剤耐性（AMR）対策アクションプラン 2016-2020（概要）．2016．
    http://www.mhlw.go.jp/file/06-Seisakujouhou-10900000-Kenkoukyoku/0000120777.pdf.（2019年2月26日アクセス）
12. Lee J, et al：Validation of a novel method to identify healthcare-associated infections. J Hosp Infect 77：316-320, 2011.
13. Klevens RM, et al：Estimating health care-associated infections and deaths in U.S. hospitals, 2002. Public health Rep 122：160-166, 2007.
14. Vrijens F, et al：Hospital-acquired infections in Belgian acute-care hospitals：an estimation of their global impact on mortality, length of stay and healthcare costs. Epidemiol Infect 140：126-136, 2012.
15. Cluff LE, et al：Drug fever. Prog Allergy 8：149-194, 1964.
16. Abolnik IZ, et al：Nosocomial fever of unknown origin. Infect Dis Clin Pract 8：396-398, 1999.
17. 岡田正人：Dr. 岡田のアレルギー疾患大原則（2）／ケアネット DVD．ケアネット，2008．
18. Mackowiak PA：Drug fever：mechanisms, maxims and misconceptions. Am J Med Sci 294：275-286, 1987.
19. Gorard DA：Late-onset drug fever associated with minocycline. Postgrad Med J 66：404-405, 1990.
20. Grim SA, et al：Late-onset drug fever associated with minocycline：case report and review of the literature. Pharmacotherapy 23：1659-1662, 2003.
21. 三笠桂一，他：抗菌剤による発熱について．日化療会誌 38：21-25, 1990．
22. Yaita K, et al：A Retrospective Analysis of Drug Fever Diagnosed during Infectious Disease Consultation. Intern Med 55：605-608, 2016.
23. Johnson DH, et al：Drug fever. Infect Dis Clin North Am 10：85-91, 1996.
24. Cunha BA：Antibiotic side effects. Med Clin North Am 85：149-185, 2001.
25. Foster FP, et al：Fever from antibiotics：some lessons drawn from 25 cases. Med Clin North Am 47：

523-539, 1963.
26 Mackowiak PA, et al：Drug fever：a critical appraisal of conventional concepts. An analysis of 51 episodes in two Dallas hospitals and 97 episodes reported in the English literature. Ann Intern Med 106：728-733, 1987.
27 Wells PS：Does This Patient Have Deep Vein Thrombosis? JAMA 295：199-207, 2006.
28 Stein PD, et al：Fever in acute pulmonary embolism. Chest 117：39-42, 2000.
29 Watanakunakorn C, et al：High fever (greater than 39 degrees C) as a clinical manifestation of pulmonary embolism. Postgrad Med 63：951-953, 1987.
30 Rahman MU, et al：Initially unrecognized calcium pyrophosphate dihydrate deposition disease as a cause of fever. AJM 89：115-116, 1990.
31 Bong D, et al：Pseudogout mimicking systemic disease. JAMA 246：1438-1440, 1981.
32 O'Duffy JD：Pseudogout syndrome in hospital patients. JAMA 226：42-44, 1973.

Q & A 参考文献

1 Sassolas B, et al：ALDEN, an algorithm for assessment of drug causality in Stevens-Johnson Syndrome and toxic epidermal necrolysis：comparison with case-control analysis. Clin Pharmacol Ther 88：60-68, 2010.
2 Pichichero ME：A Review of Evidence Supporting the American Academy of Pediatrics Recommendation for Prescribing Cephalosporin Antibiotics for Penicillin-Allergic Patients. Pediatrics 115：1048-1057, 2005.

02 敗血症へのアプローチ

　この章を読んでいる間にも3〜4秒に1人が敗血症により死亡しています。発展途上国でも先進国でも、場所にかかわらず、世界中で毎年3,000万人が罹患し、800万人が死亡しているのです。敗血症は世界保健機関（World Health Organization：WHO）により解決すべき優先課題の1つと位置づけられている、社会的に非常に大きなインパクトをもった症候群です[1]。

　敗血症は集中治療における重要な治療対象であるばかりでなく、急性期・慢性期病院、また、専門性にかかわらず多くの医療従事者が遭遇します。このため、敗血症に対するアプローチはすべての医療従事者に知っておいてほしいものだと私たちは考えています。この章では敗血症の疫学、新しい定義・診断、そして管理の基本原則を学んでいきます。

敗血症の疫学

　まずは敗血症の疫学に触れていきましょう。敗血症は「コードされづらい症候群」でした。どういうことかというと、がん患者でも、外科術後患者でも、肺炎患者でも、敗血症が原因で死亡してもこれらの患者の死亡原因はがんや手術、肺炎とされるため敗血症の数としてカウントされなかったということです。このため、これまで敗血症の数を知ることは困難でした。近年になり、やっと、敗血症の疫学調査が盛んに行われるようになった結果、乳がん、前立腺がん、後天性免疫不全症候群（AIDS）の診断・死亡者の数を足しても、敗血症と診断され死亡する数のほうが多いということがわかりました[2]。実は私たちは、主要ながん種とAIDSによる死亡数の4倍近くの患者を敗血症で失っていることになるのです。先進国でもその院内死亡割合は30〜45％といわれています[3-7]。

　由々しき問題は21世紀に入り、敗血症の患者が増えているということです。アメリカ疾病管理予防センター（Centers for Disease Control and Prevention：CDC）によれば、敗血症を主病名、副病名として入院した患者の数は2000〜2008年にかけ

て、2倍からそれ以上に増えています。この敗血症患者の増加の原因として、高齢化が一因として考えられています。CDCのデータからは75歳、85歳以上と高齢になればなるほど敗血症の発症数が増えており、高齢者において人口あたりの敗血症発症数が圧倒的に多いことがわかります[8]。現在先進諸国が直面している高齢社会では、敗血症はより大きなインパクトを社会に与えているといえるでしょう。特に私たちの住む日本はすでに世界で最も高齢化の進んだ国の1つです。残念ながら日本ではまだ質の高い疫学報告はありませんが、人口あたりの敗血症患者数は先進国のなかでも最高峰であろうと考えるのが自然で、敗血症のインパクトがとりわけ大きいことは容易に想像できます。

敗血症の診断基準・定義

敗血症の診断基準や定義が変更になったことは記憶に新しいと思います。定義の変更には複雑なプロセスと歴史的背景がありますが、ここでは多くは触れません。簡単に新しい定義と診断基準を解説します（表1）。

表1● 新しい敗血症の定義・診断基準[9]

	敗血症	敗血症性ショック
定義	感染に対する宿主生体反応の調節不全で、生命を脅かす臓器障害	重度の循環・細胞／代謝の異常により実際に死亡割合が上昇する敗血症の部分集合
診断基準	感染症が疑われ、SOFAスコアがベースラインから2点以上増加したもの	十分な輸液負荷にもかかわらず、平均動脈圧65 mmHg以上を維持するために血管作動薬を必要とし、かつ血清乳酸値が2 mmol/Lを超えるもの

大事なことは、敗血症は感染症が引き起こす「臓器障害」と定義されたことです。臓器障害がないものはもはや、敗血症とはいわなくなったわけです。では臓器障害をどう客観的に評価するかですが、これに関しても定義改訂の会議でいろいろと議論があったようです。敗血症のようにプライマリケアを含めコモンに遭遇する病態の診断基準は、医療水準の高低にかかわらず広く利用可能で、高度な医療機器による測定や検査を要さず、ベッドサイドで評価できるものでなければなりません。賛否はありますが、その条件を満たす客観的なツールとして、研究目的に20年以上使われていたSequential Organ Failure Assessment（SOFA）スコアが診断基準の一部に採用されることになりました。このスコアがベースラインから2点以上増加したものを臓器障害と定義し、敗血症の診断基準となりました。SOFAスコアは集中治療の医師には馴

染みがありますが、なかなか複雑なスコアリングシステムで、集中治療専門医でもこれをそらんじて言える人は多くはないでしょう。簡単にいうと、呼吸、凝固、肝、循環、腎、神経からなる6系統の体の主要なシステムごとに0～4点で点数化し、点数が大きくなればなるほど臓器障害が重いと判断するスコアです[10, 11]。ベースラインから2点以上の増加と書きましたが、たとえば慢性腎障害があり透析依存の患者ではベースラインが0点とはなりません。すでに腎臓のパラメータは4点である場合や心臓外科術後でカテコラミンが使われていれば、ベースラインが2点や3点であることがあります。ベースラインが0点とは限らないためスコアの2点以上の増加で敗血症と診断することになっています。よくある質問として、「ベースラインがわからない場合はどうしたらよいか？」と聞かれますが、ベースラインが不明の場合は0点として仮定します。これは死亡割合の高い敗血症ではオーバートリアージを許容しようということだと思います。

● 敗血症の定義の変遷とその歴史

そもそもなぜ、2016年に定義が変更されたのでしょうか。最初の敗血症の国際定義は1991年に作成されました[12]。主に米国の専門家たちにより「感染による全身性の炎症反応（Systemic Inflammatory Response Syndrome：SIRS）」と定義したのが初の国際定義です。しかし、このSIRSを用いた敗血症の診断基準では軽症の感染症でもこの基準を満たすことがあることや、感染症以外の疾患でも基準を満たしてしまうことが問題となり、欧州の専門家たちにとっては納得のいかない定義であったようです[13, 14]。その後、2001年に欧州の専門家たちを交えて、国際定義が変更となりましたが、実はここでSIRSの診断基準は一度廃止になっています[15]。2001年の定義ではSIRSのみを診断基準として使用することをやめ、敗血症を「感染に起因する全身症状を伴った症候」と定義しました。この診断基準にはSIRSの構成要素の他に身体所見などの主観的項目に加えて、CRP上昇、プロカルシトニンの上昇など多数の項目があり、複雑な基準でした。またこれらのいくつかの項目を満たせば敗血症なのかということも明確にされなかったため、臨床現場や研究目的で使いにくい診断基準となってしまったのです。このため、従来からSIRSの基準に慣れている臨床家たちは2001年の定義・診断基準が出た後もSIRSの基準を依然として使用し、2つの定義・診断基準が入り交じるという事態となってしまったのです。そこでようやく、2016年にこれらを解消しようと新しい定義・診断基準が策定されました。

新定義において一番重要なことは以前に重症敗血症（severe sepsis）といった「臓器障害を伴う敗血症」を「敗血症」と呼び、もはや臓器障害がないものは「敗血症」と呼ばなくなったということです。実際、臓器障害のない敗血症は、非集中治療医が集中

治療専門医にコンサルトするトリガーにはなりにくく、集中治療専門医にとってもあまり興味の対象ではありません。また、普段われわれが日常的に「敗血症」という用語を使う際、すでに臓器障害があるということが事実上内包されていることが多かったと思います。このような経緯で新しい敗血症の定義では臓器障害のあるものを敗血症と定義することになったわけです。

　敗血症性ショックというさらに重症なカテゴリーも 2016 年に定義が変わりました。以前は血圧が低いものをショックといい、血圧がなかなか上がらない敗血症を敗血症性ショックとしていましたが、新しい定義では循環だけではなく、細胞・代謝の異常を呈するものをショックとすることになりました。御存知のとおり、ショックというのは必ずしも血圧の低下だけを意味するわけではありません。ショックとは組織における酸素の供給低下か消費量増大か利用障害が起きている状態です。このことから、血圧だけで敗血症性ショックが規定されるのはショックの病態を必ずしも反映できていないということになります。敗血症ではエンドトキシンを代表とするようなさまざまなメディエータにより、仮に血圧が保たれていたとしても細胞レベルでは酸素欠乏に苦しんでいる状態が起こることが、動物実験でも *in vitro* の実験でも繰り返し示されてきました。このため細胞・代謝の異常を診断基準に反映させる必要があり、この指標として私たちが日常的に使用し、世界中の急性期医療機関で利用可能な検査として乳酸値が採用されることになりました[16]。

⦿qSOFA

　敗血症の診断基準に SOFA スコアが採用されたわけですが、このスコアは複雑で、かつ集中治療が専門でない医療者には不慣れなことが予想されました。そこで集中治療を専門としない医師やパラメディカルが集中治療室外で利用できるツールとして qSOFA が考案されました[17]。qSOFA は一般的な看護記録に記載されるようなパラメータだけで、一般病棟や ER で、どの医療職でも早期に敗血症を認知できることを期待して考案されました。収縮期血圧（sBP ≦ 100 mmHg）、意識の変容（GCS＜15）、呼吸回数（RR ≧ 22 回）の 3 つの項目が採用され、これらの 2 つ以上が該当すれば、qSOFA 陽性と呼ぶこととなりました。定義作成者のグループで行った大規模データに基づく後ろ向き観察研究で、qSOFA 陽性が院内死亡割合の上昇と関連していたことがこれらのパラメータの根拠となっています[17]。つまり、qSOFA が陽性であれば院内で死亡する可能性が高く、重症として取り扱えということです。qSOFA は「院内死亡」との関連が報告されたのであって、この研究では「感染」や「敗血症」のあり/なしとの関連は報告されておらず、qSOFA 陰性だからといって感染や敗血症が否定できるわけではないことに注意してください。qSOFA と死亡の関連について、さま

ざまな追試がなされていますが、SIRSと比較してqSOFA陰性、陽性が重症患者を拾い上げる指標として優れていないという研究もあり、SIRSとqSOFAのどちらがよいのかという論争が繰り広げられています[18]。このことは研究者のなかでは非常に重要なトピックですが、臨床ではあまり重要ではないとわれわれは思っています。なぜなら、qSOFAが陰性であろうとも敗血症の診断にたどり着けるからです。彼らが提案した敗血症の診断からマネジメントに至るフローチャートを見てください（図1）。このフローチャートでは、感染症を疑った後にqSOFAを判定しますが、仮にqSOFA陰性でも、臨床家の経験に基づいて敗血症が疑わしければ、臓器障害の評価に移ることが記載されています。qSOFAが陰性であっても疑わしければ臓器障害評価に進み、SOFAスコアの2点以上の増加があれば敗血症と診断し、集中治療室などのふさわしい場所で治療を行うことが敗血症のマネジメントとして提唱されているわけです。つまり、感染症を疑った場合に次のステップでqSOFAを採点しようが、経験に基づきSIRSなどの他の所見をみても構わないということです。この点で臨床ではあえてqSOFAにこだわらず、敗血症を疑えば臓器障害の評価を行えばよく、従来の臨床か

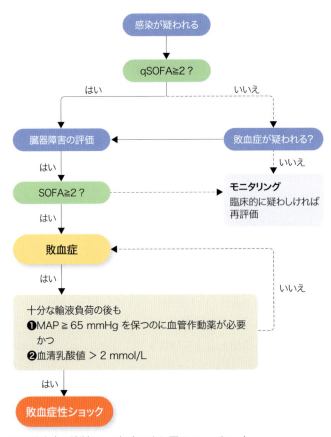

図1 ● 敗血症の診断からマネジメントに至るフローチャート

ら大きく変わったわけではないことがわかります。このように新しい敗血症のマネジメントのフローチャートは柔軟性をもって作成されている点で優れていると私たちは考えています。

敗血症のマネジメント

　ここからはマネジメントの話に移ります。基本は抗菌薬と輸液と血管収縮薬の3つです。なぜなら、適切な抗菌薬療法、輸液、血管作動薬以外に薬物療法で敗血症の予後改善効果を示したものは今のところ存在しないからです。

◉抗菌薬
●抗菌薬投与のタイミング
　敗血症といえども、感染症診療の原則から外れるわけではありません。原則どおり、まずは血液培養を2セットとることです。敗血症を疑うならなおさら血液培養を提出することが求められます。そして抗菌薬は可能な限り早く、1時間以内に投与することです。抗菌薬投与の遅れは死亡割合の上昇と関連することが多くの研究で報告されています[19, 20]。しかしながら、1時間以内に抗菌薬投与を行うということは意外に難しいことでもあります。私たちの集中治療室でも1時間以内の抗菌薬投与が達成できていないということもあります。しかし、1時間以内に抗菌薬投与を達成するということは多くの場合システム改革で達成できることであると私たちは信じています（表2）。

　Amazonのプライム会員になれば、自宅でビールを頼んでも1時間以内にビールが配達されます。企業努力によってこういったサービスが提供可能なのです。目の前にいる敗血症の患者に、感染を疑ってから1時間以内に抗菌薬を投与できないとしたら、教育やシステム改革が足りないと考えるべきでしょう。

表2 ● 1時間以内に抗菌薬投与を行うための具体的努力

人	早期認知、医療スタッフの教育、病棟薬剤師の配置、医師が正確な指示を出す、血液培養や培養採取の指示の遅れの回避、スタッフ間のコミュニケーションの改善、看護師の負担軽減
投与方法	βラクタム薬のボーラス投与や迅速投与、ルートがとれない場合の骨髄投与
システム	抗菌薬オーダーのセット化、培養採取から抗菌薬投与までの動作のシミュレーションや最適化、抗菌薬供給のフローの改善（ERや病棟の薬剤庫に使用頻度の高い抗菌薬をストックすること、組成を統一すること（生理食塩液で溶解するのか、5%ブドウ糖液で溶解するのか、溶解量は50 mLなのか、100 mLなのかなど、プレフィルド製剤の選択))

● 抗菌薬の選択

次に抗菌薬の選択に関してですが、敗血症性ショックだからといって自動的に、メロペネム、バンコマイシン、ミカファンギンというのは愚かです。必ず、感染症診療の原則に即し、病歴、身体所見、検査からどこの臓器に感染源があるのかを推定することが重要です。なぜなら、臓器ごとに病原微生物は大きく異なり、初期治療に選択する抗菌薬も変わってくるからです。たとえば、市中肺炎であれば肺炎球菌やレジオネラをターゲットにしますが、尿路感染であればいつでも大腸菌がターゲットに含まれます。腹腔内感染では腸内細菌に加えて嫌気性菌までカバーする必要があります。また髄膜炎では中枢神経移行性を考慮し抗菌薬の選択もその量も変わってきます。感染臓器を考えずに適切な抗菌薬を選択したり、量を決めたりというのは通常は不可能です。また、不必要な広域抗菌薬の曝露は死亡割合の上昇と関連するばかりでなく、耐性菌の問題を引き起こします。一方で2割くらいの敗血症患者では感染源がわからず、感染症科にコンサルテーションしても感染源不明ということも初療の段階ではあります（表3）。しかし、「感染源がわからない」ということも貴重な情報であるため、最初の段階で感染源を突き止めようとする努力を怠ってはなりません。

表3 ● ショックのためICU入室したが24時間診断がつかず、後に敗血症性ショックとわかったもの

肺感染症	35%
尿路感染症	16%
腹部感染症	11%
肝・胆管感染症	11%
血流感染	11%
皮膚軟部組織感染	5%
感染性心内膜炎	3%
骨・関節炎	3%
中枢神経感染	3%
人工血管感染	3%

（Crit Care 20：360, 2016 を参考に作成）

抗菌薬選択においてもう1つ大事なことは施設のアンチバイオグラムを知ることです。おそらく、筆者らの施設とみなさんが働く病院のアンチバイオグラムは異なります。薬剤耐性は多様化し深刻化してきているため、どの抗菌薬を経験的治療として用いればよいかは施設ごとに考える必要があります。

● 抗菌薬の量

　敗血症急性期の臨床薬理学的問題として薬剤の分布容積（volume distribution：VD）の著明な拡大があります。敗血症では血管内皮にあるグルコカリックスが障害され、ここから血管外へと水分が移動し、血管分布異常性のショックをきたします。これがいわゆるサードスペーシングやキャピラリーリークといわれてきたもので、血管外に水が漏れてしまう病態です。困ったことに、私たちが日常的によく使用する抗菌薬の多くは親水性の薬剤です。そのため、この血管内皮の穴から水分とともに抗菌薬が血管外へと漏れ出てしまうのです。これがVDの拡大です。VDは薬剤投与量を血漿薬剤濃度で除した値で表され、血漿中と同じ濃度で薬剤が各組織に分布したと仮定するとき、その薬剤が分布している仮想的な容積です。健常者に比べて、敗血症ではVDが2～4倍に拡大していることが知られています。わかりやすくいうと、健康な人と同じ量の抗菌薬を投与したとしても抗菌薬の血中濃度が1/2、1/3となってしまうということです。するとどうなるかというと、敗血症という重症な病態において、治療の要である抗菌薬が十分に作用しないという事態に陥ってしまうわけです[21, 22]。残念ながら、βラクタム薬のTDM（therapeutic drug monitoring）はほとんどの日本の医療機関で行えず、どのくらいの量を投与すれば適切な抗菌薬血中濃度を達成できるかをベッドサイドで知ることができません。

　初回投与量を減量すべきではないということは今日の日本の診療でも常識的になりつつありますが、2回目、3回目の投与はどうでしょうか。敗血症では急性腎障害を合併し、無尿となる患者もいれば、クレアチニン・クリアランスが300 mL/分以上に亢進することもあります。近年問題になっているAugmented Renal Clearance（ARC）という病態は急性期患者でクレアチニン・クリアランスが130 mL/分以上に亢進した病態のことをいいます[23, 24]。敗血症以外にも脳外科手術、外傷、熱傷、好中球減少性発熱でも起こるといわれており、ARCは日常的に私たちが経験する病態です。ARCになると、抗菌薬が不適切に排泄され、血中濃度が保てなくなるという事態が起こります。抗菌薬投与量の決定には成書を参考にすることが多いと思います。しかし、腎機能低下に関しては詳しく投与量の記載がありますが、腎機能亢進に対してはどの程度抗菌薬を増やしたらいいのかの記載はありません。おそらく多めに抗菌薬を投与する必要がありますが、適切な投与量はまだわかっておらず、現在臨床研究が行われています。

　その他に、術後の敗血症患者でドレーンからの排液が増加する場合はそこに抗菌薬が一緒に排液されます。また腎代替療法によっても抗菌薬が除去されます。最近、集

中治療領域で利用頻度が高まりつつある Extracorporeal Membrane Oxygenation（ECMO）でも抗菌薬が吸着され血中濃度が低下することが報告されています[25]。

　このように、敗血症の病態、治療介入によって抗菌薬の薬物動態はさまざまな修飾を受けるため、腎機能だけから抗菌薬の血中濃度を予測し、投与量・投与間隔を決定するのは困難です。海外の主要施設では、βラクタム薬の TDM を行い投与量・投与間隔の決定をしていることもありますが、それができない施設にとっては2回目以降の抗菌薬の投与量を決定することは現時点では解決困難な問題です。私たちの ICU では多くの場合、初日の抗菌薬投与量の減量を行わず（2倍量を投与することもあります）、深夜0時から午前8時までの8時間蓄尿によるクレアチニン・クリアランス測定に加えて、輸液量やドレーン排液、その他の治療介入を総合的に考えたうえで2回目以降の抗菌薬投与量・投与間隔の調整を行っています。

● 抗菌薬の投与期間
　敗血症の抗菌薬投与期間はソースコントロールの問題がなければ7～10日間が一般的に十分な抗菌薬治療期間と考えてよいでしょう。ただし、複雑性でない腎盂腎炎やドレナージされた感染症であればケースバイケースで短縮が可能なこともあります。不必要な抗菌薬投与期間の延長は、社会や個人にとって有害です[26]。社会にとっては耐性菌を発達・伝播させる危険があり、個人にとっては、不必要な期間延長や広域抗菌薬投与と死亡の関連が報告されています。これらは因果関係として示されたわけではないですが、抗菌薬蓄積による毒性、抗菌薬関連の二次感染、多剤耐性菌感染を潜在的に引き起こすことが原因ではないかと考えられています。一方で黄色ブドウ球菌感染症や好中球減少性発熱、真菌感染、サイトメガロウイルス感染症の場合には長期投与が必要になり、この場合は感染症専門医に相談する必要があります。

◉ 初期蘇生の目標指標
　過去に米国の Rivers らが Early Goal-Directed Therapy（EGDT）という治療プロトコルを開発し、これを基に治療することで敗血症の予後を改善することを報告しました[27]。しかし、近年3つの大規模 RCT[28-30]とこれらのメタ解析によりこの効果は否定されました。おそらく、EGDT を行う施設はもうないと思っていますが、このなかで1つだけ、そして EGDT 以前からもあった「平均動脈圧（MAP）65 mmHg」という指標は今でも敗血症管理の指標として残っています。これは、動物実験で、65 mmHg 以上を保てば臓器灌流が保たれるという知見に基づいています。
　MAP を 65 mmHg より高く目標値を設定することで臓器灌流がよりよくなるので

はないかということを考えてRCT[31]を行ったグループがありましたが、カテコラミン使用量や輸液量が多くなり、副作用（不整脈）も増えるということが報告されています。サブグループ解析では高血圧患者で高いMAPを目指すと腎代替療法の割合が減ったと報告されていますが、2016年に報告されたパイロットRCT[32]では高い目標のMAPを目指すと高齢者で死亡割合が上昇するという結果であり、65 mmHgよりも高いMAPを目指すことは一般的な患者にはあまり勧められません。

◉ 輸液

● 輸液の選択

　日本には製薬会社が多数あり、輸液製剤の種類もこれにあわせてたくさんあります。しかし敗血症に使用する輸液は大別すれば乳酸リンゲル液に代表される緩衝剤を含む晶質液とアルブミンの2つだけです。輸液製剤としては他に生理食塩液、hydroxyethyl starch（HES）などがありますが、ここで一番大事なことは「HESの使用は禁忌」であるということです。HESはRCTで有害性が繰り返し示されています[33, 34]。どのRCTでも一貫して示されているのは腎障害（クレアチニンの上昇、透析施行割合の上昇）で、他に死亡割合上昇、輸血量増加が報告されています。Food and Drug Administration（FDA）からはHESを使用したならば、対象患者にかかわらず、90日後の腎機能をモニタリングすることが勧告されており、欧州では2018年現在、医薬品認可取り消し勧告の一歩手前まで手続きが進んでいます[36]。米国・欧州ではHESは禁忌という認識でありながら、日本ではこういった製剤をさまざまな理屈をつけて未だに使用している現状があります。医療行為の大原則"never do harm to anyone"という言葉が示すように、有害性が示された薬剤は類似品でも使用すべきではないと私たちは考えています。したがって、私たちのICUでは創設以来HES製剤を一切使用していません。

　生理食塩液は現在世界で最も多く使用されている輸液製剤です。しかし、急性期医療における輸液製剤としての生理食塩液の立場はますます悪くなっています。0.9%生理食塩液のCl値は154 mmol/Lと血清（94〜111 mmol/L）よりも高く、非生理的です。近年、生理食塩液投与は、高Cl性代謝性アシドーシス、AKI、死亡と関連することが報告されており[37〜40]、乳酸リンゲル液などのbalanced crystalloids（緩衝剤で平衡化された晶質液として以下、平衡化晶質液と呼びます）のほうが優れた輸液製剤と考えられています。コスト面でも日本では生理食塩液と平衡化晶質液で大きく変わらないことから当ICUでは乳酸リンゲル液を第一選択としてきました。2018年3月にSALT-ED[41]、SMART[42]という平衡化晶質液と生理食塩液を比較したRCTが報告され、生理食塩液投与により複合アウトカムである主要な腎合併症が増えるという

結果でした。現在 PLUS study という大規模研究が進行中であり、これらの研究結果が出そろい、やはり生理食塩液の有害性が示されれば、最初の輸液製剤として生理食塩液を使用するプラクティスは消えゆくかもしれません。

　敗血症の蘇生輸液の第一選択は平衡化晶質液ですが、アルブミンは晶質液よりも優れているという傍証もあり、晶質液投与量が過度に大量になるような状況で第二選択として使用することは妥当です[43, 44]。しかし、5% アルブミンは1本（250 mL）あたり 4,086〜5,463 円と高価な薬剤であること、潜在的に感染のリスクがあること、示された有効性は大規模研究のサブグループ解析の結果にすぎないという点を踏まえ、あくまでも第二選択の輸液製剤として使用すべきです。輸液過多と死亡割合の上昇がいくつかの研究で報告されているため[45]、輸液量が増加する場合は輸液量を削減すべく、アルブミン製剤を考慮するのは理にかなっていると私たちは考えています。

● 輸液の量

　Surviving Sepsis Campaign Guideline 2016（SSCG 2016）[46]では初期治療として最初の3時間で 30 mL/kg の輸液を行うことを推奨しています。この 30 mL/kg という値は、PROCESS、ARISE 研究[29, 31]という EGDT を検証した RCT で ICU 入室後の最初の6時間で投与された輸液の平均から算出されています。実際は ICU 入室前（ER や病棟）にも輸液されていることを忘れてはいけません。では最初の6時間以降はどうすべきでしょうか。先に述べたように敗血症患者では血管外に水分が漏出する病態となっているため、多くの患者ではこの量よりも多くの輸液を必要とし、繰り返し輸液投与を行わなければなりません。どのくらい輸液すべきかに関しては、施設ごと、専門家ごとにさまざまで、まさにこれからの重要な研究課題です。私たちは身体所見、ベッドサイドエコー、乳酸値、動的指標やフルイドチャレンジを行いながら個別に判断していきます。

● 血管収縮薬

　複数の血管収縮薬が昇圧目的に利用可能ですが、敗血症マネジメントでは日本でも世界でも「ドパミンかノルアドレナリンか」に議論が集約されてきたといってよいでしょう。近年、ドパミンは致死的不整脈が増え、1つの系統的レビュー・メタ解析では死亡割合上昇との関連が報告されており[47]、ドパミンは使用すべきでないものとして理解されています。ドパミンはプレフィルド製剤、いわゆるパック製剤があり、アクセスのよい薬剤ですが、ノルアドレナリンに比して有害である可能性を知っておくべきです。敗血症にはノルアドレナリンが第一選択薬の血管収縮薬です。

　私たちの施設では初期研修医でもオーダーに迷うことがないようノルアドレナリン

の溶解組成を統一し、中心静脈ラインがない状況（特に一般病棟やER）で緊急に昇圧が必要であれば、末梢静脈投与からでもノルアドレナリン投与を開始できるようにしています。

> **当院ICUで採用しているノルアドレナリンの組成**
> 末梢静脈投与用：ノルアドレナリン1 mg/mL 3 A＋5％ブドウ糖液100 mL（1 mL/時≒0.5 μg/分）10 mL/時で開始
> 中心静脈投与用：ノルアドレナリン1 mg/mL 6 A＋5％ブドウ糖液100 mL（1 mL/時≒1 μg/分）5 mL/時で開始

● ステロイド

　敗血症に対するステロイドは2018年のホットトピックです。なぜなら私たちも結果がでるのを首を長くして待っていたADRENAL研究[48]の結果が発表されたからです。

　敗血症に対する高用量ステロイド投与は過去の研究で死亡を増加することがわかっており、現在は使われていません[49,50]。一方で低用量ステロイド投与に関しては、結果の異なるRCTがあり、1つではショックの離脱を早めること、生命予後の改善が示され[51]、その後、追試として行われたCORTICU研究[52]ではショック離脱は早いが生命予後は変わらないという結果でした。そもそも相対的副腎不全というものが存在するのかという議論もあります。体内のコルチゾールの総量は遊離コルチゾールと蛋白結合コルチゾールの総和であり、私たちが採血で測定できるのは総コルチゾールだけです。体内で活性があるのは遊離コルチゾールであり、たとえ総量が減っていても、遊離コルチゾールは増えているということもあるわけです。さらに、ステロイドの受容体は細胞の中にあり、細胞内にステロイドが入った後にどのように作用するかは不明で、血清総コルチゾールを測定することにどのくらいの意義があるかはわかっていません[53]。中身がブラックボックスのため敗血症に対する低用量ステロイドの効果はRCTで検証するしかないということになり、ADRENALという大規模RCTが行われ、その結果が2018年1月に報告されました。十分重症な敗血症性ショック患者を対象にステロイドを投与とプラセボ投与を比較しましたがその予後は変えられませんでした。しかし、この直後、2018年3月1日にAnnaneらによるAPROCCHSS研究の結果が報告されました[54]。SOFAサブスコア≧3点が2臓器以上あり、昇圧薬が6時間以上投与され、かつ用量が0.25 μg/kg/mL以上の敗血症患者において、ハイドロコルチゾンとフルドロコルチゾンを投与することと、プラセボ投与を比較して90日死亡を改善するという結果でした。結局2018年現在でも、「敗

血症性ショックに対するステロイドの是非」は白黒ついていませんが、これら2つの大規模RCTの結果を受けて、「人工呼吸器依存」かつ「6時間以上のノルアドレナリン依存かつ0.25 μg/kg/分以上の用量」を満たす敗血症性ショックの患者に対して、私たちはハイドロコルチゾン投与を考慮しています。

⦿ その他の治療

　日本では効果が不明で高額な医療が敗血症に対していくつか行われています。大事なことはこれらの治療介入の1つひとつが、まだ研究仮説の段階にすぎず、日常診療に応用する妥当性に乏しいということです。効果を示した質の高いRCTはなく、系統的レビュー・メタ解析を行っても効果があるのかどうかが不明です。これはすなわち、介入の効果がそれほどは大きくはないということと科学的検証が不十分であることを示しています。

　エンドトキシン吸着療法というものがありますが、1つの大規模RCTでその効果は否定され[55]、もう1つの研究では主要評価である死亡を減少しないことが学会で報告されています[56]。しかし、なぜかまだ論文化はされていません（2018年10月9日にJAMA訳にEUPHRATES試験が出版されました。PMID：30304428）。またごく最近、質の高い系統的レビュー・メタ解析が行われており[57]、これでも効果は否定されています。

　また、DICに対して国内で使用されることのあるリコンビナント・トロンボモジュリンですが、この薬剤の使用によりDICスコアを下げるということは報告されていますが、生命予後を改善したという報告は存在しません[58,59]。敗血症に対するリコンビナント・トロンボモジュリンの有効性も現時点での有望な仮説の1つですが、現在大規模RCTが進行中であり、この結果を得てから使用を考えるべきです（2018年8月2日にAsahi KASEIのプレスリリースに速報がでています）。なぜこのようなことを口を酸っぱくして言うかというと、活性化プロテインCという、リコンビナント・トロンボモジュリンと類似した薬剤が過去に世界で熱狂的に使用された後に市場から撤退したという経緯があるからです[60〜62]。歴史に学び、十分な科学的根拠が揃うまで使用は控えるべきだと私たちは考えています。

　このように患者中心のアウトカムをよくするかの検証を待たずして、世界では使用されていない薬剤・治療介入が日本では平然と行われています。これらの介入の多くは高額で、重大な副作用の懸念もあるようなものばかりです。このような介入を選択する場合は、利益と害のバランスを考えることができるだけの十分な科学的検証がなされてから使用すべきであると私たちは考えており、私たちの施設ではこれらの薬剤は一切使用していません。

Take Home Message

- 新定義・診断基準を理解する
- 抗菌薬・輸液・血管収縮薬が基本
- 認知・血培・抗菌薬を 1 時間以内に
- 初回の抗菌薬は十分量を投与
- 蘇生ターゲット：MAP 65 mmHg が指標
- 輸液の第一選択はリンゲル液、HES は禁忌、生理食塩液は注意
- 血管収縮薬の第一選択はノルアドレナリン
- ドパミンを使用しない

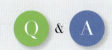

Q 身体所見、心エコー、造影 CT を行っても focus 不明の感染症に対して、次のアクション（検査、Pitfall になりがちな身体所見など）や抗菌薬の選択を教えてください。

A ごく個人的なプラクティスですが、次のアクションは「時間を味方につける」です。多くの場合、厳重なモニタリングと身体所見を繰り返すことで時間経過とともに症状が変化し手がかりがつかめます。最近も、初期診療では focus 不明の敗血症であったものが、結果的に感染性心内膜炎、日本紅斑熱（当院地域では多いです）、壊死性筋膜炎、硬膜外膿瘍、粟粒結核、後腹膜膿瘍であったものを経験しました。表 3 も参考にしてください。

感染巣が明確でない場合の抗菌薬の選択では、1) 市中発症か院内発症や医療関連か、2) 中枢神経カバーが必要か、3) 嫌気性菌カバーが必要か、4) 耐性菌カバーが必要か、5) 旅行歴、野生との接触があるかを考えます。市中発症であれば、大腸菌や肺炎桿菌など比較的感受性のよいグラム陰性桿菌と肺炎球菌、院内発症や医療関連であれば緑膿菌を含めた非ブドウ糖発酵菌や耐性グラム陰性桿菌をカバーする必要があります。耐性菌のカバーに関しては施設や地域のアンチバイオグラムを考えて決定します。

Q Septic shock の際に熱源の focus が不明な患者で、抗真菌薬のルーチン投与はエビデンスがありますか。また抗真菌薬の種類は何でしょうか。

A 2016 年に ICU 患者で経験的治療としてミカファンギンを投与することの効果を検証

したEMPRICUS試験が報告されています[63]。結果はICU関連の侵襲性カンジダ症の発症数は減りましたが主要評価項目である28日間の非侵襲性カンジダ症日数に有意差はありませんでした。また両群で死亡割合、ICU滞在、入院期間にも差はなく、侵襲性カンジダの発症は抑制されるが、死亡割合は変わらないという結果になっています。このため私たちはルーチンの抗真菌薬投与は行っておりません。真菌感染症を疑う患者ではリスクに応じてミカファンギンで治療を開始することはあります。

Q ノルアドレナリンを末梢静脈から投与してもよいという根拠となる資料がありましたら教えてください。

A いくつか論文が発表されています[64, 65]。これらの論文から末梢静脈からのノルアドレナリン投与は比較的安全に使えるのではという論調になっていますが、やはり害は気にすべきでしょう。このような場合は利益と害のバランスを考えてください。ショックの患者を前にし、輸液チャレンジに反応しない場合、中心静脈ラインを確保し、胸部X線写真を確認するまでの時間が待てなければ末梢静脈からノルアドレナリンを短時間（数時間以内）投与することは許容されると思います。また凝固障害や解剖学的異常でライン確保が困難な場合は、ICUへの移動時間の確保や、凝固異常の是正までの時間の確保のため末梢静脈からノルアドレナリンを使用して循環を保つことは許容されるとわれわれは考えています。ちなみに、添付文書に「ノルアドレナリンを末梢静脈から投与してはならない」という記載はありません。

Q なぜノルアドレナリンは混注されたキット製剤がないのでしょうか。

A 安定性を保証できないからではないでしょうか。ノルアドレナリンの5％ブドウ糖液溶解後の安定性は24時間までしかデータがなく、それ以上は現時点では不明です。ちなみに、生理食塩液のほうが、より安定性に欠けるとされています。製薬会社に問い合わせましたが、ノルアドレナリンは溶解後の安定性が悪く、温度によっては48時間後に20％程度に失活するためプレフィルド製剤の開発は行っておらず予定もないとのことでした。安価な薬剤でもあるため、企業努力のインセンティヴも働きにくいのかもしれません。

Q 亀田総合病院ICUでは敗血症に対してステロイドはすべて使用していないのでしょうか。

A これまで昇圧薬2剤目を必要とするタイミングでステロイド投与を考慮していましたが、ADRENAL、APROCCHSSにより限定された患者のみに使用することになると思うので、今後投与機会は減ると考えています。

Q HES製剤はもはやERやICUでみることはなくなりましたが、手術室では頻繁に使用されていると思います。下部消化管穿孔はそれ自体が敗血症だと思いますが、術中にHES製剤が使われることは多いと思います。術中もHESは使うべきではないのでしょうか？ ICUでの管理中と術中麻酔下は同様に考えてよいのでしょうか。

A HESの研究で有名なのは6S研究とCHEST研究になります。術後患者は6S研究で4割程度、CHEST研究でも4割程度含まれており、周術期という連続した時間の中で腎障害、RRT増加が報告されていると解釈できます。術後患者が対象という点でやや外的妥当性は下がりますが、十分適用可能なエビデンスだと思います。もう1つ重要なことは、害の取り扱いに対する医療者の態度です。ある集団における有益性の証明は、別の集団には当てはまらないと考えるのが通常ですが、一方で、ある集団における有害性の証明は、別の集団（特に類似する集団）でも同様に有害性があると想定すべきです。「集中治療室の患者における害は示されているけれども、手術室の患者では示されていない」という主張は詭弁にしか聞こえません。

Q 感染とは少し話がそれますが、septic shockに対してビタミンC、やチアミンの補充が有効であるという話を聞いたことがありますが、先生の病院では行っていますか？

A 行っていません。Marikらによる前後比較試験[66]でその有効性が報告され、RCTで検証すべき有望な仮説として、研究者の間では話題にはなっています。

Q 感染症とは直接関係ありませんが、集中治療の領域は特に「高額だけど仮説の域をでない」治療が多くあり、今日の話のように最新の情報にキャッチアップする必要があると思います。先生はどのようにそういう情報を入手されていますか？

A 主要なジャーナルのチェック、国際学会、海外研究者のTwitter、FOAM（Free Open Access Medical education）、これらのRSS（rich site summary）の利用で情報を入手しています。

文献

1. Reinhart K, et al：Recognizing sepsis as a global health priority — a WHO resolution. N Engl J Med 377：414-417, 2017.
2. World Sepsis Day：Sepsis Fact Sheet. 2015.
3. Fleischmann C, et al：Assessment of global incidence and mortality of hospital-treated sepsis：current estimates and limitations. Am J Respir Crit Care Med 193：259-272, 2016.
4. Liu V, et al：Hospital deaths in patients with sepsis from 2 independent cohorts. JAMA 312：90-92,

2014.

5　Machado FR, et al：The epidemiology of sepsis in Brazilian intensive care units（the Sepsis PREvalence Assessment Database, SPREAD）：an observational study. Lancet Infect Dis 17：1180-1189, 2017.

6　Rhee C, et al：Incidence and trends of sepsis in US hospitals using clinical vs claims data, 2009-2014. JAMA 318：1241-1249, 2017.

7　Finfer S, et al：Adult-population incidence of severe sepsis in Australian and New Zealand intensive care units. Intensive Care Med 30：589-596, 2004.

8　Hall MJ, et al：Inpatient Care for Septicemia or Sepsis：A Challenge for Patients and Hospitals. NCHS Data Brief 62：1-8, 2011.

9　Singer M, et al：The Third International Consensus Definitions for Sepsis and Septic Shock（Sepsis-3）. JAMA 315：801-810, 2016.

10　Vincent JL, et al：The SOFA（Sepsis-related Organ Failure Assessment）score to describe organ dysfunction/failure. On behalf of the Working Group on Sepsis-Related Problems of the European Society of Intensive Care Medicine. Intensive Care Med 22：707-710, 1996.

11　Vincent JL, et al：Use of the SOFA score to assess the incidence of organ dysfunction/failure in intensive care units：results of a multicenter, prospective study. Working group on "sepsis-related problems" of the European Society of Intensive Care Medicine. Crit Care Med 26：1793-1800, 1998.

12　American College of Chest Physicians/Society of Critical Care Medicine Consensus Conference：definitions for sepsis and organ failure and guidelines for the use of innovative therapies in sepsis. Crit Care Med 20：864-874, 1992.

13　Vincent JL：Dear SIRS, I'm sorry to say that I don't like you…. Crit Care Med 25：372-374, 1997.

14　Kaukonen KM, et al：Systemic inflammatory response syndrome criteria in defining severe sepsis. N Engl J Med 372：1629-1638, 2015.

15　Levy MM, et al：2001 SCCM/ESICM/ACCP/ATS/SIS International Sepsis Definitions Conference. Crit Care Med 31：1250-1256, 2003.

16　Shankar-Hari M, et al：Developing a New Definition and Assessing New Clinical Criteria for Septic Shock：For the Third International Consensus Definitions for Sepsis and Septic Shock（Sepsis-3）. JAMA 315：775-787, 2016.

17　Seymour CW, et al：Assessment of Clinical Criteria for Sepsis：For the Third International Consensus Definitions for Sepsis and Septic Shock（Sepsis-3）. JAMA 315：762-774, 2016.

18　Fernando SM, et al：Prognostic Accuracy of the Quick Sequential Organ Failure Assessment for Mortality in Patients With Suspected Infection：A Systematic Review and Meta-analysis. Ann Intern Med 168：266-275, 2018.

19　Kumar A, et al：Duration of hypotension before initiation of effective antimicrobial therapy is the critical determinant of survival in human septic shock. Crit Care Med 34：1589-1596, 2006.

20　Seymour CW, et al：Time to Treatment and Mortality during Mandated Emergency Care for Sepsis. N Engl J Med 376：2235-2244, 2017.

21　Roberts JA, et al：DALI：defining antibiotic levels in intensive care unit patients：are current β-lactam antibiotic doses sufficient for critically ill patients? Clin Infect Dis 58：1072-1083, 2014.

22　Pea F：Plasma Pharmacokinetics of Antimicrobial Agents in Critically Ill Patients. Curr Clin Pharmacol 8：5-12, 2013.

23　Udy AA, et al：Augmented renal clearance：implications for antibacterial dosing in the critically ill. Clin Pharmacokinet 49：1-16, 2010.

24　Udy AA, et al：Augmented renal clearance in the ICU：results of a multicenter observational study of renal function in critically ill patients with normal plasma creatinine concentrations. Crit Care Med 42：520-527, 2014.

25　Piccinni P, et al：Prospective multicenter study on epidemiology of acute kidney injury in the ICU：a critical care nephrology Italian collaborative effort（NEFROINT）. Minerva Anestesiol 77：1072-1083, 2011.

26　Goossens H：Antibiotic consumption and link to resistance. Clin Microbiol Infect 15（Suppl 3）：12–15,

2009.
27 Rivers E, et al：Early goal-directed therapy in the treatment of severe sepsis and septic shock. N Engl J Med 345：1368-1377, 2001.
28 Yealy DM, et al：A randomized trial of protocol-based care for early septic shock. N Engl J Med 370：1683-1693, 2014.
29 Peake SL, et al：Goal-directed resuscitation for patients with early septic shock. N Engl J Med 371：1496-1506, 2014.
30 Mouncey PR, et al：Trial of early, goal-directed resuscitation for septic shock. N Engl J Med 372：1301-1311, 2015.
31 Asfar P, et al：High versus low blood-pressure target in patients with septic shock. N Engl J Med 370：1583-1593, 2014.
32 Lamontagne F, et al：Higher versus lower blood pressure targets for vasopressor therapy in shock：a multicentre pilot randomized controlled trial. Intensive Care Med 42：542-550, 2016.
33 Perner A, et al：Hydroxyethyl starch 130/0.42 versus Ringer's acetate in severe sepsis. N Engl J Med 367：124-134, 2012.
34 Myburgh JA, et al：Hydroxyethyl starch or saline for fluid resuscitation in intensive care. N Engl J Med 367：1901-1911, 2012.
35 FDA：https：//www.fda.gov/default.htm
36 http：//www.ema.europa.eu/ema/index.jsp?curl=pages/medicines/human/referrals/Hydroxyethyl_starch_(HES)_containing_medicinal_products/human_referral_prac_000068.jsp&mid=WC0b01ac05805c516f
37 Yunos NM, et al：The biochemical effects of restricting chloride-rich fluids in intensive care. Crit Care Med 39：2419-2424, 2011.
38 Yunos NM, et al：Association between a chloride-liberal vs chloride-restrictive intravenous fluid administration strategy and kidney injury in critically ill adults. JAMA 308：1566-1572, 2012.
39 Raghunathan K, et al：Association between the choice of IV crystalloid and in-hospital mortality among critically ill adults with sepsis. Crit Care Med 42：1585-1591, 2014.
40 Rochwerg B, et al：Fluid resuscitation in sepsis：a systematic review and network meta-analysis. Ann Intern Med 161：347-355, 2014.
41 Self WH, et al：Balanced Crystalloids versus Saline in Noncritically Ill Adults. N Engl J Med 378：819-828, 2018.
42 Semler MW, et al：Balanced Crystalloids versus Saline in Critically Ill Adults. N Engl J Med 378：829-839, 2018.
43 Finfer S, et al：The SAFE study：saline vs. albumin for fluid resuscitation in the critically ill. Vox Sang 87 (Suppl 2)：123–131, 2004.
44 Xu JY, et al：Comparison of the effects of albumin and crystalloid on mortality in adult patients with severe sepsis and septic shock：a meta-analysis of randomized clinical trials. Crit Care 18：702, 2014.
45 Brotfain E, et al：Positive fluid balance as a major predictor of clinical outcome of patients with sepsis/septic shock after ICU discharge. Am J Emerg Med 34：2122–2126, 2016.
46 Rhodes A, et al：Surviving Sepsis Campaign：International Guidelines for Management of Sepsis and Septic Shock：2016. Intensive Care Med 43：304-377, 2017.
47 Avni T, et al：Vasopressors for the treatment of septic shock：systematic review and meta-analysis. PLoS One 10：e0129305, 2015.
48 Venkatesh B, et al：Adjunctive Glucocorticoid Therapy in Patients with Septic Shock. N Engl J Med 378：797-808, 2018.
49 Sprung CL, et al：The effects of high-dose corticosteroids in patients with septic shock：a prospective, controlled study. N Engl J Med 311：1137-1143, 1984.
50 Bone RC, et al：A controlled clinical trial of high-dose methylprednisolone in the treatment of severe sepsis and septic shock. N Engl J Med 317：653-658, 1987.
51 Annane D, et al：Effect of treatment with low doses of hydrocortisone and fludrocortisone on mortality

in patients with septic shock. JAMA 288：862-871, 2002.
52 Sprung CL, et al：Hydrocortisone therapy for patients with septic shock. N Engl J Med 358：111-124, 2008.
53 Briegel J, et al：Multicenter comparison of cortisol as measured by different methods in samples of patients with septic shock. Intensive Care Med 35：2151–2156, 2009.
54 Annane D, et al：Hydrocortisone plus Fludrocortisone for Adults with Septic Shock. N Engl J Med 378：809-818, 2018.
55 Payen DM, et al：Early use of polymyxin B hemoperfusion in patients with septic shock due to peritonitis：a multicenter randomized control trial. Intensive Care Med 41：975–984, 2015.
56 Klein DJ, et al：The EUPHRATES trial (evaluating the use of polymyxin B hemoperfusion in a randomized controlled trial of adults treated for endotoxemia and septic shock)：study protocol for a randomized controlled trial. Trials 15：218, 2014.
57 Fujii T, et al：Polymyxin B-immobilized hemoperfusion and mortality in critically ill adult patients with sepsis/septic shock：a systematic review with meta-analysis and trial sequential analysis. Intensive Care Med 44：167-178, 2018.
58 Saito H, et al：Efficacy and safety of recombinant human soluble thrombomodulin (ART-123) in disseminated intravascular coagulation：results of a phase III, randomized, double-blind clinical trial. J Thromb Haemost 5：31-41, 2007.
59 Vincent JL, et al：A randomized, double-blind, placebo-controlled, Phase 2b study to evaluate the safety and efficacy of recombinant human soluble thrombomodulin, ART-123, in patients with sepsis and suspected disseminated intravascular coagulation. Crit Care Med 41：2069-2079, 2013.
60 Bernard GR, et al：Efficacy and safety of recombinant human activated protein C for severe sepsis. N Engl J Med 344：699-709, 2001.
61 Abraham E, et al：Drotrecogin alfa (activated) for adults with severe sepsis and a low risk of death. N Engl J Med 353：1332-1341, 2005.
62 Ranieri VM, et al：Drotrecogin alfa (activated) in adults with septic shock. N Engl J Med 366：2055-2064, 2012.
63 Timsit JF, et al：Empirical Micafungin Treatment and Survival Without Invasive Fungal Infection in Adults With ICU-Acquired Sepsis, Candida Colonization, and Multiple Organ Failure：The EMPIRICUS Randomized Clinical Trial. JAMA 316：1555-1564, 2016.
64 Loubani OM：A systematic review of extravasation and local tissue injury from administration of vasopressors through peripheral intravenous catheters and central venous catheters. J Crit Care 30：653, 2015.
65 Lewis T, et al：Safety of the Peripheral Administration of Vasopressor Agents. J Intensive Care Med. 2017.
66 Marik PE, et al：Hydrocortisone, Vitamin C, and Thiamine for the Treatment of Severe Sepsis and Septic Shock：A Retrospective Before-After Study. Chest 151：1229-1238, 2017.

03 外科術後患者の発熱へのアプローチ

　入院患者のなかでも手術を施行されている患者は非常に多いです。米国では年間3,000万件の手術が行われています（年間689.9/10,000人）[1]。このような外科術後の患者が発熱したときにどうしますか？結構病院の中で多く起きている事象だと思います。ルーチンワークを確実にこなすという点で入院患者の発熱へのアプローチとは似ていて、発熱の原因も多少オーバーラップしますが、外科術後の発熱に特異的な点を中心にお話ししたいと思います。

◉術後発熱の定義

　術後発熱に関する研究は多くあります。本当は研究ごとに定義が異なりますが、ここではBMJ Best Practice "Assessment of postoperative fever"[2]に記載されている①38℃以上が連続2日以上持続、②39℃以上が1日以上持続するという状態を術後発熱とする定義を紹介します。

◉術後発熱の頻度

　一般的に手術後、どれくらい発熱するのでしょうか？1985年の古い論文ですが、693人の外科的手術を施行された患者に対する前向き研究ではその頻度は13.1〜14%でした[3]。この研究では清潔手術、準清潔手術、汚染手術に分けられていますが、それぞれの発熱頻度にあまり差はありませんでした。しかし、実際は手術部位、患者層により異なります（表1）。侵襲性の高い手術であるほど、発熱頻度が高い傾向があります。

　さて、外科術後患者の発熱へのアプローチはどうすればよいのでしょうか？
「外科術後？手術部位感染症（surgical site infection：SSI）でしょ？」と、一本釣りを試みると、失敗するのがオチです。そのようにならないために、外科術後患者の発熱では、ルーチンワークを確実にこなし、チェックリストを埋めていく作業が重要なのです。

表1 ● 手術部位、患者層による術後発熱頻度

手術手技名	発熱頻度(%)	PMID
先天性心疾患	46	12383392
産婦人科	39	9972487
THA/TKA	36/31	21477972
CABG	29	22577458
一般外科	23.7	20655062
泌尿器	14	18416314
肩関節形成術	4.2	29092992

THA：total hip arthroplasty, TKA：total knee arthroplasty, CABG：coronary artery bypass grafting

---

術後発熱を見るために必要なチェックリスト

☐ バイタルサインを確認せよ！
☐ 非感染性の原因を深く知るべし！
☐ すべてのカテーテル/異物を確認せよ！
☐ 時間軸を考慮した鑑別を立てよ！
☐ 手術・基礎疾患ごとに特異的な合併症を知れ！

1つひとつ見ていきましょう。

バイタルサインを確認せよ！

"Vital sign is vital." 何はなくともバイタルサインの評価は、当たり前ですが重要です。特に迅速に対応すべき外科術後のバイタルサイン異常を呈する病態は以下のとおりです。

⦿ 出血

血管内ボリュームの不足による頻脈などのバイタルサインの異常が現れます。術前、術中、術後の水分出納、出血量を確認し、体重などを評価し、体液量を確認しましょう。

⦿敗血症

　実臨床において術後感染症を考慮するとき、発熱を認知することから鑑別を始めることが多いとは思います。しかし、38℃以上の発熱は術後感染症に対する感度は37%（95%信頼区間16〜62%）という報告があります[4]。つまり、発熱がない（ないしコントロールされている）術後感染症もあるという認識は重要です。発熱以外のバイタルサイン異常からも感染症を考慮すべきであり、特に敗血症に関しては心拍数、呼吸数、意識の評価が重要になります。詳しくは「敗血症へのアプローチ」をご覧ください（⇒18頁）。

⦿虚血

　手術は心筋梗塞のリスクも高まります。術中は麻酔で、術後も鎮静されていると症状がわかりません。さらに術前評価で冠動脈疾患のリスクがない患者にも起きえます。術後3日以内の発症が70%程度といわれています。胸痛は40%強にしか認めません[5]。もっと少ない報告もあります。術後に心原性ショックや重症不整脈を疑った場合や説明のつかないCKの上昇があった場合、症状がなくとも心筋梗塞の評価は必須と言えます。術後の心筋梗塞の定義はさまざまですが、トロポニンの有意な上昇か、CK-MBの急速な上下を認めた患者において、A：虚血を疑う症状がある、B：異常Q波、C：虚血を示す心電図変化、D：PCIかCABGを必要とした、E：エコーで新規の壁運動異常を認めた場合のどれか1つが合致するという定義があります[6]。基本的に疑うことが重要です。

⦿低酸素血症

　説明のつかない低酸素血症や、深部静脈血栓症のリスクが高い患者の低酸素血症では肺塞栓を常に疑うべきです。D-dimerの評価、右心負荷の評価、胸部造影CTの必要性を考慮しましょう。

⦿アナフィラキシー

　特に周術期は多くの薬剤や輸血が投与されます。稀ですが、鑑別にないと対応ができずに、致死的になりうる病態です。

非感染性の原因を深く知るべし！

　さて、外科術後の発熱が感染症である可能性はどれくらいでしょうか？イタリアで

31施設が参加した多施設共同の前向きコホート研究では、6,167の手術手技に関して、30日間のフォローで、そのうち感染症は290件に起きており、4.7件/100手術と報告されていて、術後に5%弱の感染が起きると想定されます[7]。少し乱暴な議論ですが、すべての術後感染症に発熱があると仮定し、術後発熱が14%に起きるという前出の研究結果も合わせた場合、術後発熱が感染症である確率は5/14であり、3割強と予想できます。つまり、ここで言いたいことは、「**術後発熱の多くは非感染性である**」ということです。術後感染症発生率7%の集団において、38℃以上の発熱の陽性的中率は12%（95%信頼区間5〜22%）という報告[4]もあり、術後発熱＝術後感染症という図式で診療を行うと足をすくわれるので注意が必要です。術後発熱の診療は非感染性の原因を正確に評価することにつきます。実際には治療可能であることが多い感染性の原因をルールアウトしながら、非感染性の原因について思いを馳せるというやり方になります。術後の非感染症の原因は**表2**に示すように、非常に多岐にわたります。これらについて、よく知っておく必要があります。

表2 ● 術後発熱における非感染性の原因一覧

創部炎症	血腫、漿液腫、縫合反応
血栓	深部静脈血栓症、海綿静脈洞血栓症、肺塞栓
炎症	痛風、偽痛風、膵炎、術後唾液腺炎
血管内イベント	脳梗塞、脳出血、心筋梗塞、腸管虚血
その他	薬剤・アルコール離脱、輸血に対する反応、移植片対宿主病、がん・腫瘍熱、甲状腺機能亢進、副腎機能低下

◉ 創部炎症

　術後1日目の発熱のおよそ80%が自然解熱するといわれています[3]。これは手術侵襲そのものにより活性化したマクロファージや網内系細胞などから産生されるインターロイキン（IL）-1、TNF-α、インターフェロン（INF）γ、IL-6などのサイトカインにより起こると説明され、特にIL-6の関与が大きいといわれています[8]。そして、これらの発熱が持続する期間は2〜4日です[2]。術後早期で発熱のみという場合に、バイタルサインから早期介入が不必要であれば、後述する他の非感染性の原因を考慮したうえで、慎重に経過観察することは可能でしょう。

◉ 薬剤熱

　手術時は麻酔薬、心血管作用薬、抗凝固薬、周術期予防抗菌薬、手術によっては免疫抑制薬、抗けいれん薬など、また術後には鎮痛薬としてNSAIDsなど、非常に多

くの薬剤が投与されます。そのような新たな投薬が発熱の原因になっている可能性はあります。また逆にそれまで常用していた薬をいったん中止せざるを得ない状況も発生し、たとえばベンゾジアゼピン系薬剤の離脱症候群は発熱の原因になります。基本的に薬剤熱は除外診断であり、鑑別の下位に置きますが、考えなければ診断できません。

また頻度は低い（全身麻酔50,000～150,000に1例）ですが、手術時に使用する薬剤に関連する重要な疾患に、悪性高熱症があります。ハロタンなどの揮発性吸入麻酔薬やスキサメトニウムなどの脱分極性筋弛緩薬を用いた全身麻酔合併症の1つで、死亡率は10～15%と重篤な疾患です。麻酔薬使用後12時間以内に起きるとされています。麻酔中の発症が多いですが、術後に筋硬直を伴う高熱を診た場合は注意が必要です。

◉輸血

輸血にはさまざまな合併症があります。発熱性非溶血性輸血副作用（FNHTR）は輸血製剤中に含まれる、白血球、血小板抗体による抗原抗体反応や、血球細胞（特に血小板）によるサイトカイン活性（IL-1など）により引き起こされる発熱です。その他の原因がなく（ということは除外診断ですね）、発熱と、時に悪寒戦慄、呼吸数増加、血圧変動などを伴う疾患です。通常輸血中から、遅くとも4～6時間以内に起きます。白血球未除去の赤血球製剤では、0.5～6.8%程度ですが、白血球除去した場合0.05～0.2%程度に頻度は低下します[9]。一方で、血小板輸血は7%に起き、相応の頻度と理解してください[10]。

その他の非感染性発熱の原因については、「手術・基礎疾患ごとに特異的な合併症を知れ！」（⇒50頁）で述べたいと思います。

すべてのカテーテル/異物を確認せよ！

さて、術後発熱が感染症である割合は低いといいましたが、それでも100手術に5%くらい起きるわけで、決して少なくありません。またその多くが入院中に起きる、医療関連感染症（HAIs）で、正確な診断および治療が要求される場面です。ここで重要なことは、ルーチンワークをさぼらないことです。必ず、目の前の患者に、挿入されている（されていた）異物およびカテーテルを確認してください。指差確認です。患者のベッドサイドで「中心静脈カテーテル、よーしっ！」、「人工関節、よーしっ！」、「経鼻胃管、よーしっ！」というように、駅の車掌よろしくビシバシと指差

呼称してください。確認事項は①どこに？②いつから入っているか？③入れ替えをしていないか？④挿入部の所見です。①、④についてはベッドサイドで、②、③に関してはカルテからひも解くことになります。「カルテのどこにそんな情報があるんだ！？」「そんなめんどくさいことはできない！」という方もいるかもしれません。余談ですが、デバイス管理をカルテ上わかりやすくすることは非常に有用です。情報は看護師も必要です。病院として、わかりやすいカルテを作り上げると、医師だけでなく、看護業務軽減にもつながります。

私はベッドサイドで 6 W を想起するようにしています。若干無理やり感がありますが、覚えやすいですし、頭の中で数秒唱えるだけで済むので便利です。

> デバイスチェックのための 6 W[11]
> Wind：肺炎
> Water：尿路感染症
> Wound：創部感染症
> Walking：深部静脈血栓症 / 血栓性静脈炎
> Wonder drug：薬剤熱
> Wire：カテーテル関連血流感染症
> ※古典的な記載は 5 W ですが、改変して使用しています。

風 → 肺炎、水 → 尿路感染症、歩く → 深部静脈血栓症など、かなり豊富な想像力を要求されますが、この無理やり感が一度覚えると忘れられなくしてくれます。Wonder drug には Withdraw を、離脱症候群も加えてよいと思います。こういう mnemonics はどんどん自分で改良を加えていっていいんです。実は古典的に Wind に「無気肺」も加えられていました。

昔は術後早期発熱の最も多い原因は無気肺だと考えられ、外科の教科書にもそのように記載があったのです。術後早期発熱の精査の一環で胸部単純 X 線写真を撮ると高率に（最大 90%）に無気肺が見つかるため、発熱の原因と考えられていました。しかし、系統的レビューの結果、診断オッズ比 1.40（95% 信頼区間　0.92〜2.12）で発熱患者に無気肺が多いとはいえず、現在では無気肺発熱原因説は否定されています[12]。

具体的に感染症としては、人工呼吸器関連肺炎 / 院内肺炎（VAP/HAP）、カテーテル関連尿路感染症（CAUTI）、カテーテル関連血流感染症（CRBSI）、院内下痢症、手術部位感染症（SSI）があります。SSI 以外は別途項目があるのでそちらをご覧ください（VAP ⇒ 107 頁、CAUTI ⇒ 55 頁、CRBSI ⇒ 75 頁、入院患者の下痢症⇒ 87 頁）。

手術部位感染症（SSI）

◉SSI の疫学

　米国では 2010 年時点で、年間 3,000 万件の手術が行われています。CDC では年間 29,000 件の手術部位感染症が報告されており、およそ 1% です[1]。前出したイタリアの前向き多施設コホートでは、3.3 件 /100 手術です[7]。手術当たり 1～3% 程度の発症率が予想されます。また院内感染の 38% を占めます[13]。さらに SSI を罹患した患者は ICU 入室のリスクが高くなり（相対リスク 1.6、95% 信頼区間 1.3～2.0）、入院期間が長くなり（超過入院期間 6.5 日、95% 信頼区間 5～8 日）、再入院しやすくなります（相対リスク 5.5、95% 信頼区間 4.0～7.7）[14]。表 3 に示すような SSI を起こしやすいリスクファクターが知られています[1]。

表3 ◉ SSI のリスクファクター[1]

患者因子	処置に伴う因子
糖尿病 / 術後高血糖	手術前夜以前の手術部位剃毛
喫煙者	毛抜き、剃刀の使用
手術部位外の感染症の存在	不適切な皮膚消毒（非アルコール性消毒薬の使用）
肥満	不適切な予防抗菌薬（選択、投与量、投与タイミング）
術前血清アルブミン低値	長時間手術に伴う、予防抗菌薬再投与の忘れ
低栄養	周術期低酸素症、低体温症
ステロイド使用	不適切な手術室換気
手術時間の長期化	手術室内の出入りが多い
放射線治療された場所の手術	術者の因子
黄色ブドウ球菌の保菌	手術技量
	無菌操作、消毒の失敗
	手袋の微小な穴
	術中の失敗

（Mandell より一部 改変）

◉SSIの定義と診断

あくまで院内感染サーベイランスのために作られたという点に注意が必要ですが、CDCのNational Healthcare Safety Networkが作成した定義を用いることが一般的です（図1、表4）[13]。

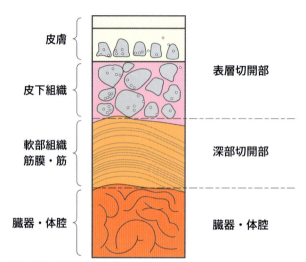

図1 ● SSI：深度による分類

表4 ● 手術部位感染症（SSI）の定義[13]

表層切開部SSI

術後30日以内に発症

以下の少なくとも1つ以上に合致
1. 切開創から**排膿**あり
2. 創部表層から採取された液体ないし組織から**培養陽性**
3. （培養陰性であっても）外科医によって開放された切開創に発赤、腫脹、自発痛、圧痛などの**局所所見を伴う**
4. **主治医**（外科、内科）によってSSIと診断される

深部切開部SSI※

術後30日以内に発症、人工物がある場合は1年以内に発症

以下の少なくとも1つ以上に合致
1. 切開創から**排膿**あり
2. 創部表層から採取された液体ないし組織から**培養陽性**
3. （培養陰性であっても）外科医によって開放された切開創に発赤、腫脹、自発痛、圧痛などの**局所所見を伴う**
4. **主治医**（外科、内科）によってSSIと診断される

※臓器・体腔SSIは深部切開部SSIの定義に「臓器、体腔の感染症がある場合」を加える
NHSN：National Health Surveillance Network
（NHSNより）

人工物の有無によって術後いつまで意識するか？（30日以内 vs 1年）を別にすると、通常 ① 創部からの排膿、② 滲出液・組織培養陽性、③ 開放した切開創に局所所見を伴う、④ 主治医によって SSI と診断される、のうちどれかが合致すれば SSI といえ、局所所見が重要であることがわかります。培養採取時の注意ですが、皮膚の表面をぬぐう検体は避けるべきです。米国感染症学会（IDSA）が 2014 年に発表した皮膚軟部組織感染症診療ガイドラインには "Cultures of the superficial wound may be misleading because results may not reflect organisms in the deep tissue infection." と記載があります。培養を提出する場合は滲出液や組織を採取してください。また、その検体も汚染菌を拾いうる可能性があることを肝に銘じてください。

⦿ SSI 診療の実際

　SSI を診るうえで、術後の時間経過は重要です。特に術後 48 時間を 1 つの境界線とします。これは後述の「時間軸を考慮した鑑別を立てよ！」にも通じる概念です。SSI が起きるには術中、術後に菌が創部に入り込み、そこで増殖し、感染症を発症するという時間経過が必要になります。したがって術後 48 時間未満は SSI が起こりにくく、レアな現象です。ただし術後 48 時間未満に SSI は起こりえます。その場合、非常に重症な感染症を想起してください。*Streptococcus pyogenes* によるトキシックショック症候群や、*Clostridium* 属による壊死性感染症です。黄色ブドウ球菌性のトキシックショック症候群も、よりレアですが起きるといわれています。IDSA ガイドラインのアルゴリズムでは術後 48 時間以内に起きた発熱、頻脈などの全身症状に加えて、創部の紅斑＋創部滲出液を認めた場合、滲出液のグラム染色を行い、グラム陽性連鎖球菌やグラム陽性桿菌を認めた場合、可及的速やかに創部開放とペニシリン＋クリンダマイシンの投与を行うと紹介されています（図 2）[13]。しかしこの病態は、創部の発赤というより低血圧など、敗血症を疑うシーンにおいて想起されることが多いです。実際に創部の発赤の程度は軽いこともあります。術後 48 時間以内の患者のバイタルサインの変化には要注意です。

　48 時間以降の発熱は創部の観察を注意深く行いましょう。IDSA ガイドラインのアルゴリズムによると、5 日目以降から動きが変わるようになっています。私自身は術後 2〜4 日も同様の対応でよいと思います。重要なのは、CRBSI、CAUTI、VAP など、他の感染症の可能性も同時に考慮すべき点です。SSI 治療の根幹は創部の開放です。何はなくとも創部の開放が重要で、効果のない抗菌薬を投与していても創部の開放および排膿を行っていれば改善するという報告があります[15]。全身症状（発熱、頻脈、紅斑の範囲が創部から 5 cm 以上広がる）がない創部の発赤、腫脹などは開放のみで改善することが多いです。一方で全身症状が認められた場合は、抗菌薬を選択す

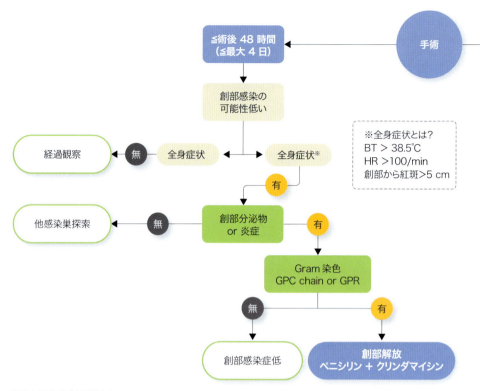

図2 SSI 診療の進め方
(IDSA ガイドライン 2014 より一部改変)

ることになります。手術部位により異なりますが、一般的に SSI の起炎菌は黄色ブドウ球菌と考えてもよいくらい最も多いです[15]。清潔手術、頭頸部、体幹、四肢の手術では黄色ブドウ球菌に効果のあるセファゾリンを選択します。ただし腋窩の手術では GNR が、会陰の手術では GNR や嫌気性菌の関与が報告されているため、手術部位を考慮した抗菌薬選択が必要になります[13]。MRSA による創部感染や医療関連感染症の報告が多い施設や、明らかに MRSA の保菌がわかっている患者などではバンコマイシンなどの抗 MRSA 薬も考慮すべきです。

また創部が皮膚の菌以外を考慮すべき手術部位（腸管、胆道、気道粘膜、腟など）である場合は嫌気性菌、腸内細菌まで考慮した抗菌薬の選択が必要となります。筆者は第 3 世代セフェム＋メトロニダゾールを選択することが多いです。施設のアンチバイオグラムでアンピシリン/スルバクタムに対する大腸菌の感受性がよければ、アンピシリン/スルバクタムもよい選択です。セフメタゾールは *Bacteroides fragilis* への耐性報告もありますので、選択肢には挙がりますが注意して使用すべきです[16]。

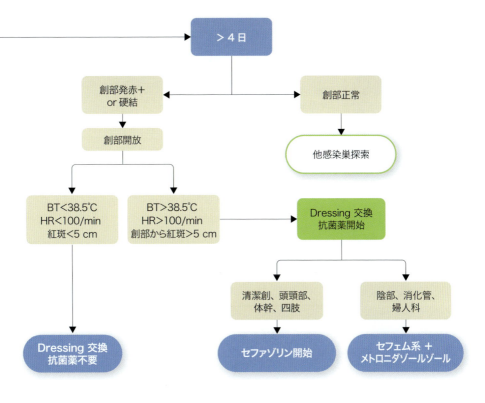

◉創部発赤だけ!?

術後感染を疑う滲出液や、局所腫脹を伴わない、ただ創部周囲が赤いという現象を診たことがあるでしょうか？術後1週間くらいは見られ、特に治療を要さずに改善します。はっきりした原因はわかっていませんが、テープに対する過敏性や、細菌の関連しない損傷によると考えられています。

◉創部発赤がない!?

特に臓器・体腔のSSIを疑った場合は創部に所見がない場合もあります。SSIおよび医療関連感染症を疑ったにもかかわらず、原因が判然としない場合、創部の深部に意識を向けましょう。縦隔炎、腹腔内膿瘍、腹膜炎、骨髄炎、関節炎など、すべからく重症な病態であることが多いため、超音波検査、CT、MRIなど積極的な画像検査による検索を進めてください。

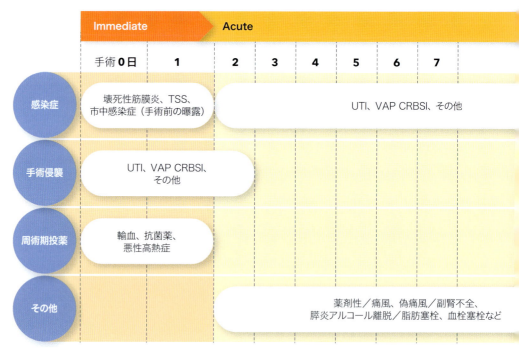

図3 ● 時間経過に伴う術後発熱の原因

時間軸を考慮した鑑別を立てよ!

　感染性、非感染性と術後発熱の原因を考えるうえで、術後の時間経過を意識することは鑑別の整理に役立ちます。私はタイムフレームとして術後2日以内、2〜7日、1週間〜1か月くらいのスパンで分けていることが多いです[2]。別途、術直後数時間をimmediate、1週間をacute、1〜4週間をsubacute、それ以上をdelayedと分ける方法もあります[11]。ご自分の整理しやすい方法をお勧めします。

◉術後〜2日

　上述したとおり、感染症の可能性は低く見積もれる時期で、非感染性の原因が多い時期です。最も多いのは手術に伴う侵襲そのものによる創部の炎症が考えられます。その他手術に伴う麻酔や、投薬、輸血、術前に中止した薬剤（ベンゾジアゼピン系、抗甲状腺治療薬、副腎不全に対して投与されていたステロイド薬）の離脱などに関連する発熱や、その他、手術の合併症（血腫吸収熱など）による発熱の可能性もあります。重症なのは感染症でなければ悪性高熱症や心筋梗塞などです。感染症であれば、トキシックショック症候群や壊死性感染症です。バイタルサインに気を配ってくださ

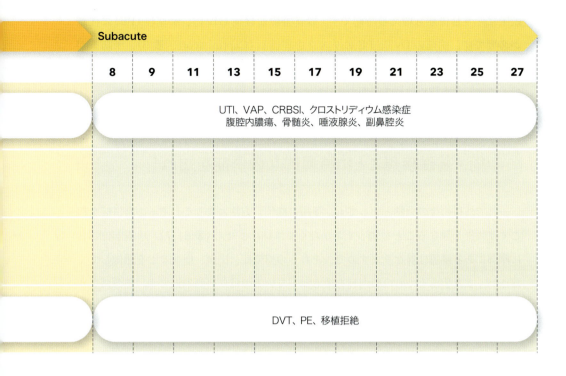

い。その他、術前に周囲で曝露していた病原体による感染症がこの時期に発生することがあります。多くはウイルス感染症、つまりカゼや、少し潜伏期の長いマイコプラズマなどです。実際に院内肺炎で集中治療室に入室し、気管挿管された成人の原因病原体の23%がRSVなどのウイルスであったという報告もあります[17]。周囲からの曝露歴を確認することは重要です。

◉術後2〜7日

　医療関連感染症のリスクが高まる時期です。詳細な診察、創部の観察のみならず、ベッドサイドですべてのカテーテル異物を指差呼称し、血液培養2セット、尿培養、胸部単純X線写真（術後セット）を行ってください。また後述する手術、基礎疾患ごとに特異的な合併症の評価も行います。関節の炎症を認めた場合、痛風、偽痛風の評価も行ってください。

◉術後1週間〜1か月

　医療関連感染症のリスクは引き続きありますので、詳細な診察と術後セットをオーダーしてください。臓器・体腔SSIの注意が特に必要になる時期です。感染巣がはっきりしないときは創部の奥にある臓器に関する画像検査を進めてください。また長期

臥床に伴う合併症も増える時期です。深部静脈血栓症（DVT）、肺塞栓（PE）に注意が必要です。術前のDVT、PEのリスクを評価し（Caprini score、表5）、予防策が適切に行われていたかを確認し、診断を進めましょう。固形臓器移植患者においては、急性拒絶が認められる時期です。

手術・基礎疾患ごとに特異的な合併症を知れ！

　一言で外科術後の発熱といっても、手術の部位、方法によりそれぞれの合併症を起こすリスクが異なることを知っておかなくてはいけません（表6、7）。手術部位ごとに深部にある臓器は異なりますので、それらの感染症、出血、虚血などを想像してください。また手術そのものの内容を最も知っているのは外科医本人です。熱源になりうる事象が術中にあったかなど、確認してください。これはぶっちゃけ、聞きにくいと思います。できればそのようなナーバスな質問も普段からできるように、コミュニケーションを取っておきましょう。

◉痛風

　そもそも痛風は入院そのものが再発のリスクといわれています（オッズ比4.05、95%信頼区間1.78～9.19）[18]。ただし、術後痛風の14%は既往がないため、既往がない人においても、手先までしっかりと診察することが重要です[19]。

◉アルコール離脱

　アルコール中毒患者もさすがに周術期は中止しますよね？（知人の父はポケットにウィスキーの小瓶を持ち込んで術後翌日に豪快に飲み干したと聞いたことがありますが…）アルコール離脱は断酒後の日数を意識しながら診察すべきで、典型的には断酒後3～5日に発症します[2]。

◉術後唾液腺炎

　頭頸部手術に伴って術中に唾液腺を圧迫するような体位を取っていた場合に発症するレアな病態です。ムンプスウイルスとは関係ありませんがanesthesia mumpsと粋な名前で呼ばれます。術後に自然軽快することがほとんどです[20]。しかしベースに唾石症など閉塞機転がある場合は、化膿性唾液腺炎を合併することがあります[2]。

表5 ● Caprini score

1点	2点	3点	5点
41〜60歳 小手術 BMI > 25 kg/m² 下肢浮腫 静脈怒張 妊婦、産褥 原因不明の流産 経口避妊薬・ ホルモン療法 敗血症（<1か月） 肺疾患（<1か月） 肺機能異常 急性心筋梗塞 心不全（<1か月）	61〜74歳 関節鏡手術 大手術（>45 m） 内視鏡手術（>45 m） 悪性疾患 長期臥床（>72 h） ギプス固定 （<1か月） 中心静脈	>75歳 DVTの既往 DVTの家族歴 第V因子 Leiden プロトロンビン 20210A ループスアンチコアグ ラント 抗カルジオリピン抗体 血清ホモシスチン上昇 HIT その他凝固異常	脳卒中（<1か月） 選択的関節形成術 股関節、骨盤骨折 下肢骨折 急性脊髄損傷 （<1か月）

スコア合計：0〜1（低リスク；DVT 発生率 <10%）、2（中リスク；DVT 発生率 10〜20%）
　　　　　3〜4（高リスク；DVT 発生率 20〜40%）、5 点以上（最高リスク；DVT 発生率 40〜80%、
　　　　　1〜5% に致死性 PE）
DVT：deep venous thrombosis, PE：pulmonary embolism

表6 ● 手術ごとの合併症

手術	合併症	症状	検査
脳神経外科	クモ膜下出血	頭痛、意識障害	頭部 CT
脳神経外科 耳鼻咽喉科	海綿静脈洞血栓症	頭痛、嗜眠、眼周囲浮腫、眼球結膜浮腫、眼球突出、眼痛、眼球外転麻痺	血液培養、 頭部造影 CT
脳神経外科	髄膜炎	頭痛、項部硬直、photophobia など	LP
脳神経外科 耳鼻咽喉科	唾液腺炎	嚥下障害、片側顔面、頸部腫脹、唾液腺開口部からの排膿	排膿培養 唾石を確認
耳鼻咽喉科	中耳炎	耳痛、鼓膜膨隆発赤、鼓膜炎所見	臨床診断
整形外科	骨髄炎	局所発赤、圧痛、熱感	X 線写真、MRI
整形外科	脂肪塞栓	点状出血、低酸素血症など	胸部 CT
心臓	縦隔炎	胸骨動揺性、全身状態悪化など	US、CT、血培
心臓、食道	肺炎	呼吸数増加、人工呼吸器設定強化、喀痰量増加、咳嗽、胸痛など	喀痰培養
上部消化管	膵炎	腹痛、背部痛、頻脈など	Amy、Lip
下部消化管 泌尿器科 産婦人科	腹腔内リーク・膿瘍	腹痛、嘔気、嘔吐、頻脈など	US、CT、排膿培養
泌尿器科	前立腺炎	発熱、下腹部痛など	US、CT
全体的	虚血	手術部位の痛みなど	X 線写真、US、CT

◉無石性胆嚢炎

経静脈栄養の長期間使用は経口摂取によるコレストキニン誘発性の胆嚢収縮が起こらず、胆汁うっ滞を引き起こし、無石性胆嚢炎のリスクといわれています。

表7 ● 基礎疾患・リスクごとの合併症

基礎疾患・リスク	合併症	症状	検査
経静脈栄養	無石性胆嚢炎	右側季肋部痛	腹部超音波検査
経鼻胃管	副鼻腔炎	副鼻腔圧痛	臨床診断
副腎不全	副腎クリーゼ	非特異的	コルチゾール↓ ACTH↑
甲状腺機能亢進	増悪	多汗、動悸、頻脈	TSH↓、T3, T4↑
アルコール依存症	アルコール離脱	嗜眠、振戦、頻脈	
移植	急性期	各臓器で異なる	
悪性疾患	発熱	ナイキサン®投与など	

表8 ● カテゴリー・術後経過時間別の術後発熱原因

カテゴリー	術後経過別			
	0〜2日	3〜7日	1週間〜1か月	>1か月
感染症	トキシックショック症候群、壊死性筋膜炎	UTI、肺炎、表在性創部感染、CRBSI、血栓性静脈炎、無石性胆嚢炎、輸血関連感染症、中耳炎、髄膜炎	CDI、深部創部感染、腹腔内膿瘍、異物感染、縫合不全関連腹膜炎、UTI、肺炎、CRBSI、骨髄炎、唾液腺炎、副鼻腔炎	異物感染症、ウイルス性肝炎、HIV、感染性心内膜炎、骨髄炎
血管性	心筋梗塞、脳卒中手術した組織虚血	脂肪塞栓、海綿静脈洞血栓症、心筋梗塞	深部静脈血栓症、肺塞栓、海綿静脈洞血栓症	
免疫	手術による免疫反応輸血に対する反応超急性期移植拒絶	遅発性輸血反応	急性移植拒絶	急性移植拒絶
外傷	血腫、漿液腫、くも膜下出血			
炎症	縫合糸反応	無菌性髄膜炎、縫合糸反応		
基礎疾患	甲状腺機能亢進症、褐色細胞腫	痛風、偽痛風、膵炎、副腎不全、甲状腺機能亢進症	がん、悪性疾患	
その他	薬剤熱、悪性高熱症	薬剤熱、アルコール離脱		

Take Home Message

繰り返しになりますが、外科術後の発熱へのアプローチの肝はルーチンワークをさぼらず行うことです。まずバイタルサインの評価、その後術後経過時間と、各手術・基礎疾患に伴う合併症を意識した診察、検査を進めてください。カテゴリー・経過時間別の鑑別表を作りましたので、参考にしてください（表8）。感染症を考慮する場合、多くは術後48時間以降で、すべてのカテーテル、異物を意識し、創部を詳細に観察してください。

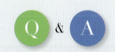

Q 創部感染以外の原因を否定していっても、どうしても創部感染を認めない外科医とのうまい付き合い方を教えてください。

A 外科医の立場を考えると、創部感染を他人から指摘されるのは「お前のせいだ」と責められているような気分になるでしょう。したがって非常に難しいコミュニケーションになります。表層切開部SSIで膿がジャンジャン出ているような明らかな場合はよいですが、創部の所見が乏しく、臓器・体腔SSIを疑った場合など、簡単に「創を開けてください」などとは言えません。まずは画像検査など客観的な情報を集める努力をしましょう。付き合い方という質問に対する答えかどうかはわかりませんが、普段の診療を真摯にこなし、その外科医の信用を得るというのが最も効果的な方法だと思います。

Q SSIの治療期間は？

A 深部切開部以深のSSIであれば、その感染症・起炎菌に合わせた治療期間になると思います。表層切開部SSIの場合、いわゆる蜂窩織炎などに準じると思いますが、基本的に創部の局所所見がよくなるときまで行っています。

Q 血腫に感染しているかどうかどう判断されますか？その場合の治療期間は？

A 血腫の吸収に伴う炎症による発熱や炎症反応の上昇といったことは起こりうるので、鑑別が非常に難しいです。血腫周囲の画像的な炎症を疑う所見があり、自然軽快が見込めなければ、外科的なドレナージを考慮します。そのときに培養が陽性であれば感

染症といえると思います。治療期間はおそらく定まったものはないと思います。外科的ドレナージができていれば、血腫のあった感染巣に合わせた治療期間を選択します。外科的にドレナージできていない場合、原則、血腫がなくなるまで行います。長期間になる場合、患者の免疫状態や内服変更の可能性などを吟味して、内服抗菌薬への変更も考慮します。

文献

1. Talbot TR：Surgical Site Infections and Antimicrobial Prophylaxis. 8th ed, Elsevier Saunders, Philadelphia, 2015.
2. House J：Assessment of postoperative fever. BMJ Best Practice, London, 2017.（http://bestpractice.bmj.com/topics/en-us/898.）
3. Galicier C, et al：A prospective study of postoperative fever in a general surgery department. Infect Control 6：487-490, 1985.
4. Vermeulen H, et al：Diagnostic accuracy of routine postoperative body temperature measurements. Clin Infect Dis 40：1404-1410, 2005.
5. Gualandro DM, et al：Coronary plaque rupture in patients with myocardial infarction after noncardiac surgery：frequent and dangerous. Atherosclerosis 222：191-195, 2012.
6. Devereaux PJ, et al：Aspirin in patients undergoing noncardiac surgery. N Engl J Med 370：1494-1503, 2014.
7. Moro ML, et al：Rates of surgical-site infection：an international comparison. Infect Control Hosp Epidemiol 26：442-448, 2005.
8. Mitchell JD, et al：Cytokine secretion after cardiac surgery and its relationship to postoperative fever. Cytokine 38：37-42, 2007.
9. Rajesh K, et al：Effects of Prestorage Leukoreduction on the Rate of Febrile Nonhemolytic Transfusion Reactions to Red Blood Cells in a Tertiary Care Hospital. Ann Med Health Sci Res 5：185-188, 2015.
10. Kaufman RM, et al：Platelet transfusion：a clinical practice guideline from the AABB. Ann Intern Med 162：205-213, 2015.
11. Narayan M, et al：Fever in the postoperative patient. Emerg Med Clin North Am 31：1045-1058, 2013.
12. Mavros MN, et al：Atelectasis as a cause of postoperative fever：where is the clinical evidence? Chest 140：418-424, 2011.
13. Stevens DL, et al：Practice guidelines for the diagnosis and management of skin and soft tissue infections：2014 update by the infectious diseases society of America. Clin Infect Dis 59：147-159, 2014.
14. Kirkland KB, et al：The impact of surgical-site infections in the 1990s：attributable mortality, excess length of hospitalization, and extra costs. Infect Control Hosp Epidemiol 20：725-730, 1999.
15. Paydar KZ, et al：Inappropriate antibiotic use in soft tissue infections. Arch Surg 141：850-854；discussion 5-6, 2006.
16. Brook I, et al：Antianaerobic antimicrobials：spectrum and susceptibility testing. Clin Microbiol Rev 26：526-546, 2013.
17. Hong HL, et al：Viral infection is not uncommon in adult patients with severe hospital-acquired pneumonia. PLoS One 9：e95865, 2014.
18. Dubreuil M, et al：Increased risk of recurrent gout attacks with hospitalization. Am J Med 126：1138-1141, 2013.
19. Craig MH, et al：Postsurgical gout. Am Surg 61：56-59, 1995.
20. Yim MT, et al：A review of acute postoperative sialadenitis in children. Int J Pediatr Otorhinolaryngol 92：50-55, 2017.

04 尿道カテーテル留置中の発熱へのアプローチ

CASE

80歳女性

現病歴

心原性脳塞栓症で入院中。入院7日目に悪寒戦慄を伴う38℃台の発熱を認めた。末梢静脈カテーテルと尿道カテーテルが留置されている。

身体所見

血圧 130/70 mmHg、脈拍数 100 回/分、体温 38.0℃、呼吸回数 20 回/分、SpO_2 99%（室内気）

頭頸部：明らかな所見なし

胸部：正常肺胞呼吸音、副雑音なし

腹部：平坦・軟、下腹部圧痛あり、右肋骨脊柱角（costovertebral angle：CVA）に叩打痛あり

関節：腫脹・圧痛なし

下腿浮腫、下肢の把握痛なし

皮膚：皮疹なし、褥瘡なし、末梢静脈カテーテル留置部位に所見なし

尿道カテーテル内の尿は黄色で混濁している

Review of systems

陰性：咳嗽、喀痰、鼻水、咽頭痛、関節痛

陽性：嘔気、腹痛、食欲低下

検査所見

尿定性・沈渣：尿pH 7.4、蛋白（+）、糖（−）、赤血球 10/HPF、白血球 > 100/HPF

尿グラム染色（図1, カテーテル交換後の中間尿）：白血球（3+）、グラム陰性桿菌（3+）

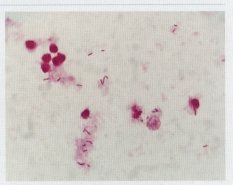

図1 ● 尿グラム染色（倍率 1,000 倍）

はじめに

　尿道カテーテルが留置されている患者さんが発熱した場合、みなさんはどのようにアプローチされますか？カテーテル内の尿が混濁している所見だけで、**カテーテル関連尿路感染症**（Catheter-Associated Urinary Tract Infection：**CAUTI**）と診断していませんか？ CAUTI は入院中の発熱の原因で頻度が高く、科を問わずよくみかける疾患です。しかしながら、実際には CAUTI の正確な診断は難しく、感染症および非感染症を含む CAUTI 以外の疾患の除外によってなされます。

　本項では、CAUTI を中心に尿道カテーテル留置中の患者さんの発熱へのアプローチについて解説します。

疫学

　短期間（数日間）の留置も含めると全入院患者の 15～25％ が尿道カテーテルを使用しています[1]。米国の医療関連感染症をまとめたデータでは、尿路感染症は肺炎、手術部位感染症、消化管感染症に次いで 4 番目に多いとされています（図2）。尿路感染は、米国の医療関連感染症の死亡原因では 3 番目と報告されています。CAUTI は、院内で起こる尿路感染の 67.7％ を占めています[2]。

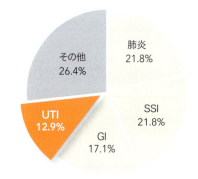

図2 ● 米国の医療関連感染症
カテーテル関連尿路感染症の発生率
SSI：手術部位感染症　GI：消化管感染症
UTI：尿路感染症
（文献 2 より）

　尿道カテーテルを留置している期間が 1 日長くなると細菌尿のリスクが 3～10％ 増えます[3]。3％ と少なく見積もっても、1 か月間留置しているとほぼすべての患者が細菌尿になります。カテーテル関連無症候性細菌尿患者の 10～25％ が症候性となります[4]。

　2012 年の CDC のサーベイランスによると CAUTI は、1,000 カテーテル留置日あたり 1.4～1.7 回起こります[1]。

定義

◉カテーテル関連尿路感染症

2009年の米国感染症学会（IDSA）のガイドラインでは、CAUTIは以下のように定義されています[5]。

> カテーテル挿入中または抜去から48時間以内に
> ❶尿路感染に一致する症状※がある
> ❷他にフォーカスがない
> ❸1種類以上の菌が尿から10^3 cfu/mL以上検出される
> 上記すべてを満たすもの
> ※尿路感染に一致する症状：新たに発症した発熱、悪寒、倦怠感、意識障害、CVA叩打痛、急性の血尿、下腹部の違和感、カテーテル抜去後の排尿障害、頻尿、恥骨上の痛み

なお、非遠心尿を1,000倍視野で1視野に1細菌が見えた場合は10^5 cfu/mL程度に相当します。

この診断基準はスクリーニング閾値が低いため、この定義を満たす症例のすべてがCAUTIではありません。

たとえば、尿道カテーテル留置中に、突然の発熱と悪寒を認めた患者さんを考えてみます。細菌尿は認めますが、身体診察や画像検査では明らかな熱源のフォーカスは指摘できません。インフルエンザの迅速検査が陽性となり、インフルエンザウイルス感染症と判明するケースもあります。

また NHSN（National Healthcare Safety Network）ではカテーテル関連尿路感染症は以下のように定義されます。

> **基準 SUTI（Symptomatic Urinary Tract Infection）-1a**
> 以下の3つをすべて満たすこと：
> ❶患者に尿道カテーテルが2日間を超えて（留置された日＝1日目）留置され、かつイベント発生日に尿道カテーテルを留置されたまま、もしくはイベント発生前日に抜去されている
> ❷患者に、他に確認された原因がなく、以下の徴候や症状が少なくとも1つある：
> ・発熱（＞38.0℃）

- 恥骨上の圧痛
- 肋骨脊椎角の痛みまたは圧痛

❸尿培養で少なくとも 1 種類の微生物数が 10^5 cfu/mL 以上で、微生物の種類が 2 種類以下である。

IDSA と NHSN ともに、CAUTI 以外の疾患を鑑別することが定義に含まれています。CAUTI はさまざまな臨床症状を呈することを理解し、除外診断が大事です。

◉カテーテル関連無症候性細菌尿

尿路感染の症状がなく細菌尿が存在する場合は、**カテーテル関連無症候性細菌尿**（**C**atheter-**A**ssociated **As**ymptomatic **B**acteriuria：**CAASB**）と呼ばれています。2009 年の IDSA ガイドラインでは、CAASB は以下のように定義されています[5]。

尿道カテーテル挿入中に
❶尿路感染の症状がない
❷尿から 1 種類以上の菌が 10^5 cfu/mL 以上検出される

カテーテル関連無症候性細菌尿は治療を必要としない

CAASB では、妊婦や泌尿器系の出血を伴う侵襲的処置が予定されている患者、腎臓移植後（移植後 6 か月間）を除いて、原則として治療を必要としません。
CAASB に対する抗菌薬使用は耐性菌の増加や CDI につながる可能性があります。

診断

前述のとおり、尿道カテーテルが留置されている患者さんの発熱の原因がすべて CAUTI ではありません。入院患者の発熱の鑑別診断は多岐にわたりますが、肺炎、尿路感染、胆道感染に加えて **6 D**〔**D**rug、**C**DI（*Clostridioides difficile* infection）、**D**evice、**D**VT（**D**eep vein thrombosis）、**D**ecubitus、**C**PPD（calcium pyrophosphate **d**ehydrate deposition disease）〕[6] の頻度が高いため、まずこれらを考慮します。身体所見をとる際は CVA の圧痛、恥骨上の痛み、前立腺の圧痛などの尿路感染を疑う所見だけでなく、全身の診察を行ってください。

また高齢者では、複数の感染症が併存している場合があります。定義の中でCAUTIは除外診断と書きましたが、実際にはCAUTI＋肺炎の例もあります。

　検査は、一般採血、胸部X線、血液培養、尿の定性・グラム染色と培養を行います。診察で肺炎を疑う場合は、痰の細菌検査やCTなどの画像検査を追加します。

なぜカテーテル関連尿路感染症の診断が難しいのか？

●尿路感染の典型的な症状を呈しにくい

　新規に 10^3 cfu/mL以上の細菌尿を呈した症例をCAUTIと定義した文献によると、尿道カテーテル留置中の患者では、感染の有無にかかわらず典型的な症状に差がありません（表1）。

表1●尿道カテーテル留置と関連する臨床症状の頻度

	CAUTI（−）	CAUTI（＋）
側腹部痛	5.9%	4.8%
尿意切迫感	7.6%	6.0%
排尿障害	8.0%	6.0%
38.5℃以上の発熱	19.8%	17.7%

（文献4より）

●血液培養陽性率が低い

　尿培養と血液培養から同一の細菌が検出されれば、尿路感染症であることが示唆されます。しかし、単純性腎盂腎炎と比較してCAUTIの血液培養陽性率は3%以下と稀です[2,7]。

●尿道カテーテル留置で膿尿が起こる

尿道カテーテルの留置刺激で感染が起こっていなくとも尿中に白血球が出現します。

> 膿尿の定義：尿 $1\ mm^3$ 中に白血球が10個以上
> 膿尿がない場合は、尿路感染は否定されます。

memo 2 尿混濁と汚臭

尿混濁や汚臭はしばしば抗菌薬が必要と解釈されがちですが、これらを培養提出や治療の判断基準にしてはいけません。逆に膿尿、細菌尿は必ずしも汚臭は伴いません。尿混濁・汚臭は CAASB と CAUTI の鑑別には使うことはできません[5]。

カテーテル関連尿路感染症の発生機序

微生物はカテーテル管の外側（図3の①）と管内（図3の②と③）から尿路に侵入して感染を起こします（それぞれ66％、34％）[8]。尿道口とカテーテル接合部（図3の①）からは会陰や直腸付近に付着している菌がカテーテルの挿入とともに押し込まれるため、検出菌はグラム陰性桿菌、ブドウ球菌、酵母の割合が大きくなります。ただし後者2つについては真の原因菌となることは少なく定着菌と考えます。

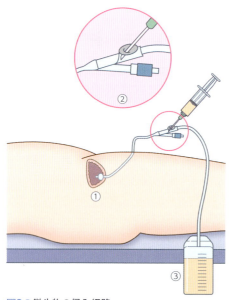

図3 微生物の侵入経路
①外尿道口とカテーテルの接合部、②カテーテルとチューブの接合部、③排出口

尿路感染は、腎盂腎炎、膀胱炎、前立腺炎といった部位によって分類されます。CAUTI では膀胱炎が多いと考えられています。尿道カテーテルが留置されていると膀胱が虚脱するため、虚脱した膀胱壁にカテーテルの先端が接触することで粘膜障害

が起こり膀胱炎の誘因となります。そのため発熱や菌血症の発生が少ないのかもしれません。逆行性やカテーテルの閉塞により、腎盂腎炎が発症することもあります。

カテーテル関連尿路感染症のリスク因子

女性、高齢者、尿道カテーテルの閉塞、低栄養状態、細菌尿などがありますが、最大のリスク因子は**カテーテルの長期留置**です（表2、3）[4, 9]。

表2● カテーテル関連尿路感染症のリスク因子

	Odds Ratio（95% 信頼区間）
カテーテル留置期間	
＜4日	1
≧4日	8.21（3.79〜17.73）
挿入場所	
手術室	1
病棟	7.90（2.83〜22.08）
ER	2.99（0.73〜12.27）
膀胱鏡検査室	3.52（1.50〜8.27）

（文献4より）

表3● カテーテル関連尿路感染症のリスク因子②

	Odds Ratio（95% 信頼区間）		Odds Ratio（95% 信頼区間）
カテーテル挿入期間		免疫	
1〜4日	1	免疫不全なし	1
5〜9日	1.6（1.0〜2.4）	免疫不全あり	2.5（1.5〜4.0）
10日以上	3.3（2.2〜4.9）	入院形態	
性別		予定入院	1
男性	1	緊急入院	1.8（1.0〜3.3）
女性	1.4（1.0〜1.8）		

（文献9より）

CAUTIの起因菌

CAUTIは、起因菌と定着菌を判断することが困難です。尿から細菌が検出されても、定着菌の可能性があります。ブドウ球菌やカンジダは尿路感染の起因菌には通常なりません。尿路感染の起因菌はほとんどの場合、単一菌です。尿から複数菌検出された場合、多くの場合はグラム陰性桿菌が起因菌です（表4）。

表4 ● CAUTI 起因菌の頻度

微生物	頻度
Escherichia coli	26.8%
Pseudomonas aeruginosa	11.3%
Klebsiella (pneumoniae/ oxytoca)	11.2%
Enterococcus faecalis	7.2%
Enterococcus spp.	4.8%
Proteus spp.	4.8%
Enterobacter spp.	4.2%
Enterococcus faecium	3.1%
その他	26.6%

（文献10より一部改変）

表5 ● カテーテル留置期間における細菌尿

尿道カテーテル留置期間	尿から検出される細菌
30日未満	大腸菌が最も多い。 クレブシエラ、シトロバクター、エンテロバクター、緑膿菌、グラム陽性球菌（コアグラーゼ陰性ブドウ球菌、腸球菌）、カンジダ
30日以上	上記の菌に加えて、 Proteus mirabilis Morganella morganii Providencia stuartii

（文献5より）

　検出される菌はカテーテルの留置期間によって変わります。留置してから30日未満であれば単一菌のことが多いですが、留置から検査までの期間が30日以上になると、2菌種以上が検出される割合が増加し、菌種も多様化してきます（表5）。

　主な腸内細菌の耐性率はJANIS（Japan Nosocomial Infection Surveillance）の2016年では以下のようになります（表6）。

表6 ● 全検体における腸内細菌の耐性率

腸内細菌	耐性率(%)		腸内細菌	耐性率(%)
Escherichia coli			*Pseudomonas aeruginosa*	
アンピシリン	51.2		ピペラシリン	10.5
セファゾリン	36.8		タゾバクタム・ピペラシリン	8.4
セフォチアム	26.0		セフタジジム	8.7
セフメタゾール	1.0		セフェピム	6.5
セフェピム	15.8		レボフロキサシン	11.6
レボフロキサシン	39.3		ゲンタマイシン	9.3
Klebsiella pneumoniae			*Citrobacter freundii*	
セファゾリン	3.7		ピペラシリン	21.6
セフォチアム	8.9		セフォチアム	27.5
セフメタゾール	1.7		セフタジジム	24.9
セフェピム	4.8		セフェピム	1.5
レボフロキサシン	2.7		レボフロキサシン	2.8
Enterobacter cloacae			*Proteus mirabilis*	
ピペラシリン	20.1		アンピシリン	34.2
セフォチアム	31.2		セファゾリン	38.0
セフタジジム	24.9		セフォチアム	21.6
セフェピム	4.0		セフメタゾール	0.6
レボフロキサシン	3.4		レボフロキサシン	14.6
Enterobacter aerogenes				
ピペラシリン	15.8			
セフォチアム	31.1			
セフタジジム	25.7			
セフェピム	1.1			
レボフロキサシン	1.0			

(文献11より一部改変)

耐性率は、各施設のアンチバイオグラムを参考にすることが重要です。

memo 3

近年、大腸菌のフルオロキノロン耐性やESBL産生菌が増加しています。厚生労働省の薬剤耐性アクションプランでは、大腸菌のフルオロキノロン耐性率を2020年には25%以下にすることを目標としています。今後、さらなる抗菌薬の適正使用が重要です。

Candida 尿（図4）

抗菌薬投与歴や糖尿病があり尿道カテーテルを使用している患者さんで保菌率が高いとされています。ほとんどのケースが無症状で治療の必要はありません。

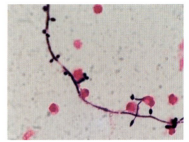

図4●尿中のカンジダ

カテーテル関連尿路感染症の治療

CAUTIが疑われた場合、まず尿道カテーテルの抜去もしくは交換を検討します。カテーテル交換の利点として以下の2つがあります。

> ❶カテーテル交換後の尿検体のほうがグラム染色や培養の信頼性が高いこと
> ❷カテーテル交換自体が臨床的アウトカムを向上させること[12]

（短期アウトカムとしてはより早い解熱が得られ、長期アウトカムとしては抗菌薬終了4週以内の再発率が減少します）。

◉経験的抗菌薬治療（empirical therapy）

IDSAのガイドラインでは、重篤ではない場合はレボフロキサシン（クラビット®）による治療を考慮するとしています。レボフロキサシン耐性大腸菌の割合が高い本邦では治療失敗する可能性があります[11]。

尿のグラム染色の結果と各施設のアンチバイオグラムおよび過去の尿培養データを参考にして決定します。

尿のグラム染色で陰性桿菌が検出された場合、*Escherichia coli* と *Klebsiella* を主な治療対象とします。グラム染色で小型の陰性桿菌を認めた場合は、緑膿菌のカバーを検討します。

セフトリアキソン（ロセフィン®）、もしくは大腸菌のうち20%以上がESBL（extended-spectrum β-lactamase）産生菌である施設では、セフメタゾール（セフメ

memo 5 　採尿方法

グラム染色や培養検査を行う際には、原則としてカテーテルをいったん抜去もしくは交換して、採尿した検体で行います。

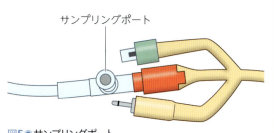

図5●サンプリングポート

長期間カテーテルを入れた状態でサンプリングポート（図5）から採取した尿とカテーテル再挿入後の尿を比べた研究では、前者では平均2菌種が検出され、多剤耐性菌が63％検出されました。これに対してカテーテル再挿入後の尿検体では、平均1菌種、多剤耐性菌の検出は18％でした[13]。この結果はカテーテルのバイオフィルムに定着している菌があり、検出された菌が真の感染を反映していない可能性を意味しています。前述したとおりCAUTIは血液培養が陽性になりにくいため、尿培養のみで起因菌を判断することが多くなります。耐性菌治療のため不要な抗菌薬選択につながる可能性があります。

なお尿道カテーテルを留置して比較的期間が短い場合（2週間以内）であれば、サンプリングポートからの採取は許容されます[1]。

タゾン®）の使用を考慮します。βラクタム単剤では陰性桿菌のカバーに不安がある場合や緑膿菌のカバーを追加したい場合は、アミノグリコシド系抗菌薬を併用します。

尿のグラム染色で腸球菌を疑う陽性球菌が単一で検出されていれば、腸球菌の治療を行います。全身状態が落ち着いていれば *Enterococcus faecalis* をターゲットにアンピシリン（ビクシリン®）を選択します。全身状態が悪ければペニシリン耐性の *Enterococcus faecium* をカバーできるバンコマイシンの使用を考慮します。尿から陰性桿菌と陽性球菌両方の検出があれば、全身状態がよい場合は起因菌の頻度が高い陰性桿菌のカバーのみで治療を開始します。

> **処方例（腎機能 CCr 50 mL/分以上の場合）**
> ・セフトリアキソン（ロセフィン® 1回2g 1日1回）かセフメタゾール（セフメタゾン® 1回1g 1日4回）
> ±アンピシリン（ビクシリン®）1回2g 1日4回かバンコマイシン（1回15〜20 mg/kg 12時間ごと、腎機能に応じて調整）

> **陰性桿菌のカバーを追加するとき**
> ＋アミノグリコシド（アミカシン 15 mg/kg 24 時間ごと、腎機能に応じて調整）
>
> **尿グラム染色で陽性球菌のみ確認された場合**
> アンピシリン（ビクシリン® 1 回 2 g 1 日 4 回）かバンコマイシン（1 回 15〜20 mg/kg 12 時間ごと、腎機能に応じて調整）
>
> **重症例の場合**
> ・タゾバクタム / ピペラシリン（ゾシン® 1 回 4.5 g 1 日 4 回）＋バンコマイシン（1 回 15〜20 mg/kg 12 時間ごと、腎機能に応じて調整）

◉最適抗菌薬治療（definitive therapy）

尿培養の結果によって、狭域の感受性のある抗菌薬に変更します。状態が安定していれば内服抗菌薬へ変更します。

> **処方例（腎機能 CCr 50 mL/ 分以上の場合）**
> 大腸菌：アンピシリン（ビクシリン® 1 回 2 g 1 日 4 回）
> ESBL 産生大腸菌※：セフメタゾール（セフメタゾン® 1 回 1 g 1 日 4 回）
> 緑膿菌：ピペラシリン（ペントシリン® 1 回 4 g 1 日 4 回）
> 腸球菌：
> *Enterococcus faecalis*　アンピシリン（ビクシリン® 1 回 2 g 1 日 4 回）
> *Enterococcus faecium*　バンコマイシン〔1 回 15〜20 mg/kg 12 時間ごと、TDM（therapeutic drug monitoring）に応じて調整〕
>
> ※ESBL 産生菌大腸菌の治療として、実績があるのはカルバペネム系抗菌薬です。耐性菌の問題などから、カルバペネム系以外の抗菌薬での治療が研究されています。タゾバクタム / ピペラシリンやセフメタゾールは感受性が保たれている場合、状態の安定した尿路感染症で使用可能とされています[14]。

黄色ブドウ球菌は、血流感染から腎臓を経由して尿に漏れることもありますが、尿路感染を起こすことは稀です[5]。黄色ブドウ球菌が血液培養で検出された場合は治療を行います。

◉抗菌薬治療期間

　治療期間は、議論が分かれる問題です。IDSA のガイドラインでは、カテーテルを抜去でき治療に速やかに反応すれば 7 日間、カテーテルを留置したままで治療に対する反応が遅れる例は 10〜14 日間を推奨しています。上部尿路症状（発熱、CVA 叩打痛）がない 65 歳以下の症例では、カテーテル抜去後 3 日間の治療でも可能とされています[5]。

◉Purple Urine Bag Syndrome

　purple urine bag syndrome は、1978 年に Barlow らによって報告されました。蓄尿バッグ内の尿が紫色にみえる状態のことをいいます（図 6）。

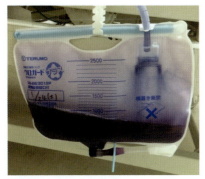

図6 ● purple urine bag

　バッグから尿を出してみると通常の色であることが確認できます（図7）。

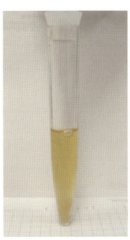

図7 ● 着色した蓄尿バッグから採取した尿
静岡県立静岡がんセンター　伊東直哉先生のご厚意による

尿が紫色にみえる原因は細菌と蓄尿バッグのプラスチックが関与しています。図8で示した経路によってインジゴブルー・インジルビン（インジゴレッド）などの色素が産生され、その色素が採尿バッグを変色させます[15]。産生されたインジゴは、蓄尿袋や接続チューブ類を構成するプラスチックポリマーに付着しやすいため、purple urine bag syndromeが生じると考えられています。

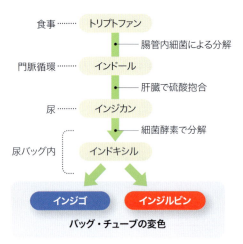

図8 ● 紫尿バッグ症候群の発現機序

リスク因子は、長期尿道カテーテル留置、便秘、アルカリ尿、女性、慢性の尿路感染症などです。

関与しているとされている細菌

Providencia spp., *Escherichia coli*, *Proteus* spp., *Pseudomonas* spp., *Klebsiella pneumoniae, Morganella* spp., *Enterococcus* spp., *Citrobacter* spp., *Staphylococcus* spp., *Streptococcus* spp.

---

purple urine bag syndromeは治療の対象にはなりません。背景に便秘がある場合も多く、排便状況を確認し必要があれば治療します。

CAUTIの予防

最大の感染リスク因子は、**長期間のカテーテル留置**です。可能な限り尿道カテーテルは抜去します。その他にも、バンドルアプローチとして複数のケアを実施すること

で効率的な予防が可能です。

ケアバンドルの例として、以下のような項目があります[16]。

表7 ● CAUTI 予防のためのケアバンドル

- 尿道カテーテルの挿入は、手指消毒を行い滅菌器具を用い無菌的に行う
- 閉鎖式尿道カテーテルでは、一連の回路の閉鎖性を維持
- 採尿は採尿ポート（サンプルポート）から行う
- 尿の逆流防止のため、蓄尿袋は患者の膀胱より低い位置に維持
- 蓄尿袋は床に直接接触させない
- 尿を回収、捨てる場合には手袋、エプロンを使用して、前後に手指衛生を実施
- 尿の回収の際、排液口を回収容器に直接接触させない

適切なケアバンドルを米国の高齢者・介護病院で実施することで、尿培養の提出率が 15%、CAUTI の発症も 54% 減少したという報告もあり重要性が注目されています[17]。

また臨床の現場で行われていますが、推奨されない CAUTI 予防策に

- 抗菌薬含有尿道カテーテル
- 尿道口の消毒・クリーニング
- 予防的抗菌薬投与
- クランベリー製品
- 尿道カテーテル・ドレーンバッグ洗浄

などがあります[1, 5, 18]。各施設において統一したケアバンドルが実施されているか、そのケアバンドルが適切か評価することが重要です。

memo 6　クランベリー製品

クランベリーに含まれるキナ酸が尿の酸性化、陰性桿菌の尿路上皮への付着を阻害する効果があると考えられ尿路感染の予防として使われていました。IDSA のガイドラインでは、尿道にカテーテルを留置している神経因性膀胱の患者に対して CAASB、CAUTI を減らすためにクランベリー製品をルーチンで用いるべきではないとしています[5]。その後に発表された 2013 年のメタアナリシスでも有意な予防効果はなかったとされています[19]。

尿道カテーテル交換

　尿道カテーテルを挿入する際、最大20％の症例で膀胱内に外陰部の菌が混入します[20]。このためCDCのガイドラインでは定期的なカテーテルの交換は推奨していません[1]。日本泌尿器学会のガイドラインでは、閉塞しがちな患者においては1週間に1～2回以上の交換、閉塞がなくとも1～2か月に1回のカテーテルの交換を推奨しています[21]。

　尿道カテーテル交換が必要なときは、

- カテーテルに閉塞が起こっている。
- カテーテルや蓄尿バッグが破損して、閉鎖回路が破綻している。
- 尿路感染が生じている。

カテーテルリマインダーシステム

　不要な尿道カテーテルを迅速に抜去することを目的としたシステムです。

　医師や看護師に、尿道カテーテルが留置していることを思い出させ抜去を促す通知を行います。14の論文を対象としたシステマティックレビューとメタアナリシスでは、このシステムを導入することにより、CAUTIの発生率は52％、カテーテルの平均挿入期間は37％ 減少しました。カテーテル再留置の頻度は、介入群とコントロール群で大きな差は認められません[22]。

　尿道カテーテル除去を促すリマインダーシステムは、CAUTI発生率の減少につながります。

医療関連感染サーベイランス

　日本では、医療関連感染サーベイランス（JHAIS）と厚生労働省院内感染対策サーベイランス（JANIS）が代表的です。サーベイランスによって、感染率の経時的変化、他施設との比較が可能です。医療関連感染症の減少や医療の質の改善につながります。

　サーベイランスでのカテーテル関連症尿路感染症の定義はNHSNの基準が使用されています。定義を同じにしていることで、NHSNのデータと直接比較できます。

本ケースにおける考え方とアプローチ

1. 患者背景を考える

冒頭の症例は心原性脳塞栓症で入院中の 80 歳女性に認めた、悪寒戦慄を伴う発熱の症例です。脳梗塞後の患者さんは、誤嚥性肺炎や尿路感染を起こしやすく、ADL の低下があれば褥瘡、DVT そして偽痛風の頻度も高くなります。

2. 熱源のフォーカスを考える

身体所見では右 CVA 叩打痛、下腹部の圧痛を認めましたが、その他の熱源を疑う所見はありませんでした。検査は、胸部 X 線写真、一般的な血液検査、血液培養 2 セット、尿道カテーテル抜去後の中間尿を提出しました。

3. 原因微生物を考える

カテーテル抜去後の尿のグラム染色は、WBC 3+、GNR 3+ でした。最近の病院への入院歴はなく、入院 7 日目と比較的短期間であることから、頻度として多い *Escherichia coli*、*Klebsiella* を主な起因菌として考えます。

4. 抗菌薬を選択する

この施設のアンチバイオグラムでは、ESBL 産生大腸菌の割合が 20% を超えておりセフメタゾール 1 g 6 時間ごとの投与を開始しました。全身状態は比較的安定していたため、アミノグリコシドやニューキノロンの併用は行わず単剤で治療する方針としました。

5. 抗菌薬の変更を検討する

尿培養結果はアンピシリンに感受性がある大腸菌であったため、セフメタゾールからアンピシリン 2 g 6 時間ごとへ de-escalation しました。早期に尿道カテーテルは抜去しており、治療開始後の経過は良好であり、治療期間は 7 日間としました。

6. 今後の予防を考える

尿道カテーテルの再留置を行わない。

Take Home Message

- 尿道カテーテルが留置されている患者で尿混濁・汚臭があっても、必ずしもCAUTIとは限らない。
- 入院中の発熱の原因は多岐にわたる。CAUTIは除外診断という意識をもつ。
- CAUTIが疑われるなら、尿道カテーテル抜去もしくは入れ替えを検討する。
- 尿検査はカテーテル抜去もしくは入れ替え後の尿を提出する。
- 不要な尿道カテーテルは1日でも早く抜去する。
- CAUTIはケアバンドルをしっかり行うことで発症率が下がる。

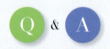

Q カンジダが尿から検出された場合、カテーテルを交換したほうがよいでしょうか？

A カンジダに限らず、無症状なら交換の必要性はありません。2009年のCDCのガイドラインでは、定期的な間隔で尿道カテーテルまたは採尿バッグの交換は推奨していません。感染や閉塞のような臨床的な適応に基づくか、閉鎖式システムが損なわれたときに尿道カテーテルと採尿バッグを交換します[1]。

Q 症状のないCRP高値の患者さんに検査を行い、尿培養で*E.coli*を検出しました。尿から*E.coli*が出た場合、治療したほうがよいですか？

A 無症候性細菌尿は大腸菌に限らず、基本的に治療は不要です。菌名によって治療する、しないという選択は行いません。当たり前ですが、CRPが高い＝感染症とは限りません。CRPの高い原因が尿路感染であるかどうか、ほかの感染症以外の原因がないかどうかを考えることが大事です。

Q 尿道カテーテルを抜去すると、オムツ内排尿になってしまう場合でもカテーテルは抜去すべきでしょうか？

A CAUTIの予防という観点では抜去したほうが望ましいと考えます。皮膚障害のコントロールがつかない、おむつ交換が頻回にできないなど、特別な状況の場合は検討の余地はあるのかもしれません。

Q 膀胱炎を繰り返している方から培養でESBL産生菌が検出されました。明らかな膀胱炎症状があります。尿道カテーテルや尿路閉塞はありません、どうマネジメントすればよいですか？

A ESBL産生菌は医療者などを介して他の患者さんに伝播する可能性があります。患者さんを診察する際、手指衛生など標準予防策に加えて接触感染対策を行うことが検討されます。行われている接触感染対策は、各施設によって異なるので確認が必要です。抗菌薬は、ST合剤（バクタ®）、アモキシシリン／クラブラン酸（オーグメンチン®）[23]、レボフロキサシン（クラビット®）など感受性が残っていることがあります。膀胱炎を繰り返している原因を考え、生活指導を実施することも大事です。

Q ベッドを使用せず床に布団を敷いて寝ている患者さんの場合、蓄尿バッグはどこに置けばよいですか？

A 蓄尿バッグは、逆流を防止する目的で膀胱より低い位置、かつ床につけないように設置することが望ましいです。尿道カテーテルを留置している患者さんでは、布団での生活は無理があると思いますので、介護ベッド導入をまずは検討ください。

　どうしてもベッドが使えない場合は、確立された方法はありませんが、膀胱より低い位置にするために布団の下にマットレスを使用するなどの工夫を行います。

文献

1. Carolyn V, et al：CDC Guideline for Prevention of Catheter-associated Urinary Tract Infections 2009. CDC, Atlanta, 2009.
2. Magill SS, et al：Multistate point-prevalence survey of health care-associated infections. N Engl J Med 27；370：1198-208, 2014.
3. Warren JW, et al：Antibiotic irrigation and catheter-associated urinary-tract infections. N Engl J Med 299：570, 1978.
4. Tambyah PA, et al：Catheter-associated urinary tract infection is rarely symptomatic：a prospective study of 1,497 catheterized patients. Arch Intern Med 160：678, 2000.
5. Hooton TM, et al：Diagnosis, prevention, and treatment of catheter-associated urinary tract infection in adults 2009 International Clinical Practice Guidelines from the Infectious Diseases Society of America. Clin Infect Dis 50：625-663, 2010.
6. 上田剛士：内科診断リファレンス．医学書院，2014．
7. Marik PE：Fever in the ICU. Chest 117：855-869, 2000.
8. Tambyah PA, et al：A prospective study of pathogenesis of catheter-associated urinary tract infections. Mayo Clin Proc 74：131-136, 1999.
9. Barbadoro P, et al：Catheter-associated urinary tract infection：Role of the setting of catheter insertion. Am J Infect Control 43：707-710, 2015.
10. Sievert DM, et al：Antimicrobial-resistant pathogens associated with healthcare-associated infections：summary of data reported to the National Healthcare Safety Network at the Centers for Disease Control and Prevention, 2009-2010. Infect Control Hosp Epidemiol 34：1-14, 2013.
11. 厚生労働省院内感染対策サーベイランス事業：公開情報 2016年1月～12月年報（全集計対象医療機関）院内

感染対策サーベイランス検査部門. 2016.
https：//janis.mhlw.go.jp/report/open_report/2016/3/1/ken_Open_Report_201600.pdf
12 Raz R, et al：Chronic indwelling catheter replacement before antimicrobial therapy for symptomatic urinary tract infection. J Urol 164：1254-1258, 2000.
13 Shah PS,et al：Controlling antimicrobial use and decreasing microbiological laboratory tests for urinary tract infections in spinal-cord-injury patients with chronic indwelling catheters.Am J Health Syst Pharm 62：74-77, 2005.
14 Rodríguez-Baño J,et al：Treatment of Infections Caused by Extended-Spectrum-Beta-Lactamase-, AmpC-, and Carbapenemase-Producing Enterobacteriaceae. Clin Microbiol Rev 31：e00079-17, 2018.
15 Van Keer J,et al：Purple Urine Bag Syndrome in Two Elderly Men with Urinary Tract Infection.Case Rep Nephrol 2015：746981, 2015.
16 田中一志：カテーテルの感染管理. 泌ケア 20：960-963, 2015.
17 Mody L,et al：A National Implementation Project to Prevent Catheter-Associated Urinary Tract Infection in Nursing Home Residents.JAMA Intern Med 177：1154-1162, 2017.
18 Pickard R,et al：Antimicrobial catheters for reduction of symptomatic urinary tract infection in adults requiring short-term catheterisation in hospital：a multicentre randomised controlled trial.Lancet 380：1927-1935, 2012.
19 Jepson R, et al：Cranberry products and prevention of urinary tract infections. JAMA 310：1395-1396, 2013.
20 Tenke P,et al：European and Asian guidelines on management and prevention of catheter-associated urinary tract infections. Urologiia（6）：84-91, 2008.
21 日本泌尿器科学会 泌尿器科領域における感染制御ガイドライン作成委員会：泌尿器科領域における感染制御ガイドライン . 2009.
http：//www.urol.or.jp/info/guideline/data/12_infection_control_urology.pdf
22 Meddings J,et al：Systematic Review and Meta-Analysis：Reminder Systems to Reduce Catheter-Associated Urinary Tract Infections and Urinary Catheter Use in Hospitalized Patients.Clin Infect Dis 51：550-560, 2010.
23 Rodríguez-Baño J, et al：Treatment of Infections Caused by Extended-Spectrum-Beta-Lactamase-, AmpC-, and Carbapenemase-Producing Enterobacteriaceae. Clin Microbiol Rev 31：e00079-17, 2018.

05 中心静脈カテーテル留置患者の発熱へのアプローチ

カテーテル関連血流感染症（CRBSI）とは

　血管内留置カテーテルには、中心静脈カテーテル〔鎖骨下静脈、内頸静脈、大腿静脈、末梢静脈挿入型（PICC）〕、末梢静脈カテーテル、動脈カテーテル（肺動脈、臍帯動脈、末梢動脈）などが挙げられますが、今回は主に中心静脈カテーテルによる血流感染症に関して説明します。中心静脈カテーテルが入っている患者さんが発熱したからといってCRBSIとは限りません。偽痛風や薬剤熱があるかもしれません。誤嚥性肺炎や尿路感染症かもしれません。きちんと病歴と身体所見をとりましょう。まずは、それが一番重要です。

　ちなみに当院では研修医の先生たちに、入院患者の発熱を診たら以下のものが1つひとつないか必ず考えよう、と教えています。

5大医療関連感染症
❶ CRBSI（カテーテル関連血流感染症）
❷ CAUTI（カテーテル関連尿路感染症）
❸ CDI（クロストリジウム・ディフィシル感染症）
❹ SSI（手術部位感染症）
❺ VAP/HAP（人工呼吸器関連肺炎／医療介護関連肺炎）

---

7 D's
Device（人工物）、Debris（胆嚢炎／胆管炎）、Decubitus（褥瘡）、Drugs（薬剤熱）、DVT（深部静脈血栓症）、Deep abscess（深部膿瘍）、CPPD（痛風／偽痛風）

　CRBSIのゲシュタルト（全体的なイメージ、まとまり）は下記のように表されると思います。

「入院中の患者で，主に中心静脈カテーテルなどの血管内デバイスが留置されている患者に呼吸器症状や尿路症状などの臓器特異的な症状を伴わず，突然の悪寒戦慄，発熱などの敗血症の症状をきたす。刺入部の発赤，腫脹を認めることもあるがないことのほうが多い[1]。」

CRBSI の感染経路

感染経路は4つあります（図1）。それぞれ見ていきましょう。

①刺入部の皮膚汚染

微生物の侵入経路として、内因性と外因性があります。内因性経路としては、ブドウ球菌や連鎖球菌などの皮膚の常在菌が侵入してしまう場合があります。外因性経路としては、医療従事者の手や汚染された消毒剤（不潔な作りおきの消毒剤や、個包装の消毒剤でも期限切れや包装が破れて不潔になっている場合などがある）などから微生物が侵入する場合が挙げられます。

②カテーテル内腔やハブの汚染

これも①と同様に内因性と外因性があり、皮膚の常在菌や医療従事者の手を介して微生物に汚染されます。

③血行性感染

頻度は低いですが、感染性心内膜炎など他に感染巣があり、その微生物がカテーテルに付着してしまう場合です。

④薬液の汚染

これも稀だと思います。点滴する薬剤が汚染されている場合です。

重要なものは①と②です。この2つを減らすことが、CRBSIを減らします。皮膚常在菌か医療従事者の手、が感染経路ですから手洗いなどの標準予防策が大切です。カテーテルの留置期間が長くなってくると、感染経路として②が増加してきます。

また、カテーテルにフィブリンやフィブリノーゲンなどが付着し、そこに菌が付着すると細胞外多糖類を分泌します。すると、粘着性のあるバイオフィルムを形成します。バイオフィルム内で細菌は増殖し、ある程度増殖するとバイオフィルムより離れて血流に乗ってしまいます。バイオフィルム内の細菌には抗菌薬が効きづらく、100

～1,000倍の抗菌薬濃度が必要ともいわれています。これが、人工異物感染症を診た際に原則として抜去したほうがよいといわれる理由です。

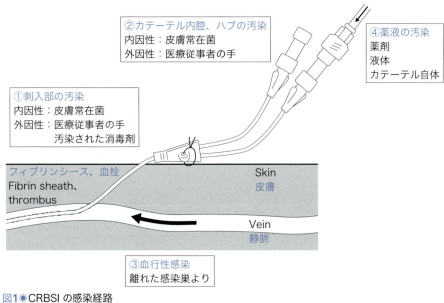

図1● CRBSI の感染経路
（文献2より引用し一部改変）

CRBSI の危険因子

まず、カテーテルの種類別に感染リスクを見てみます。**表1**[3]を見ればわかるように、いわゆる"普通のCVカテーテル"が、血流感染症のリスクが一番高いことがわかります。なので、CVカテーテルを使用している間は、感染を起こしやすいということを頭の隅に置きながら、診療をしましょう。そして、常に抜去できないか、考えましょう。

他には下記のような危険因子が挙げられます[4]。

①不潔な挿入手技
救急外来やERなどで緊急で挿入手技を行った場合や、施行者の挿入手技の経験が少ない場合はリスクが上がります。緊急で行った場合は、やはり清潔操作が普段に比べて雑になってしまうことがあります。手技の経験が少ない人は熟練者より慣れていないため、清潔操作がうまくできない可能性があり、感染のリスクとなります。

表1 ● カテーテル種別の血流感染症リスク[3]

カテーテル種別	1,000 カテーテル挿入日あたりの血流感染症件数 (/1,000 catheter-days)
末梢静脈カテーテル	0.5
非トンネル型中心静脈カテーテル	**2.7**
トンネル型中心静脈カテーテル	1.7
カフ付トンネル型中心静脈カテーテル	1.6
末梢動脈カテーテル	1.7
PICC	1.1

②留置部位（中心静脈カテーテルの場合）：大腿静脈＞内頸静脈＞鎖骨下静脈

　図2は、大腿静脈と鎖骨下静脈に留置した中心静脈カテーテルの合併症を調べた無作為比較試験から引用したものです[5]。イメージしやすいと思いますが、鼠径部は不潔なため、大腿静脈は感染リスクが一番高いです。CDCの予防ガイドラインは、成人ではCVアクセスとして大腿静脈は避ける、と明確に記載してあります。大腿静脈は、DVTのリスクも他部位に比べ高くなっています。3次救急などで緊急処置として大腿静脈に留置してしまった場合は、病棟に上がり次第、可及的速やかに内頸静脈などに入れ替えたほうがよいと思います。鎖骨下静脈は気胸などの手技リスクがありますが、CRBSIのリスクはこの3者では一番低くなります。

③ Barrier precaution：submaximal ＞ maximal

　これは、あとでお話ししますが、中心静脈カテーテルを挿入する際は、maximal barrier precautionで行うことが推奨されます。

④カテーテルのルーメン数：多い＞少ない

　ルーメンの数が多ければ、その分、微生物の侵入門戸が多くなるので、感染のリスクは上がります。

⑤カテーテルケア

　カテーテル挿入時にいくら清潔操作をしても、留置後のカテーテル刺入部やハブのケアが不十分では感染リスクが上がります。特に重要なのは擦式アルコールもしくは石鹸＋流水による手指衛生であり、輸液ラインの接触前には必ず行います。薬液の調剤、交換直前には手指衛生を行い手袋を着用後、薬液ボトルのゴム栓や輸液ラインの

三方活栓をアルコール消毒綿で消毒します。また毎日、留置部の皮膚観察を行い、ドレッシング材のはがれ、ゆるみ、汚染、カテーテル固定部位のゆるみ、引きつれがないか、留置部周囲の発赤、滲出液、圧痛などの感染徴候がないかを確認します。ドレッシング材や輸液ラインは定期的な交換も行いますが、そのような場合も交換・抜去を検討します[6]。

⑥留置日数：長期＞短期

留置されてから日数が長くなればなるほど、感染率は上がります。

⑥留置部位（末梢静脈カテーテルの場合）：下肢＞上肢

これもイメージしやすいと思いますが、末梢静脈カテーテルでは上肢より下肢のほうがリスクは上がります。また、汚染された部位（感染した皮膚や熱傷部位）や汚染される可能性がある部位（鼠径部、気管切開周囲、手術創周囲）は避けましょう。

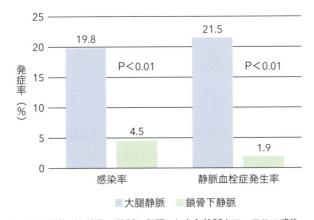

図2 ● 大腿静脈と鎖骨下静脈に留置した中心静脈カテーテルの感染率と静脈血栓症発症率
（文献5より引用し作成）

CRBSIをいつ疑うか？

患者背景としては、上記のような危険因子がないか、一般的な感染症のリスク（糖尿病、免疫抑制薬、悪性腫瘍などの免疫不全者）がないかを考えます。CRBSIの症状は、悪寒、発熱、バイタルサインの乱れ（頻脈、徐脈、血圧低下など）、意識障害などの菌血症の症状であり、臓器特異的な症状はありません。

そこで、CRBSIの診断前確率を上げるもの（疑わせる症状）は、以下のとおりです。

● 刺入部位の炎症所見
　刺入部位の滲出液、腫脹、疼痛、発赤、熱感がないか。これらがないからといって、CRBSIを除外はできませんが、あればCRBSIを疑わせます。

● 輸液が入らない/入りにくい
　カテーテルの詰まりなどを示唆し、あれば事前確率は上がります。

● 静脈炎
　血管に沿って発赤や熱感、圧痛がないか。化学性反応の可能性もあります。

● 薬剤投与後の発熱、悪寒
　たとえば、毎回、抗菌薬などの薬剤を投与した後に発熱を認める場合です。

● 他の感染部位/菌血症のリスクやソースがない
　CRBSIの定義にも入っていますが、他の感染症を示唆する所見がない、ということも事前確率を上げます。たとえば、整形外科に骨折で入院した生来健康な25歳男性が突然、発熱や悪寒を呈したらCRBSIを鑑別に入れます。

● 合併症を先に発見
　稀だとは思いますが、たとえば、入院中に感染性心内膜炎や化膿性骨髄炎、化膿性関節炎、カンジダ眼内炎などを発見し、その疾患の起因菌の供給源にカテーテルがなっている場合です。

● 抗菌薬治療に反応しない
　プチIEともいえるでしょう。カテーテルに菌塊が付着しているため、いくら感受性のある抗菌薬を投与しても陰性化しない場合です。

● 皮膚常在菌が血液培養2セットから陽性
　皮膚の常在菌であるため、通常血液培養から検出されてもコンタミネーションとして考えてしまうような細菌（CNSや*Bacillus*など）でも、血液培養2セットから検出された場合は、CRBSIの可能性を考えます。

● カテーテル抜去後24時間以内に改善
　カテーテルを抜去後、速やかに解熱し改善する場合があります。

これらの合わせ技 1 本で診断したいですが、そうはいかず、診断には培養検査が必要です。

診断

どのような感染症にもあてはまりますが、患者さんから丁寧に病歴と身体所見をとり、細かいところまで臨床状況を把握することが大切です。探偵のように証拠を自ら探しに行くことが重要です。そして、感染症の場合は、微生物学的に証明することが確定診断となります。CRBSI は、カテーテルが感染源となり菌血症を起こしていることを証明します。

> Catheter Related ＝カテーテル先端培養陽性
> Bloodstream Infection ＝末梢血の血液培養陽性（カテーテル逆血血液培養だけではダメ）

の両者が診断には必要になります。カテーテル逆血血液培養とは、カテーテルのハブにシリンジを接続して、そこから血液を採取し培養ボトルに入れることです。

◉ 身体所見

身体所見はとりに行く（探しに行く）ことが重要ですが、CRBSI の場合は、刺入部の確認、IE で認められる所見、化膿性脊椎炎や関節炎の所見、カンジダ陽性の場合は眼底の確認が必要です。

◉ 検査

検査は、カテーテル先端凝血塊のグラム染色、カテーテル先端培養、血液培養 2 セットを提出しましょう。CRBSI を疑っているときだけ提出してください。疑っていないときに、せっかく抜去したからといって培養を提出する"記念培養"はやめましょう。血液培養は、少なくとも 1 セットは末梢血から採取します。もう 1 セットは末梢血か、場合によってはカテーテルの逆血による血液培養を提出します。

◉ 確定診断

CRBSI の確定診断は、どういうときでしょうか？米国感染症学会（IDSA）のガイドラインに、CRBSI の診断定義について記載があります[7]。

> "A definitive diagnosis of CRBSI requires that the same organism grow from at least 1 **percutaneous** blood culture and from a culture of the catheter tip (A-I),"
> 「CRBSIの確定診断は、少なくとも1セットの**末梢血の**血液培養とカテーテル先端培養から同一微生物の検出」

→ カテーテル逆血血液培養1セット、末梢血血液培養1セット、カテーテル先端培養を採取した際、カテーテル逆血血液培養とカテーテル先端培養のみ菌が検出された場合、判断に困ります。

> "(続き) or that 2 blood samples be drawn (one from a catheter hub and the other from a peripheral vein) that, when cultured, meet CRBSI criteria for quantitative blood cultures or differential time to positivity (DTP) (A-II)."
> 「(続き) もしくは、2つの血液培養検体 (カテーテル逆血血液培養1セットと末梢血血液培養1セット) が、定量的血液培養もしくは血液培養陽性までの時間差 (DTP) がCRBSIの基準を満たす場合である」

→ 定量的血液培養とは、血中の細菌濃度を直接測定することで、カテーテル逆血血液培養のコロニー数が末梢血血液培養のコロニー数の3倍を超えるときに、CRBSIの基準を満たした、と判断します。DTPでは、カテーテル逆血血液培養の陽性時間が末梢血血液培養の陽性時間より少なくとも2時間以上早い場合です。ただ、現在日本では定量的血液培養を行っている施設は、おそらくないと思います。この定量的血液培養やDTPは、診断にカテーテル先端培養が不要ですので、カテーテル抜去ができないときに用いられます。

◉カテーテル抜去が難しいとき

　基本的にCRBSIの確定診断には、カテーテル抜去が必要です。どうしてもカテーテル抜去をしたくないときに、DTPを用います。しかし、先ほどもお話ししたように、CRBSIの治療にはカテーテル抜去が必要です。カテーテル抜去をしなくてもよい場合は、基本的には起因菌がCNSの場合のみです。DTPを優先させたいがために、カテーテルの抜去を遅らせてはいけません。どうしてもカテーテルを抜去できないときにのみ、カテーテル逆血血液培養と末梢血血液培養を提出しDTPによる診断を考慮しましょう。確定診断の原則は、カテーテル先端培養＋末梢血血液培養2セッ

ト（もしくは1セット＋カテーテル逆血血液培養1セット）からの同一微生物の検出、です。

再び、IDSAガイドラインを見てみましょう。

> "Quantitative blood cultures and/or DTP should be done（中略）**with the same volume of blood per bottle**（A-II）."
> 「定量的血液培養やDTPを行う際は、（中略）ボトルごとに同一量の血液を入れる。」

→ 果たして、実臨床で血液培養の各ボトルに入れる血液量をすべて同じにできるでしょうか？また、論文によっては血液培養採取後、すぐに検査室に運び血液培養装置に入れるようにしていますが、可能でしょうか？このDTPの引用論文[8]は2004年に出されていますが、血培ボトルは、メーカーによって種類もさまざまであり、年々検出感度が高くなっているでしょうから、2004年当時と同じように考えてよいでしょうか？　というようなことも考えられますので、DTPをあまり過信しないほうがよいかもしれません。

起因菌

中心静脈カテーテル関連血流感染症の場合の起因菌の割合を**表2**に示します[9]。CNSと黄色ブドウ球菌が起因菌の半数以上を占めていることがわかります。皮膚常在菌とSPACE（*Seratia*、*Pseudomonas aeruginosa*、*Acinetobactor*、*Citrobactor*、*Enterobactor*）といわれる医療関連の細菌が大半です。

治療

治療に関して重要な基本原則は、疑った時点でカテーテルを抜去することです。もちろん、重症患者や静脈ラインを確保しにくい場合など、困難な場合もありますが、カテーテル抜去は重要です。

Empiric therapyは、**表2**を念頭に置きながら考えます。CNSとMRSAを想定し、VCMを検討します。SPACEなどグラム陰性桿菌のカバーを考慮する場面は、重症・重症感があるときや、好中球減少症のとき、と考えます。中心静脈栄養、広域抗菌薬

表2 ● 中心静脈カテーテルによる CRBSI の起因菌の割合

起因菌	割合
Coagulase-negative *Staphylococcus*	31.3%
Staphylococcus aureus	20.2%
Enterococcus spp.	9.4%
Candida spp.	9.0%
Escherichia coli	5.6%
Klebsiella spp.	4.8%
Pseudomonas aeruginosa	4.3%
Enterobacter spp.	3.9%
Serratia spp.	1.7%
Acinetobacter baumannii	1.3%

の長期使用、血液悪性腫瘍、骨髄・固形臓器移植、大腿静脈カテーテル、カンジダ属を複数部位で保菌、の際は起因菌としてカンジダを考慮したほうがよいでしょう。カンジダ血症の際は、カンジダ眼内炎を起こしえますので、全例眼科に紹介し評価してもらったほうがいいでしょう。眼は中枢神経系ともいえますから、髄液移行性の悪いミカファンギンではなく、アムホテリシン B やフルコナゾールで治療します。血流感染症ですので、血液培養が陰性化した日を治療開始の第 1 日と考え、そこを起点に治療期間を考えます。

図 3 に、短期留置型 CV カテーテルによる CRBSI の治療期間を示します[7]。化膿性血栓性静脈炎、IE、骨髄炎などがあった場合は、それぞれの疾患の治療期間に合わせて抗菌薬を投与します。それ以外の場合は、起因菌によって治療期間が変わってきます。

予防

CRBSI の予防に関するガイドラインが、米国疾病予防管理センター（CDC）より発行されています。

中心静脈カテーテルの被覆は、滅菌ガーゼもしくは滅菌透明ドレッシングで行います。発汗や出血・滲出液を認めるときには、滅菌ガーゼで覆います。滅菌ガーゼの場合は 2 日ごとに交換、滅菌透明ドレッシングの場合は少なくとも 7 日ごとに交換します。

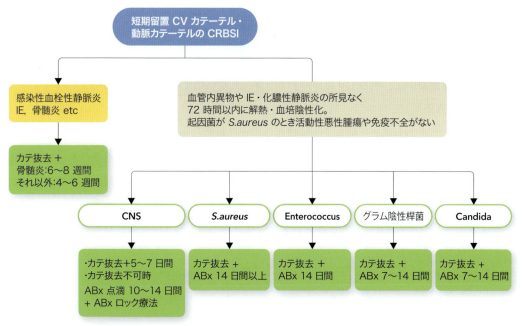

図3 ● 短期留置型中心静脈カテーテル・動脈カテーテル関連血流感染症の治療期間
（文献7を参考に作成）

　また、湿ったりゆるんだりした場合や目に見える汚れがあった場合にも交換します。
　もうご存知でしょうが、CVカテーテルやPICCを挿入する際は、maximal barrier precaution（滅菌ガウン、滅菌手袋、マスク、キャップ、大きな滅菌ドレープ）を行います。CVC挿入時にmaximal barrier precautionと滅菌手袋・小型ドレープのみの使用を比較した無作為化対照試験[10]では、CRBSIの発生率が滅菌手袋・小型ドレープのみのグループでは、maximal barrier precautionのグループの6.3倍でした。イメージとしては、刺入部だけを覆って操作すればよさそうな気がするかもしれませんが、このくらい感染症発生率が変わります。

Take Home Message

☞ 回診時にデバイスを抜去できないか、毎日考える
☞ 回診時にカテーテル刺入部の診察を、毎日行う
☞ カテーテル関連血流感染症の危険因子と疑う状況を知る
☞ 診断はカテーテル先端培養と末梢血血液培養が一致
☞ 診断が困難な場合もある
☞ Empiric therapyは、まずVCMを考慮

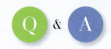

Q CRBSI 治療中に、再び CV カテーテルを挿入したいのですがよいですか？

A CV を再挿入する場合は、菌血症の陰性化を確認してからが望ましいと思います。また、ガイドワイヤーを使って入れ替えることは推奨しません。そして、CRBSI は皮膚の常在菌が侵入して発症しますので、再挿入する際は、もともと留置されていた部位とは異なる部位からアプローチしたほうがよいでしょう。

Q カテーテル先端培養のみからカンジダが分離され他の培養が陰性だったときは治療したほうがよいですか？

A 黄色ブドウ球菌がカテーテル先端培養から分離された場合は、抗菌薬を 5〜7 日間投与し、精査を行いつつ経過をみます。カンジダなど他の微生物が、カテーテル先端のみから分離されても、治療対象にはなりません。

Q 血液培養の陰性化を確認したほうがよい場合は、CRBSI 以外にあるでしょうか？

A 血液培養の陰性化を確認する場面は、感染性心内膜炎と CRBSI、黄色ブドウ球菌菌血症とカンジダ血症です。これらはいずれも、血液培養の陰性化した日を治療開始第 1 日とカウントします。

文献

1. 西垂水和隆, 他：レジデントノート増刊 Vol.16 No.2 疾患の全体像「ゲシュタルト」をとらえる感染症の診断術〜臨床像の核心とその周辺がみえてくる！. p56-65, 医学書院, 2014.
2. Crnich CJ, et al：The Promise of Novel Technology for the Prevention of Intravascular Device—Related Bloodstream Infection. I. Pathogenesis and Short-Term Devices. Clin Infect Dis 34：1232-1242, 2002.
3. Maki DG, et al：The risk of bloodstream infection in adults with different intravascular devices：a systematic review of 200 published prospective studies. Mayo Clin Proc 81：1159-1171, 2006.
4. O'Grady NP, et al：Guidelines for the Prevention of Intravascular Catheter-related Infections. Am J Infect Control 39：S1-34, 2011.
5. Merrer J, et al：Complications of femoral and subclavian venous catheterization in critically ill patients：a randomized controlled trial. JAMA 286：700-707, 2001.
6. 堀 賢, 他：感染対策実践マニュアル第 3 版. p176-187, じほう, 2015.
7. Mermel LA, et al：Clinical Practice Guidelines for the Diagnosis and Management of Intravascular Catheter-Related Infection：2009 Update by the Infectious Diseases Society of America. Clin Infect Dis 49：1-45, 2009.
8. Raad I, et al：Differential time to positivity：a useful method for diagnosing catheter-related bloodstream infections. Ann Intern Med 140：18-25, 2004.
9. Wisplinghoff H, et al：Nosocomial bloodstream infections in US hospitals：analysis of 24,179 cases from a prospective nationwide surveillance study. Clin Infect Dis 39：309-317, 2004.
10. Raad I, et al：Prevention of central venous catheter-related infections by using maximal sterile barrier precautions during insertion. Infect Control Hosp Epidemiol 15：231-238, 1994.

06 入院患者の下痢への アプローチ

CASE 1

20歳男性

現病歴

生来健康で特に基礎疾患のない大学生。4月上旬、桜を観賞できる公園でサークルの新入生歓迎会を開いた。日も暮れた薄暗い中、用意した鶏肉でバーベキューを楽しんだ。2日後に、急な発熱、悪寒戦慄、腹痛、下痢、血便でIDATEN病院感染症科を受診した。

CASE 2

80歳男性

現病歴

肺炎球菌性肺炎・菌血症で入院しペニシリンGによる点滴治療を受けていた。肺炎は順調に軽快したが、入院7日目から腹痛、下痢、発熱が始まり担当ナースから主治医に報告があった。

　このようなケースの場合、皆さんはどのようなアプローチをし、どんな腸炎を鑑別に挙げますか？答えは、CASE 1はキャンピロバクター感染による市中発症の腸炎、CASE 2は抗菌薬使用をトリガーとして発症した入院患者の *Clostridioides difficile* infection（CDI）です。

　世界で10億人を超える人々が年に1回以上さまざまな原因で下痢を発症しています。下痢は市中発症であっても院内発症であってもとても遭遇頻度の高い病態です。また、入院患者では、入院1,000件あたり約50エピソードの下痢が発生しているといわれています[1]ので、下痢対応をマスターすることは入院患者のマネジメントをするうえで欠かせないことなのです。本章では、市中発症と院内発症の下痢の違いを理解しつつ、特に入院患者の下痢へのアプローチについて一緒に学んでいきたいと思い

ます。

下痢の定義

ところで、下痢といっても、その定義は意外と知られていません。下痢とは、『便の量、水分量、排便回数の増加で特徴づけられる腸管運動の変化』で表される病態であり、1日に3回以上の軟～水様の便があるものを指すことを理解しましょう[2]。また、入院患者の下痢とは、『入院後少なくとも72時間以上経過してから新たに出現した下痢で、入院時にはなかったもの』を指します[3]。

Type 1	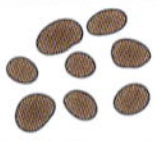 木の実のようなコロコロした便
Type 2	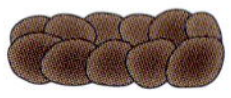 ソーセージ状だが、硬い便
Type 3	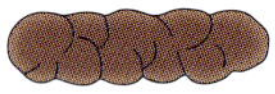 表面にひびがある便
Type 4	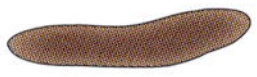 ソーセージまたはヘビのような便
Type 5	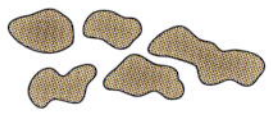 輪郭がはっきりした半固形の便
Type 6	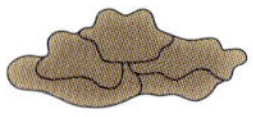 ふにゃふにゃの便
Type 7	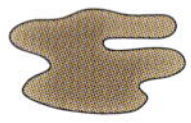 固形物のない水様便

図1●ブリストルスケール
(文献5をもとに作成)

さらに、便の性状も共通のスケールを用いて表現することが必要です。下痢と一言で言っても、泥状なのか、水様なのかさまざまなので、医療従事者の間で共通のスケールを使うことはとても大切です。ここではブリストルスケール(図1)を紹介します[4,5]。Type 5～7 が下痢として扱われます。

原因に基づく分類

下痢を分類していきたいと思いますが、まずは『感染性なのか非感染性なのか』を

きちんと整理することが大切です（表1）[6]。

表1 ● 感染性下痢と非感染性下痢

感染性	非感染性	
細菌	分泌性	腸管運動機能不全
ウイルス	浸透圧性	医原性
真菌	脂肪性	詐病
寄生虫	炎症性	

（文献6より引用）

次に、感染性下痢を『市中発症』と『院内発症』とに分けて理解しましょう。なぜなら、基本的に市中発症と院内発症とでは下痢の原因微生物が大きく異なるからです。

入院患者の下痢の原因・市中発症の下痢との違い

市中発症の下痢は主に食中毒で（表2）、原因微生物は以下の表3のようになります[7,8]。しかし、入院患者の下痢の原因は市中発症の食中毒とは異なりCDIが感染性のなかで最も多く、それ以外では主に医原性です（経管栄養や薬剤による下痢）。入院患者の下痢で最も遭遇頻度が高いのはCDIですのでまずはそこをしっかり押さえましょう。

表2 ● 入院患者の下痢の原因

感染性		その他	
C. difficile	24.6%	薬物乱用・離脱症状	11.9%
その他の微生物	4.8%	吸収不良	5.6%
		炎症性腸疾患	2.4%
医原性			
抗菌薬関連	12.7%	不明	25.3%
その他の薬剤	7.9%		
経管栄養	3.2%		
放射線治療	1.6%		

（文献8より引用）

表3 ● 食中毒の原因

・細菌性 7,483 人（全体の 36.7%）

Campylobacter jejuni/coli	43.7%
Clostridium perfringens（ウェルシュ菌）	18.6%
Salmonella 属	9.4%
Staphylococcus aureus	9.3%
腸管出血性大腸菌（VT 産生）	3.4%
その他の病原性大腸菌	7.6%
腸炎ビブリオ	3.2%
Bacillus cereus	1.7%

・ウイルス性 11,426 人（全体の 56.4%）

ノロウイルス	99.7%

（文献 7 より引用）

　残りは栄養剤と薬剤性による下痢です。経管栄養は、濃度の高い経管栄養が腸管に入り水分を引き込むことで、結腸での再吸収能を上回るために生じる下痢です。単位時間当たりの摂取量に比例する下痢であり、投与速度の調整や投与を中止することで下痢が治ります。薬剤性下痢は、抗菌薬を用いることで腸内細菌叢が乱れて起きる下痢（CDI ではない）や、それぞれの薬理作用機序に基づく下痢を起こします。代表的な薬剤とその頻度は、コルヒチン（80%）、抗がん剤（30〜80%）、免疫抑制薬（30〜60%）、チロシンキナーゼ阻害薬（20〜60%）です[9]。

　前述のように、入院患者の感染性の下痢に関しては、CDI を中心に深く押さえておく必要がありますのでここからゆっくりと解説していきます。

CDI について

◉原因微生物とその生物学的特徴

　Clostridium difficile によって引き起こされる感染性腸炎のことです。長年にわたって *Clostridium difficile* という菌名で知られてきましたが、前述のように 2016 年に菌名が変更になり、*Clostridioides difficile* となりました[10]。しかし、*Clostridioides difficile* が浸透するまではしばらく時間がかかると思われますが一応知っておきましょう。また、略せば *C. difficile*、あるいは CD であり、結局は同じ表記ということなります。

　C. difficile という微生物名は、もともと分離・培養が困難という意味で、英語のdifficult、フランス語の difficile に由来します。グラム染色で陽性に染まるグラム陽性桿菌で偏性嫌気性菌に分類されます。また、芽胞形成する微生物のためアルコール

や熱湯でも自分の身を守ることができます。体内に入るとCDトキシンを産生しそれが炎症の原因となります。トキシンにはA、Bの2つがあり、毒素産生のパターンは表4の組み合わせが知られていますが、特に症状を出さない毒素非産生株もあります。

表4 ● CDトキシンの種類と特徴

- Toxin A
  粘液分泌作用、好中球・単球を誘引、粘膜障害、腸炎を引き起こす

- Toxin B
  細胞毒性は強い（Toxin Aの約1,000倍）

  Toxin A＋、Toxin B＋
  Toxin A－、Toxin B＋   の3パターン
  Toxin A－、Toxin B－

◉CDIの疫学

さて、CDIの疫学情報ですが、米国では年間50万人がCDIに罹患し、5人に1人が再発、年間15,000人が死亡しています[11]。日本の場合、CDIによる死亡率は高くないですが、発症率に関して7.4/10,000患者・日と報告されており、欧州の2.5/10,000患者・日（14カ国、2007年）や米国の7.8/10,000患者・日（2011年）と比較しても決して低くはないことが明らかになっています[12]。

日本と海外では流行している株の毒性が異なります。したがって、重症度や死亡率に差があり、海外の報告やガイドラインをそのまま日本の臨床に当てはめにくい部分があります。強毒性株の *C. difficile* はカナダのケベック州で2003年にアウトブレイクしたBI/NAP1/027※（以下027株と略します）株が有名です（表5）。この年のアウトブレイクによりCDI感染患者の合併症や死亡率などが大きく変化しました[13]。

※それぞれ分析法によって呼び名が異なるが同じ菌株を扱っている：BI（REA型別による）/NAP1（PFGE型別による）/027（PCR ribotyping型別による）。

表5 ● カナダ、ケベックにおける *C. difficile* 感染症例数の増加

	1991年	2003年
症例数/10万人	35.6人	56.3人
高齢者のCDI件数/10万人	102人	866.5人
合併症症例（巨大結腸、消化管破裂、緊急腸切除が必要、ショック）	7.1%	18.2%
30日死亡率	4.7%	13.8%

日本ではまだこの強毒性株のアウトブレイクはありませんが、いつ日本に入ってきても不思議ではないので注意が必要です。この027株は、CDトキシンA、Bの産生量も多く（トキシンAを16倍、トキシンBを23倍）、さらに第三のトキシンであるbinaryトキシンも産生します[14]。また、この株によるCDIは、治癒率は低く、再発率が高く、重症例や合併症の割合が高く、死亡率も高いことが知られています[15, 16]。近年はこの他にも強毒性株が発見されていますが、詳細はここでは割愛します。

CDの保菌・感染について

　*C. difficile*が経口的に腸管内に侵入することからすべてが始まります。症状がなければ保菌状態ということになりますが、抗菌薬曝露やその他のリスク因子が作用しCDIが発症します。保菌率は医療曝露歴に応じて高くなるといわれており、特に医療曝露歴の多い高齢者では保菌率が高くなります（表6）[17〜19]。

表6 ● CD保菌率

成人
　0〜15%（健康な成人）
　7〜26%（急性期病院で）
　0〜51%（高齢者の長期療養施設で）

（文献17〜19より）

　子どもの場合、1〜3歳で約0〜3%の保菌があるとされており、非入院患者の成人と同等になりますが[20]、1歳以下の患児は基本的にはToxinと腸管粘膜の細胞の親和性がないためCDIが成立しません。したがって、1歳以下の患児に対してCDIの検査をする意義は乏しいとされています[21]。

CDIのリスク因子

　抗菌薬使用がCDIのリスクになることは有名ですが、他にもたくさんリスク因子があります（表7）[19]。

表7 ● CDIのリスクファクター

・*C. difficile*の保菌	・好中球減少症
・抗菌薬曝露	・HIV
・高齢者（65歳以上）	・消化管手術
・長期入院	・経管栄養
・抗がん剤	・制酸薬（PPIやH$_2$ブロッカー）

（文献19より引用）

また抗菌薬は、表8の薬剤が特にリスクが高いとされますが[22]、事実上すべての抗菌薬がCDIのリスク因子であると認識しておく必要があります。

表8● CDIのリスクが高い代表的な抗菌薬

クリンダマイシン アンピシリン アモキシシリン セファロスポリン系 フルオロキノロン系	very common

◉ 症状・所見

症状・所見は①ブリストルスケール5以上の便：軟便〜下痢（24時間以内に3回以上の排便）（血便は少ない、排便回数が少ない場合もある）、②発熱（CDIは院内の発熱原因のTop 5に入る）、③腹痛、④白血球数増加（特に好中球）の4つをまず押さえましょう。

強い腹痛や下痢がはっきりせず、軽度の腹部違和感を呈しながら、採血では白血球数が急に上昇するケースが時にあり、この白血球数上昇がCDI発見の手がかりになることがあります。また、白血球数上昇（15,000〜20,000/μL以上）はCDIの重症度（後述）や死亡率にも関係します[23]。

◉ 診断・検査

主な診断ツールとしては、①迅速キット（2 step法）：CD toxin検査/GDH抗原検出法、②便培養検査、③PCR法、④内視鏡検査があります。各検査の感度、特異度は文献ごとでばらつきがありますので覚える必要はありません。ざっくりと感度が高いか低いかだけで十分です。

検査を行うときの注意ですが、必ずCDIを疑う所見・症状がある場合に行ってください。また、治療効果判定として検査で陰性確認を行うことも無意味です。治療効果判定はあくまでも臨床症状で判断します。

● ①迅速キット（2 Step法）について

原理を理解したうえで使いこなすことが必要です。まず、すべての*C. difficile*に共通のGDH（glutamate dehydrogenase）抗原を検出する検査を行い、*C. difficile*が便中に存在するのかどうかを把握します（感度が高い検査です）。*C. difficile*はトキシン産生株だけが病原性を示しますので、GDH抗原検査で*C. difficile*の存在を把握したうえで、その株が実際にトキシンを産生しているのかどうかを判定するわけです。しかし、CDのトキシン検査は感度が低いので見逃すことがあります（偽陰性）。この2

つの検査が1つの検査キットになっていて実際には同時にこれらの検査が行われますが、噛み砕いて説明すると図2のような理屈になります。臨床的にはCDIでも検査が偽陰性と考える場合には、臨床判断になりますので治療をエンピリックに行うこともありますし、その他の検査を追加することもあります。

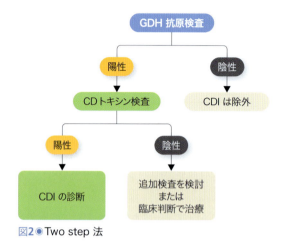

図2●Two step法

● ②便培養検査について

C. difficileの検出目的に便培養検査をルーチンに行うことはありません。検査のコストや手間を考えると前述の2 Step法の迅速検査キットが優先的に行われます。2 Step法の検査で偽陰性が疑われる場合で、きちんとCDトキシン陽性を証明したい場合は、便培養でC. difficileを発育させ、でき上がったコロニーで直接トキシン検査を行うことがあります。これは感度の高い検査です。

● ③PCR法について

トキシン産生C. difficileの遺伝子を検出する方法で、これは感度も特異度も高い検査です。これまで日本では保険適用となっていませんでしたので馴染みのない検査かもしれませんが、やっと日本でも2017年5月にXpert C. difficile（セフィエド社）が承認を得ています（2019年4月保険適用）ので、今後遺伝子検査が普及していくものと思われます[24]。

● ④内視鏡検査について

大腸内の偽膜を直接観察できるというメリットがあります。また、偽膜があればS状結腸までの観察で9割診断可能ともいわれています。しかし、大腸内視鏡検査は侵襲的で処置にも時間がかかります。また、すべてのCDI患者が偽膜を伴う訳ではない（偽膜形成は51%）ので、偽膜がないからといってCDIが否定されるわけではあ

りません[25]。

⊙ CDI の重症度

まずは重症度を把握しましょう。これまで、重症度はいろいろと提案されてきました（下表参照）。前述のとおり、欧米諸国では 027 株を含めた強毒性株の *C. difficile* が流行しているため、重症度や死亡率は日本とは異なります。したがって、重症度分類や治療薬選択に関しても、海外の基準をそのまま日本の現状に当てはめられる場合とそうではない場合が混在します。

・これまで提案されてきた CDI の重症度分類（表9〜13）[19, 26〜29]

表9 ◉ イリノイ大学から提案された基準 2007

項目	基準	点数
年齢	> 60 歳	1
体温	> 38.3℃	1
Alb	< 2.5mg/dL	1
白血球数	> 15,000/μL	1
偽膜性腸炎	あり	2
ICU 管理	あり	2

上記項目の合計点 2 点未満は軽症、2 点以上は重症
（文献 26 より引用）

表10 ◉ 米国医療疫学学会/米国感染症学会から提案された基準 2010

	臨床所見/検査所見
軽症 中等症	白血球数 15,000/μL 以下 血清 Cr 上昇（ベースの 1.5 倍以下）
重症	白血球数 15,000/μL 以上 血清 Cr 上昇（ベースの 1.5 倍以上）
重症 合併症あり	低血圧、ショック状態、イレウス Toxic megacolon など

（文献 19 より引用）

表11 ◉ 米国消化器病学会から提案された基準 2013

	臨床所見/検査所見
軽症−中等症	下痢＋重症・複雑性 基準に当てはまらない症候
重症	血清 Alb < 3 g/dL ＋以下いずれか： ・WBC ≥ 15,000/μL　・腹部圧痛
重症 かつ 複雑性	以下いずれか： ・CDI のために ICU に入室した ・昇圧薬の有無にかかわらず、血圧低下があった ・発熱≥ 38.5℃ ・(麻痺性)イレウス、また著明な腹部膨満 ・意識変容 ・WBC ≥ 35,000/μL、また< 2,000/μL 未満 ・血清 Lac > 2.2 mmol/L ・臓器不全（人工呼吸、腎不全…）
再発性 CDI	治療完了後 8 週間以内に再発した CDI

（文献 27 より引用）

表12 ● 欧州臨床微生物感染症学会から提案された基準 2014

	臨床所見/検査所見
身体所見	発熱（38.5℃ 以上）、悪寒戦慄、Distributive shock を含む血行動態の不安定、人工呼吸器管理が必要な呼吸不全、腹膜炎徴候、イレウス徴候
採血検査所見	白血球数上昇（WBC ≧ 15,000/μL）、白血球分画の左方移動（＞ 20%）、Cr 上昇（ベースラインの 50% 以上）、乳酸値上昇（5 mmol/L 以上）、アルブミン低下（Alb ＜ 3 g/dL）
内視鏡検査所見	偽膜形成
画像検査所見	腸管拡張、腸管壁肥厚、腸管周囲脂肪織濃度上昇、他の原因で説明のつかない腹水

上記項目のどれか 1 つでもあれば重症
（文献 28 より引用）

表13 ● 日本嫌気性菌感染症学会で提案された MN 基準 2017

項目/点数	0	1	2	3
年齢	65 歳未満	65 歳以上	−	−
腹部膨満感もしくは下腹部痛	なし	あり	−	−
体温（℃）	37.0 未満	37.0 以上 37.5 未満	37.5 以上 38.5 未満	38.5 以上
ブリストルスケール 5 以上下痢回数（回/日）、血便があれば 1 点加算	0〜2	3〜9	10 以上	
白血球数（/μL）	12,000 未満	12,000 以上 15,000 未満	15,000 以上 20,000 未満	20,000 以上
eGFR（mL/分/1.73 m^3）	80 以上	50 以上 80 未満	30 以上 50 未満	30 未満もしくは透析患者
血清アルブミン値（g/dL）	3.0 以上	2.5 以上 3.0 未満	2.0 以上 2.5 未満	2.0 未満
画像所見（腸管拡張、腸管壁肥厚、腸管周囲の脂肪織濃度、浸潤像、他の原因で説明できない腹水、偽膜形成）	なし	−	あり	−

4 点以下：軽症、5〜9 点：中等症、10〜13 点：重症、14 点以上：超重症
（文献 29 より引用）

　現在日本での CDI に関する疫学調査が進められていますが、そのなかで 2017 年に日本嫌気性菌感染症学会総会で提案された MN 基準があります。ただ、これまで日本で多く用いられてきたのは、2010 年に米国医療疫学会・米国感染症学会から提案された重症度分類（表 14）と治療薬でありますので、ここではそれを中心に紹介

します。

　この重症度分類は、白血球とクレアチニン値の上昇を主な判断基準に用いており簡便でわかりやすいというメリットがあります。危険な合併症としては、**イレウス**（下痢なし）、**中毒性巨大結腸症、腸管穿孔、腹膜炎、ARDS、不安定な循環動態など**が含まれます。また、治療薬もこの分類ごとに分けているので後述する治療薬選択も理解しやすいと思います。

・米国医療疫学学会・米国感染症学会から 2010 年に提案された重症度分類[19]

表14 ● 米国医療疫学学会/米国感染症学会から提案された基準 2010

	臨床所見/検査所見
軽症	白血球数 15,000/μL 以下
中等症	血清 Cr 上昇（ベースの 1.5 倍以下）
重症	白血球数 15,000/μL 以上 血清 Cr 上昇（ベースの 1.5 倍以上）
重症	低血圧、ショック状態、イレウス
合併症あり	Toxic megacolon など

（文献 19 より）

CDI の治療

　治療薬に関しては、2017 年に米国感染症学会から新しい提案がされていますが、それは日本の疫学情報に合わないこと、また提案されている薬剤が本項執筆時には日本では使用できないことを踏まえて、現時点では重症度分類と同様に 2010 年に米国医療疫学学会・米国感染症学会から提案されているものをここでは紹介します。実際の治療薬選択の概略は以下の**表 15** のとおりです。

表15 ● CDI 治療の概略

・軽症・中等症
　メトロニダゾール内服

・重症
　バンコマイシン内服

・重症・合併症あり
　バンコマイシン内服 + メトロニダゾール点滴静注
　（手術適応に関して外科にも相談を）

（文献 19 より引用）

ただし、治療に入る前に、まずリスク因子の1つでもある抗菌薬を止めることができるかどうか必ず検討しましょう。

● メトロニダゾール内服

　1回500 mg、1日3回、10〜14日間です。利点は値段がとても安いこと（120〜220円/日）で、副作用としては食欲低下や味覚障害があり、末梢神経障害・脳症などの神経所見の発現に注意が必要です。

● バンコマイシン（VCM）内服

　1回125 mg、1日4回、10〜14日間内服です。メトロニダゾールと違って値段が高価（1,500〜3,000円/日）です。薬理学的特徴としては、腸管から吸収されないため腸管内に薬剤がとどまることで *C. difficile* を殺菌しますので、血中濃度を測定する必要はありません。点滴でバンコマイシンを投与しても腸管には分泌されません。

● 合併症を伴う場合の重症 CDI の治療

　バンコマイシン内服（内服困難時は注腸）1回500 mg、1日4回に加えて、メトロニダゾール点滴　1回500 mg　8時間ごとの治療を行い、必要に応じて手術（大腸切除）も外科に検討してもらうことがあります。

CDI 再発の場合

基本的には、1回目の再発時の治療薬選択は初回と同じです。2回目の再発の場合には、メトロニダゾールは避けてバンコマイシンを用います。また、その際に Vancomycin tapered and pulsed regimen（漸減療法）を用いることが好ましいです。レジメンとしては、1回125 mgのバンコマイシン内服を1日4回10〜14日間内服、次に1日2回7日間内服、その次に2日に1回7日間内服、最後に3日に1回14日間内服して飲みきり終了というレジメンです。

◉ その他の CDI 治療法について

● フィダキソマイシン

　非強毒性株でのCDIに対して、バンコマイシン治療と比較して非劣性であることより治療薬の1つに挙がっています。2017年の米国感染症学会の感染性腸炎のガイドラインにも紹介されているますが、日本では使用できません（本項執筆時。その後

承認済）。また、10日間治療レジメンで 2,800 ドルのコストがかかるという問題点があります。

● ワクチン

トキシン A、B を処理した不活化ワクチンが現在開発中です。臨床現場での導入が待たれます。

● モノクローナル抗体 Bezlotoxumab（ベズロトクスマブ）

2016 年に FDA に認可された toxin B に対するモノクローナル抗体です。日本では 2017 年に発売となりました。通常の抗菌薬治療に加え、Bezlotoxumab（ベズロトクスマブ）を用いると再発を有意に抑えることができます[30]。しかし、値段が非常に高価（30 万円強）です。また、治験の段階で、『65 歳以上、過去 6 か月以内に 1 回以上の CDI 既往歴あり、免疫不全状態、重症 CDI、強毒株（リボタイプ 027、078 または 244）への感染』をリスク因子と想定した治験が組まれているので、適応症例も慎重に選ぶ必要があります。

● プロバイオティクス

プロバイオティクスの治療概念としては、有益な微生物を投与することにより腸内細菌叢の回復を図ろうとすることですが、長年にわたってその効果に関しては、議論が分かれてきました。2017 年に報告された、31 のランダム化比較試験のメタ解析とシステマティックレビューによると、CD 関連腸炎の予防に有効という結果が得られています。しかし、どの微生物が最も有用なのか結論は出ていません。また、プロバイオティクスも全く副作用がないわけではなく、腹痛、吐き気、発熱、軟便、鼓腸（お腹にガスがたまること）、味覚障害も報告されていますので注意が必要です[31]。

また、ICU で中心静脈カテーテル使用中の患者に *Saccharomyces boulardii* 真菌血症の起きた報告があるため、ICU 管理中の患者や免疫抑制患者への投与は推奨されません[32,33]。

● 糞便移植（fecal microbiota transplantation：FMT）

抗菌薬使用により崩れた腸内細菌叢のバランスが回復するまで数か月以上かかるともいわれています。これを踏まえて、難渋する CDI 治療に対して健常者の正常腸内細菌叢を移植する CDI 治療として FMT が 1958 年に初めて報告されました[34]。2013 年には、NEJM に RCT が掲載され、VCM 投与と比較して明らかに優位な治癒率が報告され（治癒率：FMT 群 93.8%、VCM 投与群 30.8%　$p<0.001$）、衝撃が走りました[35]。

そして、米国消化器病学会のガイドラインには、3 回目の再発時に FMT を考慮すると記載されるまでの状況となりました[27]。日本ではまだ標準治療としての位置づけにはなっていませんが、今後導入される可能性が高いと思われますが、事実上最強の

治療です。

◉感染管理について

　CDI の管理には接触感染予防策が必要です。C. difficile は芽胞を形成した状態で環境に5か月間生き延びるという報告もありますので[36]、環境消毒を大切にすることはもちろんですが、患者に触れるときだけでなく、部屋に入るときには手袋、ガウンをきちんと着用しましょう。また、芽胞を有する細菌なので手指衛生にアルコールは無効であり、石鹸と流水でしっかり手洗いすることが大切になります。

　C. difficile の院内伝播の背景には、①在院日数、② CDI 発症者との同室日数、③同室者から曝露までの日数が関係します[37]ので、感染管理上これらのリスクを意識しておくことが大切です。また、医療スタッフへの手洗いだけでなく、患者への手洗い教育の徹底で、CDI 発症率が有意に下がるといわれていますので[38]、医療従事者、患者全員で接触感染予防策と手洗いの徹底をしていくことが重要です。

　接触感染予防策の解除のタイミングは、治療開始後に症状が改善して少なくとも48時間経過した時点になります。ただし、院内でCDIのアウトブレイクが起きている状況では、入院期間中の接触感染予防策の継続は適宜検討されます[39]。

◉外来患者の CDI について

　入院患者の下痢では、まずCDIを考えるべきだと述べてきましたが、近年は外来患者においてもCDIが問題となり始めています。米国では、44歳以下の年齢層では入院より外来でのCDI患者が多くなってきているとの報告があります[40]。日本でも同じというわけではありませんが、筆者もしばしば外来患者のCDIを経験します。外来患者の下痢に対応する場合、直近の入院歴や抗菌薬曝露歴などを参考に、必要なときにはCDIのスクリーニングを行うということを覚えておくとよいと思います。

その他の重要な入院患者の下痢

◉Typhlitis（好中球減少性腸炎）

　ギリシャ語の盲腸 "Typhlon" や "Cecum" に由来します。好中球減少患者の、回盲部周囲に出やすい腸炎で Neutropenic enterocolitis（NEC）ともいわれます。**細胞毒性の強い薬剤**、**好中球減少**、**宿主の防御力低下**による**微生物の腸管粘膜侵襲**などの各種リスク因子の組み合わせの結果生じる病態です。CDIが否定的で、好中球減少患者が起こす腸炎症状に対して必ず鑑別に挙げましょう。

症状は、①発熱、②腹痛、③下痢（下部消化管出血も伴うこともある）で一見普通の腸炎のようにも感じますが、非常に危険な腸炎です。血液培養検査 18〜44％ で菌血症を認め[41]、見逃すと致死的です。画像所見では、①腸管壁肥厚、②腸管周囲の炎症所見、③腸管気腫を認めます。

治療薬選択としては、緑膿菌、腸内細菌、嫌気性菌と腸球菌などを対象にします。ピペラシリン/タゾバクタムやカルバペネム系抗菌薬が選択されるケースが多いですが、過去の培養歴を参考に適宜調整が必要になるでしょう。抗真菌薬は最初から併用しなくてもよいとされています[42]。

まとめ

- 入院患者の感染性下痢はまず CDI を考え、非感染性下痢の原因は経管栄養と薬剤と考える
- CDI 以外に入院患者の危険な下痢は、好中球減少時 Typhlitis である
- CDI の検査と治療は症状・所見がある場合だけ、また治療後症状改善しているならば C. difficile の陰性確認検査は不要
- 強毒性株の出現や新薬の登場が登場している時代背景があるが、現時点での日本での CDI 治療の基本はメトロニダゾール内服やバンコマイシン内服
- C. difficile は芽胞を作って環境中に存在し、人の手を介して伝播する（糞口感染）
- 患者も医療従事者も皆で石鹸・流水で手洗い＆接触感染予防策！
- 外来患者であっても抗菌薬曝露歴や入院歴から必要に応じて CDI を疑おう

Take Home Message

☞ 入院患者の下痢は、まず① CDI、それ以外に②薬剤性、③栄養剤の３つを考えましょう。

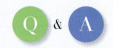

Q MRSA腸炎という病態は存在しますか？

A MRSA腸炎という病名をよく目にしていた時期があります（最近は減ったと思いますが…）。そういう病態が存在しないとは言いきれませんが、その病名のもとに治療が進められている症例の多くはCDI未評価症例です。バンコマイシン内服が効いたといってもそれは未評価のCDI治療を知らないうちに行っていた可能性がかなり高いことになります。入院患者の下痢は、"型どおりに"まずはCDIから評価を行いましょう。

Q 入院患者の下痢に便培養は必要ですか？

A 入院後72時間以内の発症の下痢は、市中から持ち込まれた感染性腸炎（食中毒）を想定し便培養を行います（3 days rule）。入院患者のなかで食中毒が発生することは基本的には日常的ではありませんので、入院患者の下痢に対して便培養は原則として行いません。もし、便培養を考慮することがあるとすれば、①市中から何らかの形で院内に食中毒をもち込まれたことを疑う場合（差し入れ、家族などから）、②基礎疾患のある高齢者で市中由来の感染性腸炎を疑う症状・病歴などがある場合、③HIV患者などの免疫不全患者、④下痢症状の乏しい腸管感染症を疑う患者、⑤ *C. difficile* を証明したい場合などです。

Q CDトキシン検査を繰り返す意味はあるか？

A 9割以上は1回目の検査でCDIを確定でき、検査を繰り返しても、2回目、3回目の検査でCDIが確定できる可能性は数％程度以下といわれています。米国消化器病学会のガイドラインなどではCDトキシン検査を繰り返し行うことは推奨されないのですが、これまでの臨床背景は日本ではPCRなどの他の検査が利用できない状況下にあり米国の検査方針と一概に一緒にはできなかったと思います。他に行える検査がない状況では、臨床診断で治療を開始するか、やむなくCDトキシン検査を再度行うことになると思います。再検査が臨床的に妥当であるケースも一部存在するのではないかと筆者は推測します。

Q CDI患者の接触感染予防策はいつ解除すればよいですか？

A 前述したとおり、接触感染予防策の解除のタイミングは、治療開始後に症状が改善して少なくとも48時間経過した時点になります。ただし、院内でCDIのアウトブレ

イクが起きている状況では、入院期間中の接触感染予防策の継続は適宜検討されます。

Q CDI治療を終える際に治療効果判定でCDトキシンチェックをしたほうがよいですか？

A 不要です。治療の効果判定はあくまでも臨床所見で判断します。治療がうまく完了したとしても無症状の状態でCDトキシンはしばらく陽性になることがありますので、治療終了後にCDトキシンの再検査は無意味です。もちろん、治療後に間違ってCDトキシンをチェックしそれが陽性であっても、無症候性の状態に対して治療の追加も不要です。

Q CDI患者の診察時、聴診器の取り扱いはどのようにしたらよいですか？

A 接触感染予防策を行いながらの診察になります。聴診器もその患者さん用に1つ備え付けを用意するのが理想的です。どうしても用意できない場合、あるいは、後からCDIが確定したことに気づいた場合には聴診器の表面を0.1%次亜塩素酸ナトリウム液などの中水準消毒薬を用いて清拭消毒することが理想的です。消毒による金属腐食など器具の劣化が問題となる場合には、アルコール綿などで物理的に拭き取るだけにならざるを得ないと思います。

Q 抗菌薬を使用していない入院患者でもCDIは起きますか？

A 起きます。前述のCDIリスクファクターを参考にしてみてください。抗菌薬使用だけがCDIを発症させるとは限りませんので、入院患者の下痢をみたら抗菌薬を使っていなくてもCDIを必ず想起するようにしましょう。

Q 海外のガイドラインや資料を読むとCDIの死亡率が高いように思うのですが日本でも同じような死亡率なのでしょうか？

A 異なります。
前述のように、海外で流行している*C. difficile*は強毒性株であり日本のものと現時点では異なります。CDI発症率は欧米と日本では差はないとされていますが、死亡率や重症度は日本のほうが低い状況です。ただし、国際交流が盛んな時代ですから、いつ日本に強毒性株の*C. difficile*が流行しても不思議ではありません。

Q 外来患者ではCDIは意識しなくてもよいですか？

A 意識してください。

CDIに対する一般的なイメージは入院患者の下痢の原因、あるいは、発熱の原因といったイメージが非常に強いと思います。しかし、米国からの報告では高齢者と異なり比較的若い世代では外来でのCDIのほうが多いという調査結果も出ていますし、著者もときどき外来発症のCDIに出くわします。日本が必ずしも米国と同じ状況とはいえませんが、一般的に抗菌薬曝露歴のある患者の下痢であれば外来患者であってもCDIは鑑別に挙げる必要があると思います。

Q 好中球減少患者の下痢・発熱はTyphlitis（好中球減少性腸炎）だけを考えればよいですか？

A いいえ。

入院患者に起きる下痢でコモンな疾患はCDIですので、CDIも必ず評価してください。しかし、好中球が少ないということは非常事態ですので、血液培養検査を行いTyphlitisを念頭においた対応も必要です。病変部位の違いとしては、CDIはS状結腸、下行結腸側に多く、Typhlitisは回盲部から上行結腸に多いことが特徴ですが、これだけで完全な除外や確定診断はできませんので必要な検査は行いましょう。

文献

1. Mylotte JM：Laboratory surveillance method for nosocomial *Clostridium difficile* diarrhea. Am J Infect Control 26：26-23, 1998.
2. Guerrant RL, et al：Practice guidelines for the management of infectious diarrhea.Clin Infect Dis 32：331-351, 2001.
3. Polage CR, et al：Nosocomial diarrhea：evaluation and treatment of causes other than Clostridium difficile. Clin Infect Dis 55：982-989, 2012.
4. Longstreth GF：Functional bowel disorders. Gastroenterology 130：1480-1491, 2006.
5. Lewis SJ, et al：Stool form scale as a useful guide to intestinal transit time. Scand J Gastroenterol 32：920-924, 1997.
6. 福井次矢，他（監）：ハリソン内科学．第4版，p264, メディカル・サイエンス・インターナショナル, 2013.
7. 厚生労働省：食中毒統計資料 2016.
（http://www.mhlw.go.jp/stf/seisakunitsuite/bunya/kenkou_iryou/shokuhin/syokuchu/04.html）
8. McFarland LV：Epidemiology of infectious and iatrogenic nosocomial diarrhea in a cohort of general medicine patients.Am J Infect Control 23：295-305, 1995.
9. Polage CR, et al：Nosocomial diarrhea：evaluation and treatment of causes other than Clostridium difficile.Clin Infect Dis 55：982-929, 2012.
10. Lawson PA, et al：Reclassification of Clostridium difficile as Clostridioides difficile（Hall and O'Toole 1935）Prévot 1938. Anaerobe 40：95-99, 2016.
11. Lessa FC, et al：Burden of Clostridium difficile infection in the United States. N Engl J Med 372：825-834, 2015.
12. 加藤はる：日本の医療施設における *Clostridium difficile* 感染症：多施設前方視研究から．第33回日本環境感染症学会・学術集会，シンポジウム12：日本における *Clostridioides*（*Clostridium*）*difficile* の流行状況と感染対策

13 Pépin J, et al：Clostridium difficile-associated diarrhea in a region of Quebec from 1991 to 2003：a changing pattern of disease severity. CMAJ 171：466-472, 2004.
14 Warny M, et al：Toxin production by an emerging strain of Clostridium difficile associated with outbreaks of severe disease in North America and Europe. Lancet 366：1079-1084, 2005.
15 Petrella LA, et al：Decreased cure and increased recurrence rates for Clostridium difficile infection caused by the epidemic C. difficile BI strain. Clin Infect Dis 55：351-357, 2012.
16 See I, et al：NAP1 strain type predicts outcomes from Clostridium difficile infection. Clin Infect Dis 58：1394-1400, 2014.
17 岡田 淳, 他：微生物学/臨床微生物学. 第3版, p251, 医歯薬出版, 2010.
18 Furuya-Kanamori L, et al：Asymptomatic Clostridium difficile colonization：epidemiology and clinical implications. BMC Infect Dis 15：516, 2015.
19 Cohen SH, et al：Clinical practice guidelines for Clostridium difficile infection in adults：2010 update by the society for healthcare epidemiology of America (SHEA) and the infectious diseases society of America (IDSA). Infect Control Hosp Epidemiol 31：431-455, 2010.
20 Jangi S, et al：Asymptomatic colonization by Clostridium difficile in infants：implications for disease in later life. J Pediatr Gastroenterol Nutr 51：2-7, 2010.
21 Shane AL, et al：017 Infectious Diseases Society of America Clinical Practice Guidelines for the Diagnosis and Management of Infectious Diarrhea. Clin Infect Dis 65：e45-e80, 2017.
22 Leffler DA, et al：Clostridium difficile infection. N Engl J Med 372：1539-1548, 2015.
23 Abou Chakra CN, et al：Factors Associated With Complications of Clostridium difficile Infection in a Multicenter Prospective Cohort. Clin Infect Dis 61：1781-1788, 2015.
24 一般社団法人日本臨床微生物学会：クロストリジウム・ディフィシル遺伝子検査の運用フローチャート発表にあたって．http://www.jscm.org/m-info/182.html
25 Gerding DN, et al：Clostridium difficile-associated diarrhea and colitis in adults. A prospective case-controlled epidemiologic study. Arch Intern Med 146：95-100, 1986.
26 Zar FA, et al：A comparison of vancomycin and metronidazole for the treatment of Clostridium difficile-associated diarrhea, stratified by disease severity. Clin Infect Dis 45：302-307, 2007.
27 Surawicz CM, et al：Guidelines for diagnosis, treatment, and prevention of Clostridium difficile infections. Am J Gastroenterol 108：478-498；quiz 499, 2013.
28 Debast SB, et al：European Society of Clinical Microbiology and Infectious Diseases：update of the treatment guidance document for Clostridium difficile infection. Clin Microbiol Infect 20 (Suppl 2)：1-26, 2014.
29 三鴨廣繁, 他：*Clostridium difficile* 感染症 (CDI) に関する重症度判定基準作成の試み．日本嫌気性菌感染症会誌 47：41-42, 2017.
30 Wilcox MH, et al：Bezlotoxumab for Prevention of Recurrent Clostridium difficile Infection. N Engl J Med 376：305-317, 2017.
31 Goldenberg JZ, et al：Probiotics for the prevention of Clostridium difficile-associated diarrhea in adults and children. Cochrane Database Syst Rev 12：CD006095, 2017.
32 Muñoz P, et al：Saccharomyces cerevisiae fungemia：an emerging infectious disease. Clin Infect Dis 40：1625-1634, 2005.
33 Niault M, et al：Fungemia due to Saccharomyces species in a patient treated with enteral Saccharomyces boulardii. Clin Infect Dis 28：930, 1999.
34 Eiseman B, et al：Fecal enema as an adjunct in the treatment of pseudomembranous enterocolitis. Surgery 44：854-859, 1958.
35 van Nood E, et al：Duodenal infusion of donor feces for recurrent Clostridium difficile. N Engl J Med 368：407-415, 2013.
36 Kramer A, et al：How long do nosocomial pathogens persist on inanimate surfaces? A systematic review. BMC Infect Dis 6：130, 2006.
37 Echaiz JF, et al：Hospital roommates and development of health care-onset Clostridium difficile infection. Am J Infect Control 42：1109-1111, 2014.

38) Pokrywka M, et al：Can improving patient hand hygiene impact Clostridium difficile infection events at an academic medical center? Am J Infect Control 45：959-963, 2017.
39) Banach DB, et al：Duration of Contact Precautions for Acute-Care Settings. Infect Control Hosp Epidemiol 39：127-144, 2018.
40) Lessa FC, et al：Burden of Clostridium difficile infection in the United States. N Engl J Med 372：825-834, 2015.
41) Gomez L, et al：Neutropenic enterocolitis：spectrum of the disease and comparison of definite and possible cases. Clin Infect Dis 27：695-699, 1998.
42) Nesher L, et al：Neutropenic enterocolitis, a growing concern in the era of widespread use of aggressive chemotherapy. Clin Infect Dis 56：711-717, 2013.

07 人工呼吸器管理患者の発熱へのアプローチ

> **CASE**
>
> 80歳男性。慢性心不全（CHF）、慢性腎臓病（CKD）、心房細動（AF）の既往。転倒による頭部外傷でER救急搬送。急性硬膜下血腫で緊急開頭血腫除去術後に挿管・人工呼吸器管理を含めた集学的治療目的でICU入院。
> 人工呼吸器 AC VC ⇒ CPAP + PS、F_IO_2 0.25、PEEP 5 と2病日まで順調に経過。3病日に鎮静offしたところ痙攣発作を認め、再度鎮痛・鎮静しAC VCに戻し人工呼吸器管理継続。
> 5病日に発熱39℃台とともに膿性痰、胸部X線で両肺野浸潤影あり。人工呼吸器設定を F_IO_2 0.5、PEEP 5 と上げた。
> 人工呼吸器肺炎VAPとして抗菌薬を開始するとともに、手指衛生を再度徹底し飛沫感染予防策を追加した。

一般的な人工呼吸器回路について

　人工呼吸器関連肺炎（VAP）を考えるうえで、人工呼吸器の仕組みを理解することが大切です。そのため、人工呼吸器の回路について簡単にみていきたいと思います（図1、2）。

　まず非常用電源のAC電源に接続し、人工呼吸器に酸素配管から①酸素と②圧縮空気を接続します（圧縮空気配管の接続が不要な機種もある）。人工呼吸器の吸気側と呼気側にそれぞれ別の回路チューブがあり、Y字となって挿管チューブ（ないし気管切開している場合は気切チューブ）を通して患者側につながる構造になっています。特に吸気側と呼気側で分かれていることがポイントです。

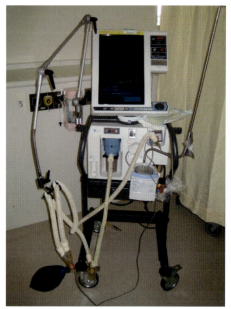

図1● 人工呼吸器

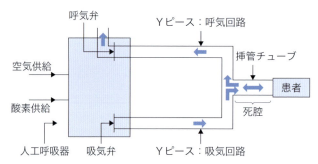

図2● 人工呼吸器回路図

病院内肺炎 HAP・人工呼吸器関連肺炎 VAP とは？：2005 年から現在までの定義の変遷

　2005 年の ATS/IDSA のガイドラインでは①病院内肺炎（HAP）、②医療ケア関連肺炎（HCAP）、③人工呼吸器関連肺炎（VAP）の 3 つがそれぞれ定義されました。そして VAP は発症時期によって早期 VAP、晩期 VAP の 2 つに分類されています。これらは市中肺炎（CAP）と異なり耐性菌が肺炎の原因微生物になることを意識して作られた定義とも考えられます。

・病院内肺炎（HAP）
　入院 48 時間後に発症した肺炎

- 医療ケア関連肺炎（HCAP）
  病院内肺炎（HAP）と市中肺炎（CAP）の間
  肺炎になる90日前までに2日以上急性期病院入院歴のある場合

- 人工呼吸器関連肺炎（VAP）
  気管挿管48時間後に発症した肺炎
  挿管時に"肺炎を発症していない"点がポイント
- 入院4日以内"Early-onset VAP"、入院5日以後"Late-onset VAP"

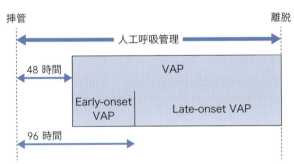

図3● VAP：Early-onset と Late-onset

この中でVAPの分類は、図3のようになります。

しかし、米国での医療ケア関連肺炎（HCAP）の概念が日本国内ではそのまま当てはめるのが難しかったため日本呼吸器学会で医療・介護関連肺炎（NHCAP）が定義されました。NHCAPもCAPと異なり原因微生物として耐性菌を考慮すべき病態です。

- 医療・介護関連肺炎（NHCAP）－国内
❶長期療養型病床群あるいは介護施設に入所している
❷90日以内に病院を退院した
❸介護を必要とする高齢者、身障者
❹通院して継続的に血管内治療を受けている
の4項目のうち、1つでも該当する場合NHCAPとする

しかしその後の研究でCAP、HAP、HCAP、NHCAP、VAPをそれぞれ区別して定義するよりも、耐性菌リスクによってそれぞれを別個の肺炎とするより連続性をもった一連の肺炎と考えるほうが実際の臨床では役に立つことがわかってきました。すなわちCAPの一部にも耐性菌が原因になりうる可能性があり、一方でHAP、

VAP、HCAP、NHCAP でも感受性菌が原因になりうる可能性があるということを示しています（図4）。

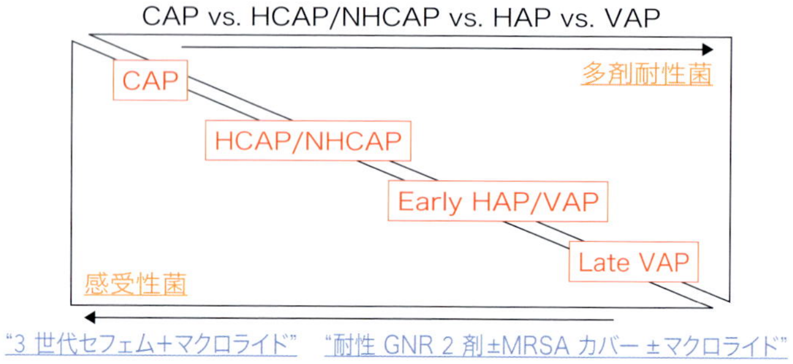

CAP vs. HCAP/NHCAP vs. HAP vs. VAP

多剤耐性菌

CAP
HCAP/NHCAP
Early HAP/VAP
Late VAP

感受性菌

"3世代セフェム+マクロライド"　"耐性 GNR 2剤 ±MRSA カバー ±マクロライド"

図4 ● 肺炎の原因微生物を連続性でとらえる

そしてこの時点で、次の耐性菌リスクファクターが1つ以上あれば Empiric therapy は耐性カバーを含む抗菌薬の選択を考慮することが指摘されました。

❶過去90日以内に2日以上の入院
❷過去90日以内の静注抗菌薬使用
❸歩行不可能な状態
❹経管栄養
❺免疫抑制状態
❻胃酸抑制薬内服中
❼過去30日以内の血液透析
❽過去90日以内のMRSA保菌
❾2日以上の入院

そして最新の ATS/IDSA の 2016年 HAP/VAP のガイドラインでは HAP と VAP の2つだけとなりました。

・病院内肺炎（HAP）
　入院48時間後に発症した肺炎

・人工呼吸器関連肺炎（VAP）
　気管挿管48時間後に発症した肺炎
　挿管時に"肺炎を発症していない"点がポイント

今回とりあげる人工呼吸器関連肺炎（VAP）は挿管チューブが入った時点では「肺炎が起こっていない」点、そして挿管チューブが入ってから「48時間後」に発症した肺炎であることがポイントです。

そして、最新のガイドラインでは、
・多剤耐性菌リスクファクター
・病院内アンチバイオグラム

の2点を重視しています。特に可能であればICU内での耐性菌に対するアンチバイオグラムに基づいた抗菌薬の使用が推奨されています。

人工呼吸器関連肺炎VAPの疫学と病態生理について

ICU内で発症する感染症で人工呼吸器関連肺炎VAPは一番多く、特に人工呼吸器管理期間とVAP発生率には密接な関係があります。①最初の5日間で3%、②5～10日目で2%、③10日以降1%といわれています[2]。そのため、VAPの約半数は人工呼吸器管理の最初の4日間で起こることになります。後述するように、VAPの診断基準が明確化されていないため、頻度としては人工呼吸器管理9～27%と考えられています。

また挿管操作自体がVAPのリスクとなるため、可能な限り気管挿管を避けることがVAP予防には重要です。VAPはあたかも「人工呼吸器」管理されているから肺炎が起こると短絡的にみられがちですが、実際は"挿管チューブ"自体が原因であるため、正確には「artificial airway associated pneumonia」や「gravity-tube pneumonia」というべきという研究者もいます。

またVAPの死亡率は以前は高いと考えられていましたが実際は3～17%程度であり、人工呼吸器管理延長11日、入院期間延長6～25日につながるとされています[2]。

また原疾患によっても予後が変わる特徴があり、内科系、外傷患者のVAPは多臓器機能不全症候群（MODS）の1つとして起こりVAP自体が死亡率上昇に直接結びつかないとされています。一方で外科術後（脳神経外科、心臓外科）ではVAP合併により死亡率上昇に関与すると考えられています。

VAPの病態生理について考えてみます（図5）。まず口腔咽頭・挿管チューブ直上への病原微生物のコロナイゼーションが起こることが感染源として重要です。このコロナイゼーションは、①鼻咽頭からのたれ込み、②口腔内からのたれ込み、③食道・胃からの逆流によって起こるとされています。

そのうえで、感染ルートして、①挿管チューブのカフ周囲からの汚染された分泌物

が落下し、それを誤嚥すること、②挿管チューブ内・呼吸器回路内の汚染された結露が落下すること、の2つがあります。しかし閉鎖式吸引チューブや不用意な回路交換をしないことが推奨されたことで、後者が原因でVAPが起こることは稀となっています。そのため、現時点ではVAPの発生機序として①が重要です。

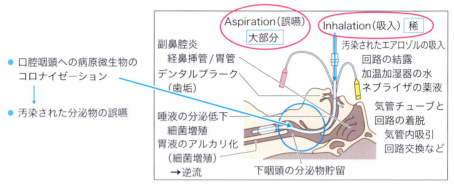

- 口腔咽頭への病原微生物のコロナイゼーション
   ↓
- 汚染された分泌物の誤嚥

- 口腔咽頭へは以下の3経路がある
  ① **鼻咽頭**：経鼻挿管、胃管
  ② **口腔内**：齲菌、口腔内衛生状態不良：菌量が非常に多く"細菌リザーバー"となる
  ③ **食道・胃**：胃管、嘔吐、胃食道逆流、特に胃酸抑制薬による胃内耐性グラム陰性菌のコロナイゼーションが起こる

図5 ● 人工呼吸器関連肺炎 VAP の発症機序

そのうえで、①口腔咽頭・カフ直上のコロナイゼーション、②コロナイゼーションの誤嚥、③誤嚥した口腔・咽頭病原微生物が含まれた分泌物への患者自身の免疫学・機械的異常の3段階でVAPが発症すると考えられています。これらの3段階を理解することはVAP予防にもつながるため重要です。

> VAP発症のための3つの機序：予防の面からも重要！
> 第1段階：
>   口腔・咽頭〜挿管カフ上・カフ・カフ下への病原微生物のコロナイゼーション
>   ①口腔・咽頭、②カフ上、③カフ・カフ下
> 第2段階：
>   コロナイゼーションの誤嚥：挿管チューブ「内」と「外」
>   ①チューブ内、②チューブ外
> 第3段階：
>   誤嚥した口腔・咽頭病原微生物に対しての免疫学・機械的異常
>   ①免疫学的、②機械的

VAPの診断は？

まず最初に重要なポイントとして、臨床基準や細菌学的基準はあるものの、VAP診断のゴールドスタンダードが存在しない点に注意が必要です。

そのため、臨床では、気管挿管後48時間以降の肺炎と考えられる臨床症状（①発熱・低体温、②白血球上昇・減少、③膿性分泌物、④酸素化不良）＋新たな／進行する肺野浸潤影でVAPを強く疑います。そして他の鑑別診断を行いながら治療を開始せざるを得ないのが現状です。

表1 ● modified CPIS（clinical pulmonary infection score）

項目	0	1	2
体温	36.5〜38.4℃	38.5〜38.9℃	39℃〜
白血球数（/μL）	4,000 to 11,000	＜4,000 or ＞11,000	＜4,000 or ＞11,000 + bands（＞500）
気道分泌物	ほとんどなし	多量	多量かつ膿性
胸部X線の陰影	なし	びまん性	局在性
PaO_2/FIO_2	＞240 または ARDS		＜240 かつ ARDS なし
細菌培養	陰性		陽性

score ≦ 6：抗菌薬を必要としない、抗菌薬の早期中止を考慮

臨床基準としてCPIS（clinical pulmonary infection score）がVAP診断目的で開発されました。しかし感度・特異度ともに不十分であり、現在では画像所見・細菌培養結果を含めたModified CPIS（表1）を用いて、特に治療開始後48〜72時間で判断し6点以下の場合、VAPの可能性が低く、VAPとしての抗菌薬治療を中止する目安になりうると考えられています[1]。

また細菌学的検査としては、①血液培養、②気管内分泌物のグラム染色および喀痰培養、気管内吸引痰培養、気管支鏡下採痰培養があります。2016年ガイドラインでは非侵襲的な気管内吸引痰の半定量培養が推奨されています。当然、気管支肺胞洗浄（BAL）や保護的標本擦過（PSB）といった下気道分泌物の採取は、コンタミネーションや常在菌に対する不必要な治療を減らす意味があります。しかし、重要なポイントはこれら検体採取に時間がかかりすぎて治療開始を遅らせてはいけないということです。そのため、どの方法であれ施設ごとに習熟した培養検体を採取しグラム染色・培

養を行いながら、抗菌薬投与を迅速に開始しなければなりません。

　画像診断は、胸部 X 線（特にポータブル）は感度・特異度ともに低く、胸部 CT でも感度 53%、特異度 63% といわれており、画像のみで VAP は診断できない点にも注意が必要です。

　以上より、現時点では、鑑別を十分行い、VAP を疑った時点で治療を早期に開始し、48〜72 時間後の治療への反応・培養結果をもとに（modified CPIS の検討を含む）、治療継続・変更・中止を検討するのが現実的と考えられます。

人工呼吸機器管理中で新たな・増強する胸部浸潤影で VAP と鑑別すべき 7 つの非感染症疾患
❶無気肺　❷肺塞栓　❸ ARDS　❹肺出血
❺心不全　❻肺がん　❼呼吸器原疾患の増悪

　VAP 診断のゴールドスタンダードがないことをとりあげました。その一方で、病院内感染症である VAP 疫学に診断ゴールドスタンダードがないとサーベイランスができません。そのため、米国では疫学的サーベイランス目的に CDC が 2013 年に

---

❶ VAC：ventilator-associated condition
❷ IVAC：infection-related ventilator-associated condition
❸ possible/ probable VAP

の診断基準を作成しました（図 6）。

　しかしこの診断基準はあくまで VAP サーベイランスが目的であって、実際の臨床判断で使用するものではありません。

　また一方で、VAP と VAP の前段階として人工呼吸器関連気管気管支炎（VAT：ventilator-associated tracheobronchitis）を含む人工呼吸器関連呼吸器感染症（VARI：ventilator-associated respiratory infection）という概念も提唱されています（図 7）。

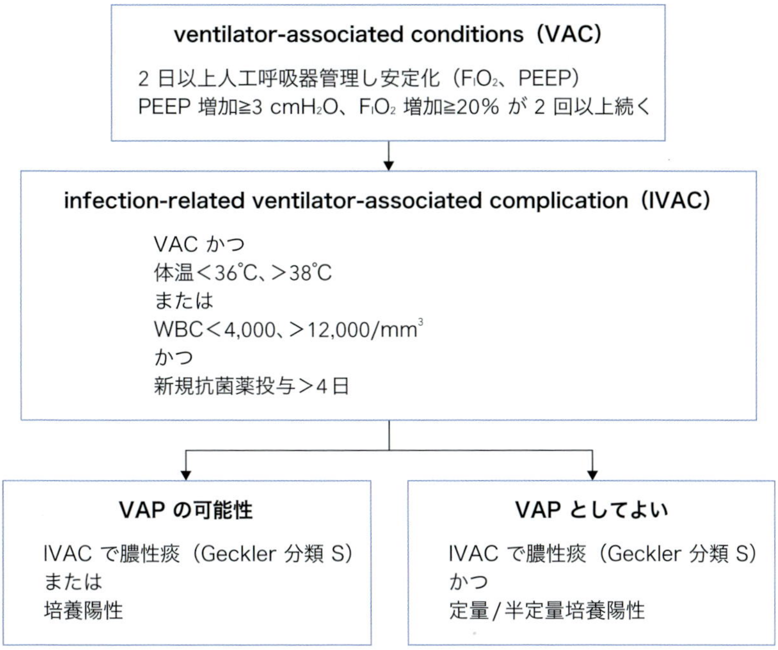

ventilator-associated conditions（VAC）
2 日以上人工呼吸器管理し安定化（F_IO_2、PEEP）
PEEP 増加≧3 cmH_2O、F_IO_2 増加≧20% が 2 回以上続く
infection-related ventilator-associated complication（IVAC）
VAC かつ
体温＜36℃、＞38℃
または
WBC＜4,000、＞12,000/mm^3
かつ
新規抗菌薬投与＞4 日
VAP の可能性
IVAC で膿性痰（Geckler 分類 S）
または
培養陽性
VAP としてよい
IVAC で膿性痰（Geckler 分類 S）
かつ
定量/半定量培養陽性

図6◉CDC の VAC、IVAC、VAP サーベイランス診断基準

口腔咽頭の細菌コロナイゼーション
病原性細菌
挿管チューブカフリーク／Biofilm
病原性細菌
菌量、種類、強毒性
肺免疫による防御
線毛運動、液性／細胞性免疫
気管でのコロナイゼーション
VARI
VAT
VAP

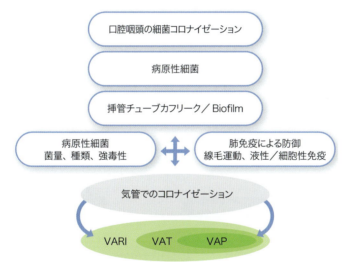

図7◉人工呼吸器関連感染症の病態生理

VARIはVAPとVATを含み、VARI(VAT/VAP)とコロナイゼーションとその他の疾患の鑑別について以下の3つをもとに検討することもいわれています（図8）。

❶臨床所見：
　発熱、白血球増加・減少、低酸素血症、CPIS ≧ 6
❷微生物学的所見：
　定量－気管支吸引分泌物 > $10^{5~6}$ cfu/mL、半定量－気管支吸引分泌物 +++/++++ 発育、グラム染色：細菌多数/多核白血球多数
　気管支鏡下 BAL > 10^4 cfu/mL、盲目的チューブ下 BAL > 10^4 cfu/mL、PSB > 10^3 cfu/mL
❸画像所見：
　新規浸潤影あり、新規浸潤影なし

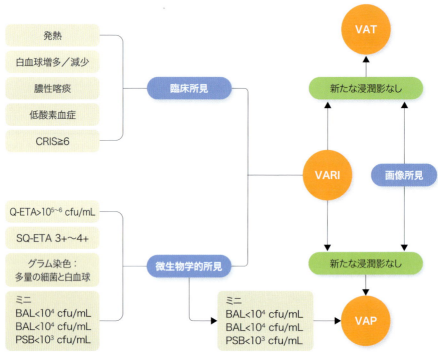

図8 ● VARI（VAT/VAP）の診断
①臨床所見、②微生物学的所見、③画像所見

VAP 初期治療の考えかた

2016年のガイドラインによるVAP初期治療のアルゴリズムは図9のようになります。

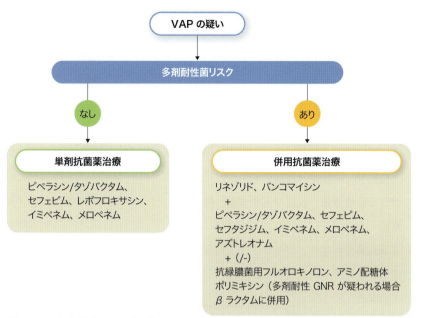

図9 ● VAP初期治療のアルゴリズム

　VAPエンピリックセラピーとして、MRSAおよび耐性グラム陰性菌リスクがない場合、原因微生物としてMSSA、緑膿菌、腸内細菌科を考えて、ピペラシリン/タゾバクタム、セフェピム、イミペネム、メロペネムの1剤でカバーします。

　一方で、MRSAのリスクがあり、またはICU内でMRSA分離頻度が高い（10～20%）場合、上記＋抗MRSA薬（バンコマイシンまたはリネゾリド）を併用します。

　また多剤耐性グラム陰性菌のリスクがあり、またはICU内で分離頻度が高い（10%以上）場合、抗MRSA薬1剤（バンコマイシン、リネゾリド）に抗緑膿菌活性βラクタム1剤（ピペラシリン/タゾバクタム、セフタジジム、セフェピム、アズトレオナム、イミペネム、メロペネム）にβラクタム以外1剤（シプロフロキサシン、レボフロキサシン、ゲンタマイシン、トブラマイシン、アミカシン、ポリミキシン）を併用します。このときの抗菌薬の選択として耐性グラム陰性菌に対するローカルアンチバイオグラムの活用が推奨されています。

VAPの原因微生物とVAPでの多剤耐性菌リスクファクターとしてはなにがあるか？

　VAPの50～70%がグラム陰性菌（緑膿菌17%、腸内細菌科11%、クレブシエラ7%、大腸菌6%、インフルエンザ菌6%、セラチア5%）によるとされ、また15～30%が黄色ブドウ球菌（MRSA含む）、4%がレジオネラ（特に病院内アウトブレイ

ク時）、残りの10〜20%がウイルス（インフルエンザ、パラインフルエンザ、アデノウイルス、RSウイルス、麻疹ウイルス）という報告があります[3]。

　嫌気性菌は（主な起因菌として）頻度は低いものの、口腔衛生不良の患者でのVAPでは重要と考えられます。

　また、喀痰培養で次の微生物が陽性となった場合は原因微生物とは考えるべきではないとされています。

> **喀痰培養で無視すべき微生物**
> グラム陽性球菌：表皮ブドウ球菌、腸球菌
> 真菌：カンジダ
> グラム陽性桿菌：ノカルジア、炭疽菌、コリネバクテリウム以外
> ※しかし実際の臨床現場では腸球菌、カンジダは特殊環境下では考慮が必要と思われる

　特にVAPでMRSAおよび多剤耐性菌のリスクファクターとしては次の6項目が指摘されており、そのなかでも過去90日以内の静注抗菌薬療法と密接に関連しています。

> **多剤耐性菌リスクファクター**
> ❶過去90日以内の静注抗菌薬療法
> ❷入院期間が5日以上
> ❸VAP発症時に敗血症性ショック
> ❹ARDS患者のVAP
> ❺VAP発症前に腎代替療法RRT

　上記をまとめると原因微生物は①多剤耐性菌リスクなし、②耐性菌リスクあり：MRSAおよび耐性グラム陰性菌にそれぞれ分けて考えると選択すべき抗菌薬がわかりやすいと思います。

> ・多剤耐性菌リスクなし⇒MSSAと抗緑膿菌活性のある抗菌薬1剤
> 　肺炎球菌、インフルエンザ桿菌、MSSA、感受性良好なグラム陰性桿菌（大腸菌、クレブシエラ、エンテロバクター、プロテウス、セラチア、緑膿菌）
>
> ・多剤耐性菌リスクあり⇒MRSAカバー1剤、多剤耐性GNRカバー2剤

> 上記および MRSA、多剤耐性緑膿菌、ESBL 産生型腸内細菌科（大腸菌、クレブシエラ）、多剤耐性アシネトバクター、カルバペネマーゼ産生腸内細菌科

　耐性菌リスクがない場合、肺炎球菌、インフルエンザ桿菌、MSSA、感受性良好なグラム陰性菌（大腸菌、クレブシエラ、エンテロバクター、プロテウス、セラチア、緑膿菌を含む）をカバーする目的でセフェピム、ピペラシリン/タゾバクタム、イミペネム、メロペネムのどれか 1 剤を選択します。

　一方、耐性菌リスクがある場合、MRSA や多剤耐性緑膿菌、ESBL 産生型腸内細菌科、多剤耐性アシネトバクター、カルバペネマーゼ産生腸内細菌科も原因微生物として考慮する必要があり、ICU 施設ごとの分離頻度とアンチバイオグラムに基づいて抗菌薬を選択します。

　MRSA についてはリネゾリドまたはバンコマイシン（トラフ 15〜20）を用います。

　多剤耐性緑膿菌薬については β ラクタム 1 剤にアミノグリコシドまたはフルオロキノロン 1 剤を併用します。

　ESBL 産生型腸内細菌科ではカルバペネム 1 剤に適宜アミノグリコシドまたはフルオロキノロン 1 剤を併用、多剤耐性アシネトバクターやカルバペネマーゼ産生腸内細菌科ではカルバペネム 1 剤にコリスチンを併用します。

　特に耐性グラム陰性菌カバーに 2 剤を用いる理由としては、初期抗菌薬投与が原因微生物に対してスペクトラムを外していた場合死亡率が上昇するため、感受性結果が出るまでの間、スペクトラムを外さないようにするためです。

VAP の治療における抗菌薬の用法・用量

　VAP 治療で推奨されている抗菌薬の用法・用量を次に示します。特に PK/PD（薬物動態/薬力学）を意識した投与設計のほうが耐性菌の問題も含めて考えると有効と考えられます（表 2、図 10）。

表2● VAP エンピリックセラピー（特に抗MRSA薬と抗緑膿菌活性のある2剤併用）のレジメン

MRSA活性のあるグラム陽性菌用抗菌薬	抗緑膿菌活性のあるグラム陰性菌用βラクタム抗菌薬	βラクタム以外の抗緑膿菌活性のあるグラム陰性菌用抗菌薬
グリコペプチド： バンコマイシン 15 mg/kg 8〜12時間ごと 重症の場合 25〜30 mg/kg 初回ローディング または オキサゾリジノン リネゾリド 600 mg 12時間ごと	ペニシリン： ピペラシリン / タゾバクタム 4.5 g 6時間ごと または セフェム： セフェピム 2 g 8時間ごと セフタジジム 2 g 8時間ごと または カルバペネム： イミペネム 500 mg 6時間ごと メロペネム 1 g 8時間ごと または モノバクタム： アズトレオナム 2 g 8時間ごと	フルオロキノロン： シプロフロキサシン 400 mg 8時間ごと レボフロキサシン 750 mg 24時間ごと または アミノグリコシド： アミカシン 15〜20 mg/kg 24時間ごと ゲンタマイシン 5〜7 mg/kg 24時間ごと トブラマイシン 5〜7 mg/kg 24時間ごと または ポリミキシン： コリスチン 5 mg/kg ローディングし 2.5 mg（1.5×CrCl + 30）12時間ごと

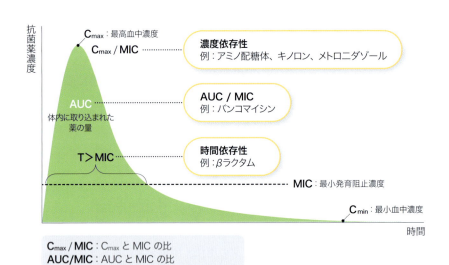

C_{max}/MIC：C_{max} と MIC の比
AUC/MIC：AUC と MIC の比
$T>MIC$：MIC を超える濃度が維持される時間

図10● 抗菌薬投与理解のためのパラメータ

　時間依存性は、最小発育阻止濃度（MIC）以上の血中濃度・組織濃度をいかに保つかにより抗菌活性をもたせるかを指し、薬剤の最高血中濃度を高くすることよりも、MIC以上の血中・組織濃度を保っている間殺菌効果が持続するため、1回投与量よりも1日の投与回数・投与時間・投与間隔が重要になります。時間依存性の抗菌薬としてはペニシリン、セフェム、カルバペネムといったβラクタム系抗菌薬が代表です。

特に病院内感染による多剤耐性菌からの①重症敗血症・敗血症性ショック、②発熱性好中球減少症では、投与時間延長・持続静注により十分な血中濃度を維持させることのメリットがあると考えます。そのため時間依存性では初期投与ローディングを行い、時間延長または24時間持続静注により投与します（表3）。またバンコマイシンについても一定のトラフ値を維持させるために持続静注のオプションがあり、これらを検討すべきと考えられます（表3）。

表3 時間依存性に基づく時間延長・24時間持続静注での抗菌薬投与

抗菌薬	投与法
セフタジジム、24時間	15 mg/kg、30分ローディングし直後から CrCl > 60：6 g/日、CrCl 30-60：4 g/日、CrCl 11-29：2 g/日
セフェピム、24時間	15 mg/kg、30分ローディングし直後から CrCl > 60：6 g/日、CrCl 30-60：4 g/日、CrCl 11-29：2 g/日
メロペネム、長時間（3 hr）	CrCl ≧ 50：2 g 3回/日、CrCl 30-49：1 g 3回/日、CrCl 10-29：1 g 2回/日
ドリペネム、長時間（4 hr）	CrCl ≧ 50：500 mg 3回/日、CrCl 30-49：250 mg 3回/日、CrCl 10-29：250 mg 2回/日
ピペラシリン/タゾバクタム、長時間（4 hr）	4.5 g、30分ローディングし4時間後から CrCl ≧ 20：3.375 g 3回/日、CrCl < 20：3.375 g 2回/日
バンコマイシン、24時間	15〜20 mg/kg、30-60分ローディングし直後から30 mg/kg 24時間、目標プラトー濃度：20〜25 μg/mL

（The Sanford Guide To Antimicrobial Therapy 2016, 46th edition より）

表4 重症感染症で推奨される抗菌薬投与量・投与間隔（腎機能正常の場合）

ペニシリン・βラクタマーゼ阻害薬	ピペラシリン/タゾバクタム　4.5 g　6時間ごと（4時間）
セフェム（セファロスポリン）	セフタジジム　2 g　8時間ごと（24時間持続静注） セフェピム　2 g　8〜12時間ごと（24時間持続静注）
カルバペネム	イミペネム/シラスタチン　0.5 g　6時間ごと、1 g　8時間ごと（2時間） メロペネム　1 g　8時間ごと（3時間）
モノバクタム	アズトレオナム　2 g　6〜8時間ごと
キノロン	シプロフロキサシン　400 mg　8時間ごと　レボフロキサシン　750 mg　24時間ごと
アミノ配糖体	ゲンタマイシン、トブラマイシン　5〜7 mg/kg　24時間ごと アミカシン　15〜20 mg/kg　24時間ごと
抗MRSA薬	バンコマイシン　15〜20 mg/kg　8〜12時間ごと（24時間持続静注オプションあり） リネゾリド　600 mg　12時間ごと
ポリミキシン	コリスチン　5 mg/kg ローディングし2.5 mg/kg を12時間ごと

一方、濃度依存性は1回あたりの最高血中濃度（ピーク値）が抗菌活性を決め、ピーク値の血中・組織濃度が高いほどより殺菌効果が得られることを指し、投与間隔以上に1回投与量に注意する必要があります。

　濃度依存性の抗菌薬としてはアミノ配糖体、キノロン系抗菌薬（レボフロキサシン、モキシフロキサシン）が代表です。

　これらPK/PDを考慮したうえでのVAPで推奨される抗菌薬投与量・投与間隔を表4にまとめます。

VAPの治療期間はどのくらいが適切か？

　治療効果判定は治療開始48〜72時間で行います。パラメータとしては、①発熱、②白血球数、③胸部X線、④酸素化（PaO_2/F_IO_2）、⑤膿性痰、⑥血行動態変化・臓器機能（心肺、腎、肝、血液）があり、特に①発熱、④酸素化のモニタリングが重要です。

　それ以外にもプロカルシトニン、CRP（治療4日目）もVAP予後予測に有用とされているため、判断材料に用いるとよいでしょう。

　しかし、VAPで急性呼吸促迫症候群ARDS合併のケースでは、③胸部X線は全くあてにならないため、発熱、酸素化を厳重にモニタリングしていく必要があり、ARDS合併では治癒まで長期間かかることも頭に入れておきます。

　VAP治療期間は、早期に治療への反応があるケースでは7日間の治療期間が推奨されていますが、緑膿菌などブドウ糖非発酵菌種では14〜15日程度まで治療期間を延長するとよいでしょう。臨床判断や全身状態・呼吸パラメータを参考にしながらケースごとに対応すべきと考えます。

　また培養結果が得られ、治療開始48〜72時間以降の臨床所見からの抗菌薬選択の考え方は表5のようになります。

表5 ● 培養結果と臨床所見による抗菌薬治療の方針

	臨床的に改善あり	臨床的に改善なし
細菌培養・感受性結果あり	初期抗菌薬継続ないし de-escalation	抗菌薬 escalation
細菌培養・感受性結果なし	初期抗菌薬継続	抗菌薬 escalation

治療開始後48〜72時間経過しても治療への反応がない場合はどのように対応したらよいか？

治療開始後72時間で判断し、反応がない場合は以下の7項目を考慮して入念に1つひとつ検討します。

❶診断の間違い：
　肺炎以外の疾患－特に非感染症：BOOP（閉塞性動脈硬化症、細気管支炎性器質化肺炎）、肺塞栓、心不全、血管炎、ARDS、肺腫瘍、無気肺、胸水、薬剤性肺臓炎

❷ドレナージが必要な病態：
　膿胸

❸抗菌薬の副作用：
　薬剤熱

❹抗菌薬選択の誤り：
　スペクトラム、感受性の問題（耐性菌、結核、ニューモシスチス肺炎）

❺抗菌薬投与量の誤り：
　特に国内ではβラクタム系抗菌薬、アミノグリコシド系抗菌薬の世界標準量・投与間隔であるかの確認は必要

❻他の感染症の合併：
　ICUでの6つの感染症（カテーテル関連尿路感染症、外科術後創部感染症、*Clostridium difficile* 感染症、カテーテル関連副鼻腔炎、カテーテル関連血流感染症、人工呼吸器関連肺炎）合併の可能性を検討

❼患者自身の免疫応答：
　実は治療への反応が悪い場合の最も多い原因であり、適切な循環・呼吸管理、全身管理を行いながら、患者自体の免疫状態を改善させる必要があります

　上記7項目を検討したうえで、絶対に行うべき検査としては、①喀痰・気管支鏡下気道分泌物再検査、②中心静脈ラインから血液培養採取、またライン抜去を考慮、③心エコー、④腹部エコー、⑤尿検査・培養があり、次に考慮すべき検査としては、①副鼻腔CT、②胸部CT、③腹部CTがあり、適宜必要に応じてこれら検査を組み合わせて治療への反応が悪い原因を探ることが大切です。

VAP の予防にはどのようなものがあるか？

　2010 年代はじめに VAP 予防について欧米で VAP bundle が推奨された時期がありました。これは次の 6 項目から成り立っていますが、特に④、⑤、⑥については必ずしも VAP 予防に結びつきません。

❶頭部挙上
❷鎮静中止と毎日覚醒させる
❸毎日人工呼吸器離脱のアセスメント
❹ストレス潰瘍予防（H_2 ブロッカー、プロトンポンプ阻害薬）
❺深部静脈血栓症 DVT 予防
❻毎日のクロルヘキシジンによる口腔ケア

　そして国内では、人工呼吸器関連肺炎予防バンドル 2010 年改訂版として日本集中治療医学会から次の 5 項目が推奨されています。

❶手指衛生を確実に実施する
❷人工呼吸器回路を頻回に交換しない
❸適切な鎮静・鎮痛を図る。特に過鎮静を避ける
❹人工呼吸器からの離脱ができるかどうか、毎日評価する
❺人工呼吸中の患者を仰臥位で管理しない

　また SHEA/IDSA の 2014 年最新のガイドラインでは次の 7 項目があり、それにカフ圧を維持することも重要とされています。

❶NIV 適応患者では積極的に用い、挿管・人工呼吸器管理を回避
❷人工呼吸器管理中は鎮静なしで患者管理
❸人工呼吸器管理中は毎日鎮静 off にして SBT
❹人工呼吸器管理中は毎日離脱評価
❺人工呼吸器管理 48〜72 時間以上ではカフ上部吸引ドレナージチューブでの挿管
❻人工呼吸器回路交換は明らかな汚染、回路損傷の場合のみ行う
❼頭部挙上 30〜45°

※カフ圧：20〜30 cmH$_2$O で管理、体位変換時、吸引操作および検査・移動前後

文献

1. Kalil AC, et al：Management of adults with hospital-acquired and ventilator-associated pneumonia：2016 Clinical Practice Guidelines by the Infectious Diseases Society of America and the American Thoracic Society. Clin Infect Dis 63：e61-e111, 2016.
2. Nair GB, et al：Nosocomial pneumonia- lessons learned. Crit Care Clin 29：521, 2013.
3. American Thoracic Society：Infectious Diseases Society of America. Guidelines for the management of adults with hospital-acquired, ventilator-associated, and healthcare-associated pneumonia. Am J Respir Crit Care Med 171：388-416, 2005.
4. Klompas M, et al：Strategies to prevent ventilator-associated pneumonia in acute care hospitals：2014 update. Infect Control Hosp Epidemiol 35 (Suppl 2)：S133-154, 2014.
6. 日本集中治療医学会 ICU 機能評価委員会：人工呼吸関連肺炎予防バンドル 2010 年改訂版．
7. 日本呼吸器学会成人肺炎診療ガイドライン 2017 作成委員会：成人肺炎診療ガイドライン 2017. 日本呼吸器学会, 2017.
8. Klompas M：Complications of mechanical ventilation- the CDC's new surveillance paradigm. N Engl J Med 368：1472-1475, 2013.
9. Fan Y, et al：Does ventilator-associated event surveillance detect ventilator-associated pneumonia in intensive care units? A systematic review and meta-analysis. Crit Care 20：338, 2016.
10. Price R, et al：Selective digestive or oropharyngeal decontamination and topical oropharyngeal chlorhexidine for prevention of death in general intensive care：systematic review and network meta-analysis. BMJ 348：g2197, 2014.
11. Koeman M, et al：Oral decontamination with chlorhexidine reduces the incidence of ventilator-associated pneumonia. Am J Respir Crit Care Med 173：1348-1355, 2006.
12. Chan EY, et al：Oral decontamination for prevention of pneumonia in mechanically ventilated adults：systemic review and meta-analysis. BMJ 334：889, 2007.
13. Muscedere J, et al：Subglottic secretion drainage for the prevention of ventilator-associated pneumonia：a systematic review and meta-analysis. Crit Care Med 39：1985-1991, 2011.
14. Rouze A, et al：Tracheal tube design and ventilator-associated pneumonia. Respir Care 62：1316-1323, 2017.

08 免疫不全患者の発熱へのアプローチ

　この講義での目標は、大きくは3つ挙げられます。まず、免疫不全の分類の理解です。免疫不全と一口にいうのではなく、どういった免疫不全があるのか、その機序について理解することが重要です。次に、どのような状態を免疫不全というのか。健康な人でなければ免疫不全なのか？そうではないですね。免疫不全の原因を理解し、どのような病態となるかを理解することで、免疫不全の患者がどのような状態を呈しているか気づくことができるようになります。この2つを踏まえて、最後に免疫不全の患者の発熱にどうアプローチしていくか理解することになります。機序と病態が理解できるとあとは、その対応なのでそれほど難しくはありません。

　詳しい説明の前に付け加えると、実際にはいろいろな免疫機能が単独で障害されていることもあるし、一方で複数障害されていることがあります。個別の症例で、免疫機能のどれとどれが障害されているのかを意識するのが大事で、複数の免疫機能が低下していないか？を確認することが大切です。

免疫不全の分類

ポイント：免疫不全とひとくくりにはしない

免疫不全を大きく分類すると、

❶顆粒球減少（貪食細胞障害）
❷バリアの破壊
❸細胞性免疫不全
❹液性免疫不全
❺臓器機能不全

と分類されます。概略としては次の表1のようにまとまります。

表1 ● 免疫不全の種類

免疫不全の種類	免疫機構(概要)	傷害される例	感染しやすい微生物(例)
顆粒球減少 (貪食細胞障害)	顆粒球による貪食	・薬剤(抗がん剤) ・放射線	黄色ブドウ球菌、大腸菌、緑膿菌
バリアの破壊	表皮による侵入防御 粘膜表面に産生されるIgA	・熱傷 ・外傷・カテーテル挿入	表皮ブドウ球菌、黄色ブドウ球菌、*Candida*属
細胞性免疫不全	T細胞が主に担当	・薬剤(ステロイド) ・悪性リンパ腫	ウイルス、細胞内寄生菌、寄生虫(一部)
液性免疫不全	B細胞が主に担当 免疫グロブリンによるオプソニン化	・Bリンパ球の疾患(CLL、MM) ・リツキシマブ	莢膜を有する微生物
臓器機能不全	貪食されない微生物の処理、傷ついた組織の修復	・脾摘後　・血小板減少 ・鉄過剰	*S. pneumoniae* *H. influenzae* *Rhizopus*属

CLL：chronic lymphocytic leukemia、慢性リンパ性白血病
MM：multiple myeloma、多発性骨髄腫

ここからは各免疫不全について説明します。

❶顆粒球減少

● 正常

　顆粒球(好中球)やマクロファージは炎症部位に集積し、異物の貪食、処理を行います。炎症が強い場合には、骨髄中にプールされている顆粒球も動員されます。
　炎症部位への集積の結果が膿であったり、末梢血中への好中球増加として免疫系の反応が現れます。

● 異常

　顆粒球を作る(造血)機能が減ると顆粒球が減少します。例としては、抗がん剤などによる化学療法の影響があります。
　その他には、副腎皮質ステロイド投与では、末梢血の顆粒球は増加しますが、好中球遊走能が低下しています。これは糖尿病患者での顆粒球の機能低下に似ており、ステロイド投与下では、顆粒球減少に相当した免疫機能低下を呈する場合があります。

● 顆粒球減少時に問題となる微生物

　顆粒球減少はさらに、顆粒球減少の程度や、顆粒球減少の持続期間で感染症のリスクが変わります。主に、好中球減少の持続期間が7日以内の場合を低リスク、7〜10日程度の場合を中間リスク、7〜14日以上遷延する場合を高リスク、と分類する場合

があります。

　低リスクとなる病態は、固形がんの化学療法中の好中球減少、高リスクでは、急性白血病、骨髄異形成症候群、同種造血幹細胞移植などの病態で生じやすいとされています。中間リスクは低リスクと高リスクの中間くらいの好中球減少をきたす、悪性リンパ腫、慢性リンパ性白血病、多発性骨髄腫、自家造血幹細胞移植、などがあります。

　一般的に、低リスクでは細菌感染症が感染源となりやすく、中間リスクでは低リスクの病原体（細菌感染症）に加え、ヘルペスウイルス、水痘・帯状疱疹ウイルス、真菌（カンジダ属）などが感染源となります。高リスクでは中間リスクの病原体に加え、アスペルギルスやムーコルといった真菌が感染源として重要になります。

　以上をまとめると下の表2のようになります。

表2 ● 好中球減少時のリスクと問題となる微生物

低リスク	中間リスク	高リスク
好中球減少が7日以内	好中球減少が7〜10日程度	高度好中球減少が7〜14日以上遷延する場合
MASCCスコア≧21		MASCCスコア<21
固形がん	悪性リンパ腫、慢性リンパ性白血病、多発性骨髄腫、自家造血幹細胞移植	急性白血病、MDS、同種造血幹細胞移植
細菌感染症が大半	低リスク+HSV/VZV+真菌（カンジダ）	中間リスク+アスペルギルス、ムーコル

❷バリアの破壊
● 正常免疫
　外界と接触する部分（皮膚、気道、目、耳、消化管、尿路生殖器）はすべてバリア（表皮組織、粘膜上皮）が存在し、微生物の侵入を防いでいます。
　皮膚や粘膜の組織構造だけでなく、そこに構成される常在細菌叢や部位（粘膜など）によって分泌されるIgAも環境維持のため、防御機構としての役割を担っています。

● 異常免疫
　正常機能で維持されているバリアが脆弱化、破壊される場合（例：外傷、菲薄化、脆弱化）は防御機構が弱まることで、外物からの微生物の侵入門戸となります。

● 問題となる微生物

　正常な場合は問題とならない（組織に侵入しない）微生物が問題となります。すなわち、皮膚や粘膜の常在菌が問題となります（例：表皮ブドウ球菌、黄色ブドウ球菌、腸内細菌など）。

❸細胞性免疫不全
● 正常免疫

　貪食細胞（顆粒球）の影響を受けずに細胞内で生存することが可能な微生物に対する免疫です。

　主に、Tリンパ球が担当します。CD8抗原陽性細胞がウイルスに対する免疫を担当、CD4陽性細胞が3つのサブセットで免疫担当が変わります（Th1：細胞内寄生菌、Th2：寄生虫、Th17：細胞外細菌、真菌）。

● 免疫異常

　種々の原因により、Tリンパ球の産生が低下することで免疫機能異常となります。

● 問題となる微生物

　細胞性免疫低下で問題となる微生物は多岐に渡るため、以下の表3でまとめました。

表3 ● 細胞性免疫不全時に問題となる微生物

種	微生物名
細菌	黄色ブドウ球菌、サルモネラ、リステリア、ノカルジア、ロドコッカス、ブルセラ、レジオネラ、リケッチア、コクシエラ
抗酸菌	結核、MAC、RGM
ウイルス	インフルエンザウイルス、パラインフルエンザウイルス、RSウイルス、ヒトメタニューモウイルス、アデノウイルス、HSV、VZV、CMV、EBV、HHV-6
真菌	カンジダ、クリプトコッカス、アスペルギルス、ムーコル、フザリウム、ヒストプラズマ、コクシジオイデス、ニューモシスチス
寄生虫	トキソプラズマ、糞線虫、サイクロスポーラ、クリプトスポリジウムなど

❹液性免疫不全
● 正常免疫

　過剰な細菌、ウイルス（抗原）に免疫系（Bリンパ球、形質細胞、脾臓など）が反応します。

　病原体を貪食した細胞が抗原提示により刺激を受け、免疫グロブリンを産生するこ

とで、生体内での防御や貪食担当細胞を助ける役割を果たします。

● 異常免疫

免疫の異常では、特に莢膜を構造にもつ微生物が処理されにくくなります。

● 問題となる微生物

肺炎球菌、髄膜炎菌、クレブシエラ、インフルエンザ桿菌、サルモネラ、カプノサイトファーガ、クリプトコッカス、緑膿菌など

❺臓器機能低下

● 正常

脾臓では、臓器内部にBリンパ球を大量に保有しており、脾臓由来の蛋白で細胞を覆い（オプソニン化）、貪食を助けています。

● 異常

脾臓機能の低下や脾臓機能の消失（脾摘後、先天性無脾症など）では、オプソニン化がされなくなり、液性免疫機能低下に類似した異常となります。

免疫不全の原因

> ポイント：免疫不全は原発性免疫不全と二次性免疫不全に分ける。成人の場合は、二次性免疫不全に遭遇する場合がほとんどである。

前項で解説した各免疫不全には、どのような原因でなるでしょうか。免疫不全を原因で分類すると、原発性免疫不全と二次性（続発性）免疫不全に分けられます。原発性免疫不全は先天的に何らかの免疫機能が低下（機能不全）となっている状態で、出生時あるいは幼少時に気づかれることが多いです。染色体異常や遺伝子異常を伴っている場合も多く、専門医療機関で診られている場合が多いです。

疫学的にも多く、成人の実臨床では、二次性免疫不全が問題となります。二次性免疫不全となる状況は多々あり、その状態を把握することが免疫不全を理解するためには重要となります。

二次性免疫不全の原因となる疾患（病態）を以下の**表4**にまとめました。

表4 ● 二次性免疫不全の原因となる疾患

状況別分類	二次性免疫不全の原因となる疾患（病態）
内分泌	糖尿病
消化器	肝不全、肝炎、蛋白漏出性胃腸症
血液	再生不良性貧血、血液悪性腫瘍（CLL、MM、Hodgkinリンパ腫）、GVHD、鎌状赤血球貧血、脾摘後
医原性	薬剤性（化学療法、免疫抑制薬、ステロイド）、放射線、脾摘後
感染	ウイルス感染（CMV、EBV、HIV、麻疹、VZV）、細菌感染、スーパー抗原産生による細菌感染、抗酸菌感染
栄養	アルコール多飲、低栄養
生理学的	幼児における免疫系の未成熟期、妊娠
腎臓	ネフローゼ症候群、腎不全、尿毒症
膠原病	SLE
その他	熱傷、悪性腫瘍、染色体異常（例：ダウン症候群）、先天性無脾症、組織球症、サルコイドーシス

　さまざまな免疫不全をきたす疾患がありますが、注目したいのは医原性の病態です。薬剤性（抗がん剤などの化学療法、免疫抑制薬、ステロイド）、放射線照射後、脾摘後などいろいろな医療行為が原因となって免疫不全をきたすことがあります。免疫不全を疑う際にこのような医療行為が先行して行われていないかを確認しないといけません。

　さらに、この数年は免疫機能の一部を特異的に阻害するような生物学的製剤が導入され、免疫不全をきたす薬剤は多種に渡るため、日々知識のアップデートが求められます。

● 生物学的製剤と免疫不全

　さまざまな免疫機能に作用するため、免疫抑制を行う概略について知っておく必要があります。

　簡単にまとめると、

❶抗胸腺グロブリン
❷Bリンパ球に対する抗体
❸Tリンパ球に対する抗体
❹Bリンパ球機能を抑制する抗サイトカイン療法
❺Tリンパ球共刺激の抑制

❻白血球遊走阻害
❼ TNFα阻害
❽補体に対するモノクローナル抗体
❾その他（Bリンパ球系の成熟と生存を抑制）

に分類されます。このグループ分けと薬剤名、日本での販売名、主に使われる疾患、簡単に記載した作用機序をまとめたものが次の**表5、6**になります。

表5 ● 免疫不全を引き起こす生物学的製剤の概要

①抗胸腺グロブリン	
② B細胞に対する抗体	リツキシマブ オファツムマブ
③ T細胞に対する抗体	OKT3 アレムツズマブ バシリキシマブ/daclizumab
④ B細胞機能を抑制する抗サイトカイン療法	トシリズマブ ベリムマブ
⑤ T細胞共刺激の抑制	アバタセプト Belatacept
⑥白血球遊走阻害	ナタリズマブ フィンゴモリド
⑦ TNFα阻害	イフリキシマブ アダリムマブ セルトリズマブ・ペゴル ゴリムマブ エタネルセプト
⑧補体に対するモノクローナル抗体	エクリズマブ
⑨その他（B細胞の成熟と生存を抑制）	イブルチニブ

表6 ● 免疫不全を起こす薬剤と日本での商品名など

免疫抑制薬のグループ	薬剤名	日本での販売名	使われる疾患(例)	(簡単に)免疫抑制機序	注意すべき感染症
抗胸腺グロブリン	ATG	サイモグロブリン	再生不良性貧血	T細胞表面抗原に結合しT細胞を障害	ヘルペスウイルス属(特にCMV)
B細胞抗体	リツキシマブ	リツキサン	B細胞性リンパ腫など	CD20抗原に結合し、細胞破壊	PML、B型肝炎再活性化
	オファツムマブ	アーゼラ	慢性リンパ性白血病	腫瘍細胞に発現するCD20分子に結合し細胞破壊	B型肝炎再活性化
T細胞に対する抗体	OKT3(販売中止)	オルソクローン			
	アレムツズマブ	マブキャンパス	慢性リンパ性白血病	CLL細胞に発現するCD52抗原に結合し細胞溶解させる	敗血症、CMV、EBV、PcP
	バシリキシマブ	シムレクト	移植後の拒絶反応予防	T細胞のIL2受容体に結合、T細胞の分化・増殖を抑制	不明(報告が少ない)
	daclizumab	ゼナパックス(市場撤退)			
B細胞機能を抑制する抗サイトカイン	トシリズマブ	アクテムラ	関節リウマチなど	IL-6作用を抑制	細胞感染、非典型的な抗酸菌感染、PcP、帯状疱疹
	ベリムマブ	ベンリスタ	SLE	B細胞増殖を抑制	蜂窩織炎、肺炎、CMV肺炎、コクシジオイデス症
T細胞共刺激の抑制	アバタセプト	オレンシア	関節リウマチ	T細胞活性化抑制	重症感染は少ない?肺炎や尿路感染など
	Belatacept	国内未発売			EBVのリンパ増殖性疾患のリスク
白血球遊走阻害	ナタリズマブ	タイサブリ	多発性硬化症、乾癬、クローン病	白血球の中枢神経系への侵入を防ぐ	PML
	フィンゴモリド	イムセラ/ジレニア	多発性硬化症	自己反応性リンパ球の中枢神経系への侵入阻止	ヘルペスウイルス感染、下気道感染
TNFα阻害	イフリキシマブ	レミケード	関節リウマチ	TNFα中和/TNFα産生細胞障害	
	アダリムマブ	ヒュミラ	関節リウマチ	TNFα中和/TNFα産生細胞障害	
	セルトリズマブ・ペゴル	シムジア	関節リウマチ	TNFα中和	
	ゴリムマブ	シンポニー	関節リウマチ	TNFα中和/TNFα産生細胞障害	
	エタネルセプト	エンブレル	関節リウマチ	TNFα/β中和	
補体に対するモノクローナル抗体	エクリズマブ	ソリリス	発作性夜間血色素尿症	補体(C5)の作用を抑制し補体活性化を抑制	ナイセリア属感染(髄膜炎菌、淋菌)
その他	イブルチニブ	イムブルビカ	慢性リンパ性白血病	B細胞の成熟と生存を抑制	他の生物学的製剤と投与されるのでリスクは不明

参考:Secondary immunodeficiency induced by biologic therapies. UpToDate®
参考:各製薬会社の添付文書など

さらに、この数年は免疫チェックポイント阻害薬が使われるようになり、これらの副作用として何らかの感染症リスクが高くなるのでは、と懸念はされており、症例報告や観察研究などでの報告が待たれるところです。

　2018年の欧州臨床微生物感染症学会（ESCMID）から出された報告によれば、免疫チェックポイント阻害薬のイピリムマブ（ヤーボイ®）、ニボルマブ（オプジーボ®）、ペムブロリズマブ（キイトルーダ®）、アテゾリズマブ（テセントリク®）のいずれも単独での使用では感染のリスクを高めることはないと考えられています。ただし、これらの薬剤を使用する患者群では、合わせてステロイドやTNF-α阻害薬を併用する機会が多いため、結核（活動性結核、潜在性結核のいずれも）、ニューモシスチス肺炎などに注意する必要があり、潜在感染の再活性化（LTBI、HBV、HCVなど）にも注意してモニタリングを密に行うことを推奨しており、今後も症例経験の蓄積がされることで、マネジメントがアップデートされる可能性があります。

免疫不全の感染症を疑う（見つける）ために

　まず、医師が免疫不全を疑わない限り、免疫不全は診断できません。病歴や身体所見から疑うことになります。

◉免疫不全に多い経過
●感染症の重症化
　例としては、脾摘後劇症型肺炎球菌感染（Overwhelming Post-splenectomy Streptococcal Infection：OPSI）などが挙げられます。発症前まで健康だった患者が急激な経過で悪化します。DIC発症に伴う紫斑など呈する場合もあり、電撃性紫斑病と呼ばれることもあります。急激な経過で悪化した感染症で紫斑を伴うような場合は、脾摘の既往がないかを確認する必要があります。

●混合感染
　通常の感染症は感染臓器によっても異なりますが、単一の細菌による感染症が原因となることが多いです。何らかの免疫不全がある場合、複数の菌が原因となる感染症を起こす場合があります。

● 治療抵抗性

　通常の治療を行っているにもかかわらず、標準的な経過を取らず、治療抵抗性に見える経過を取る場合、治療（抗菌薬）以外に患者の免疫不全が原因となり、治療抵抗性の経過を取ることがあります。糖尿病患者の皮膚軟部組織感染症なども血糖値のコントロールがよくならないと感染症の治療が順調にいかない場合があります。

● 通常は見られない微生物が原因

　代表的なものは、HIV/AIDS 患者でのニューモシスチス肺炎のような健康な人では発症しないような微生物による感染症です。培養などの各種検査結果を見てから逆に免疫不全を疑う場合もときどき経験します。

● 家族歴

　家族性（原発性）の免疫不全症の場合、家族が感染症を繰り返していた、などの病歴が発見の手がかりとなる場合があります。

　ここまで列記したように、免疫不全を疑う経過が診断のきっかけとなることがあります。表7にまとめたものは免疫不全を疑うきっかけとなるエピソードの一部です。

表7● 免疫不全を疑うエピソード

病歴、感染エピソード	免疫不全のタイプ
繰り返す肺炎球菌、インフルエンザ桿菌感染	免疫グロブリン欠損、C2 欠損
繰り返すジアルジア感染	抗体（IgA）欠損
自己免疫疾患の家族歴	CVID、選択的 IgA 欠損
ニューモシスチス、クリプトスポリジウム、トキソプラズマ感染	細胞性免疫不全、免疫グロブリン欠損
ウイルス、真菌、抗酸菌感染	細胞性免疫不全
生ワクチン投与による感染	細胞性免疫不全
輸血後の GVHD	細胞性免疫不全
黄色ブドウ球菌感染、グラム陰性菌感染、真菌感染	貪食細胞欠損、hyper IgE 症候群
皮膚感染	好中球欠損、免疫グロブリン欠損
再発性歯肉炎	好中球欠損
再発性ナイセリア感染	補体欠損
再発性セプシス	補体欠損、脾機能低下、IgG 欠損

◉ 免疫不全と感染臓器

臓器により、免疫の中心を担う免疫機能が異なります。そのため、臓器別に繰り返し感染を起こす場合も、免疫不全の存在を疑うきっかけとなります。表8にまとめたのは一例です。

表8 ● 感染を繰り返す場合に疑う免疫不全と微生物

部位	障害されている免疫	微生物（例）
皮膚	貪食細胞	S. aureus
中耳／副鼻腔	液性免疫／補体系	肺炎球菌、インフルエンザ桿菌など
歯肉	貪食細胞	口腔内常在菌
肺炎	液性免疫／細胞性免疫 補体系／貪食細胞	肺炎球菌、インフルエンザ桿菌、結核菌、ニューモシスチス
腫瘍	貪食細胞	S. aureus など
髄膜炎	液性免疫／補体系	ナイセリア属など
敗血症	補体	ナイセリア属など
腸管	液性免疫（IgA）	ジアルジア（原虫）

◉ 免疫不全患者の発熱時の対応

免疫不全を基礎にもつ患者が発熱した場合の対応について、概要を説明します。

免疫不全があることがわかっている場合もわかっていない場合も対応にはあまり違いはありません。まず全身状態の評価を行います。

病歴聴取や身体診察を行い、感染臓器の推定や病歴上、免疫不全の存在を示唆する病歴はないか、確認します。

次に、免疫不全の程度はどのくらいか把握します。

免疫不全の程度を定量化できないものもありますが、MASCCスコア（固形がんの好中球減少時の感染症リスク）、ステロイド内服量（細胞性免疫）などで把握できるものがあります。

合わせて、免疫不全の種類により、経過が急激に進行するものか、比較的ゆるやかに進行するものか、に分類も可能です。

例：経過の進行による免疫不全の種類

急激に進行するもの：バリア破綻、顆粒球減少、液性免疫不全、脾摘後感染

ゆるやかに進行するもの：細胞性免疫不全全般

次に行うことは通常の診療と同じで、免疫不全下でも行う検査はほぼ同じです。

● 培養検査

感染臓器を考慮して採取します（血液培養、尿培養）。

細胞性免疫不全では、抗酸菌が感染源となることもあるため、抗酸菌の培養も考慮します。また、通常の感染症では検出されない病原体を疑う場合は、細菌検査室にもその可能性を伝えないと適切な培養が行われない可能性もあることに注意します

● 侵襲的検査の検討

生検、組織培養、気管支鏡などの侵襲的検査も早めに実施することを検討します。一般的な培養では検出されにくい微生物が原因となることもあり、細胞診や病理組織での診断が有用となることもあるため、治療開始前に採取することも検討します。

● 想定微生物が健康な人と変わることに注意

肺炎や腎盂腎炎といった感染症でも市中感染であっても想定する微生物が変わります。培養検査が判明する前に抗菌薬治療を開始する場合、想定から外れた微生物が原因で患者に悪影響が出ないようにします。免疫不全の可能性を念頭に、想定される微生物をできるだけ網羅して考えます。

● 感染症の重症化、進行速度が健康な人とは異なる

特に、免疫不全時の細菌感染により進行が急激な経過をたどるものがあります（例：好中球減少、補体欠損、脾摘後感染症）。このような場合は進行が速いため、治療開始とともに、経過には十分注意する必要があります。

免疫不全患者の感染症予防

免疫不全患者では感染症の予防も重要です。

ときどき、免疫不全の状態でも、予防が主治医より何もされていないことがありますので、感染症を診療する側から予防を提案することもあります。例としては、下記になります。

● 定期的なワクチン接種

季節性インフルエンザや23価、肺炎球菌ワクチンなどがあります。

● 追加接種を推奨する予防接種

　免疫不全の種類により追加接種が望ましい予防接種があります。

● 予防接種の禁忌に注意

　細胞性免疫不全の場合は予防接種が禁忌となる場合があります。例としては、HIV/AIDS 患者の生ワクチンなどです。このような場合は、感染に注意するしかありません。

● 細胞性免疫不全での ST 合剤の予防内服

　ステロイドを長期に、かつ、ある程度の量を投与している場合や、HIV 感染症で細胞性免疫不全が進行している場合、日和見感染症（特にニューモシスチス肺炎）を予防するために、ST 合剤の予防内服を行います。比較的長期間に内服するため、ST 合剤に耐性をもつ細菌による感染症に注意する必要があります。

09 非専門医のための HIV 感染症へのアプローチ

CASE 1

20代男性。
1か月の経過で徐々に進行する労作時呼吸困難と発熱を主訴に救急搬送され、入院となった。半年で10 kgの体重減少あり。胸部X線で両側にびまん性のすりガラス影が認められた。入院時スクリーニング検査でHBs抗体陽性、TPHA陽性。第3世代セファロスポリン系抗菌薬とマクロライド系抗菌薬の併用療法を行ったが改善はみられず、「間質性肺炎」の臨床診断でメチルプレドニゾロンパルス療法が開始された。3日間のパルス療法により呼吸状態は劇的に改善したが、プレドニゾロンによる後療法中に再度悪化し、人工呼吸管理となってしまった。

CASE 2

20代男性。
前日からの39℃台の発熱・咽頭痛・関節痛を主訴に22時に救急外来を受診した。周辺ではインフルエンザが流行している。インフルエンザ迅速検査は陰性であったが、インフルエンザの臨床診断でオセルタミビル、アセトアミノフェンが処方された。5日後に内科外来を再受診し、症状が改善しないと訴えている。

CASE 3

40代男性。
3日前からの37℃台の発熱・咽頭痛・関節痛を主訴に時間外外来を受診した。全身状態は良好で、一般的なウイルス性上気道炎を第一に考えたが、問診を進めていくと、HIV感染症のため隣県の専門医療機関に3か月ごとに通院していることがわかった。内服薬はエルビテグラビル/コビシスタット/エムトリシタビン/テノホビル アラフェナミドフマル酸塩（ゲンボイヤ®配合錠）のみ。

疾患名は世の中に広く知られている「HIV感染症」ですが、その実態は残念ながら医療従事者にも十分理解されていないように思われます。

自分の感染に気づいていない感染者は、わざわざHIV感染症を専門とするスタッフがいる医療機関を選んで受診したりはしませんので、どの医療機関においても未診断のHIV感染者と遭遇する可能性があります。またHIV感染者の生命予後改善に伴い、抗HIV療法で安定した状態にある感染者がHIVと無関係の合併症で受診する機会も、今後ますます増加すると予想されます。本章では、日常診療に紛れ込むHIV感染症へのアプローチについて考えてみましょう。

なお、本書は2018年のウィンターセミナーの内容をベースとしたものですが、本章に関してはどちらかというと「市中感染症としてのHIV感染症」に重点をおいた記載となっていることをご了解ください（2016年のIDATENサマーセミナーでお話しさせていただいた内容も多く含まれています）。

HIV感染症の概要と日本の現状

HIV感染症は、ヒト免疫不全ウイルス（HIV）の感染により、細胞性免疫能が徐々に侵されていく疾患です。適切な治療が行われなかった場合には、ほとんどの症例で細胞性免疫不全が進行し、最終的に高度の細胞性免疫不全状態となって合併症により死亡します。しかし現在では、強力な抗HIV療法により細胞性免疫能を回復させることが可能となっており、診断されさえすれば長期生存可能な疾患となっています。

2017年時点で、世界の生存感染者数は約3,690万人と推定されており、その2/3はサハラ砂漠以南のアフリカに局在しています。日本は世界の中では感染者の少ない地域と考えられていますが、有病率に関する信頼できるデータは存在しません。

HIVは未治療の状態では血液、精液、腟分泌液、母乳などに多く存在します。HIVの主な感染経路は（未治療の感染者からの）「性的感染」「血液感染」「母子感染」ですが（表1）、現在の日本では性的感染、特に男性同性間性交渉による感染者が大部分を占めています[1]。HIV感染症は感染症法における全数報告対象疾患ですが、2007年以降の年間報告数は約1,500例でほぼ横ばいであり、その1/3が診断時にエイズを

表1●HIVの主な感染経路

- 性的感染
  - 異性間性交渉
  - 同性間性交渉
- 血液感染
  - 注射器や針の共用を介するもの
  - 血液由来製剤を介するもの
- 母子感染
  - 産道感染
  - 母乳を介する感染
  - 胎内感染

発症しています。

　HIV感染症の自然経過を図1[2)]に示します。感染後1〜2週の間にウイルス血症を呈し、この時期に約半数で発熱・発疹・リンパ節腫脹などの急性感染症状がみられますが、症状は多くの症例で自然消失し、無症候期に入ります。この時期にもHIVの活発な複製は続いており、結果としてCD4陽性Tリンパ球が徐々に減少します。細胞性免疫不全の進行に伴い、免疫能が正常であれば発症しないような日和見疾患を合併した状態が後天性免疫不全症候群（AIDS）であり、日本ではHIV感染者が「エイズ指標疾患」として定められた23疾患（表2）のいずれかを発症した状態をエイズ発症と定義しています。

　有効な抗HIV療法を行うことができなかった1990年代前半までは、この経過は基本的に一方向進行性であり、「エイズ発症」＝「数年以内にほぼ確実に訪れる死」を意味していました。しかし現在では、エイズを発症してから診断された場合でも、日和見合併症を適切に治療することができれば、抗HIV療法により長期生存が期待できるようになっています。また、細胞性免疫不全が進行したときに発症しやすくなる疾患はこの23疾患だけではありませんし、**細胞性免疫不全が進行していても日和見疾患をまだ発症していない（あるいは発症しているがまだ診断されていない）場合もあります**ので、必ずしも（定義上の）「エイズ発症」例が未発症例より高度の免疫不全状態にあるとはいえません。現代において「エイズ発症」の有無を厳密に区別する医学的な意義は大きくないと考えてよいでしょう。

　それでは現代において、エイズ発症はどのような意味をもっているのでしょうか。

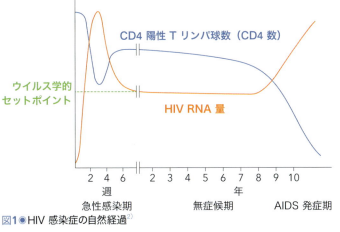

図1●HIV感染症の自然経過[2)]
（文献2より）

表2 ● サーベイランスのためのエイズ指標疾患

1. カンジダ症（食道、気管、気管支、肺）	12. 非結核性抗酸菌症（1. 全身に播種したもの、2. 肺、皮膚、頸部、肺門リンパ節以外の部位に起こったもの）
2. クリプトコッカス症（肺以外）	13. サイトメガロウイルス感染症（生後1か月以後で、肝、脾、リンパ節以外）
3. コクシジオイデス症（1. 全身に播種したもの、2. 肺、頸部、肺門リンパ節以外の部位に起こったもの）	14. 単純ヘルペスウイルス感染症（1. 1か月以上持続する粘膜、皮膚の潰瘍を呈するもの、2. 生後1か月以後で気管支炎、肺炎、食道炎を併発するもの）
4. ヒストプラズマ症（1. 全身に播種したもの、2. 肺、頸部、肺門リンパ節以外の部位に起こったもの）	15. 進行性多巣性白質脳症
5. ニューモシスチス肺炎	16. カポジ肉腫
6. トキソプラズマ脳症（生後1か月以後）	17. 原発性脳リンパ腫
7. クリプトスポリジウム症（1か月以上続く下痢を伴ったもの）	18. 非ホジキンリンパ腫（大細胞型、免疫芽球型、Burkitt型）
8. イソスポラ症（1か月以上続く下痢を伴ったもの）	19. 浸潤性子宮頸癌※
9. 化膿性細菌感染症（13歳未満で、ヘモフィルス、連鎖球菌等の化膿性細菌により以下のいずれかが2年以内に、2つ以上多発あるいは繰り返して起こったもの：1. 敗血症、2. 肺炎、3. 髄膜炎、4. 骨関節炎、5. 中耳・皮膚粘膜以外の部位や深在臓器の膿瘍）	20. 反復性肺炎
	21. リンパ性間質性肺炎／肺リンパ過形成：LIP/PLH complex（13歳未満）
10. サルモネラ菌血症（再発を繰り返すもので、チフス菌によるものを除く）	22. HIV脳症（認知症または亜急性脳炎）
11. 活動性結核（肺結核または肺外結核）※	23. HIV消耗性症候群（全身衰弱またはスリム病）

※HIVによる免疫不全を示唆する症状または所見がみられる場合に限る

　エイズ発症を契機に診断されたHIV感染者の病歴をさかのぼると、細胞性免疫不全の存在を疑わせる疾患（帯状疱疹や口腔カンジダ症など）や性感染症の既往を有することがしばしばあります。その時点でHIV検査が行われていれば、エイズ発症による入院や頻回の通院を回避できたことでしょう。診断されるまでの間にパートナーに感染させてしまう事態も回避できたかもしれません。つまり、エイズ発症は「診断の遅れ」の指標であり、日本で1/3がエイズを発症してからようやく診断されているという数字は、日本では十分な検査が行われていないことを意味するものです。しばしば「日本ではHIV感染者が減っていない」といわれますが、この割合が減らないのに全体としての報告数が減るはずがないのです。もっと積極的に検査を行う必要があります。

HIV 感染症の治療

HIV 感染症の治療は、「HIV 自体に対する診療（抗 HIV 療法）」と「細胞性免疫不全に伴う日和見合併症の診療」の 2 本の柱からなります。

> HIV 感染症診療の 2 本の柱
> ❶ 免疫不全の原因治療＝抗 HIV 療法
> ❷ 結果として生ずる日和見合併症の診療

◉HIV 感染者の評価

HIV 感染者の状態を把握するために最も重要な検査は、CD4 陽性 T リンパ球数（以下「CD4 数」）と、血中 HIV-RNA 量（以下「ウイルス量」）です。CD4 数は、HIV 感染者の細胞性免疫能の指標となる検査値で、日和見疾患の鑑別診断に非常に有用です。

> HIV 感染症の臨床マーカー
> ❶ CD4 陽性 T リンパ球数（CD4 数）
> 　－細胞性免疫能の指標
> ❷ 血中 HIV-RNA 量（ウイルス量）
> 　－治療効果の指標
> 　－他者への感染力の指標

ウイルス量は抗 HIV 療法の治療効果の指標として重要な検査値です。未治療の状態でよくみるのは数千〜数十万 copies/mL という値ですが、抗 HIV 療法を継続すれば、検出感度（2018 年時点の代表的な方法では 20 copies/mL）未満かそれに近い値まで低下させることができます。ウイルス量は他者への感染力の指標にもなり、ウイルス量が検出感度未満となった感染者からそのパートナーへの性交渉による HIV 伝播リスクはほぼ消失することが、複数の前向き研究で実証されています[3,4]。

ただし、いずれも高額な検査ですし、CD4 数はもともと変動しやすい値ですので、短期間に何度も検査を繰り返すものではありません。HIV 感染症と確定診断したらまず 1 回は測定するとして（ウイルス量は、診断の際に「確認検査」として測定しているかもしれません）、以後の測定タイミングは専門家と相談しながら決めればよいでしょう。

エイズ発症の有無を厳密に区別する臨床的意義はないと書きましたが、どのような日和見疾患を合併しているかは、治療方針に大きな影響を与えます。全身をしっかり検索し、「ニューモシスチス肺炎」「粟粒結核」「サイトメガロウイルス網膜炎」など、合併している/疑っている日和見疾患の「固有名詞」を明確にする必要があります。

◉日和見合併症の診療

HIV 感染者は、細胞性免疫不全の進行に伴い、さまざまな日和見合併症（感染症、腫瘍）を発症します。「HIV 感染者の日和見合併症」といわれると身構えてしまうかもしれませんが、鑑別に挙がる疾患名は、医療機関で遭遇する他の細胞性免疫不全症（ステロイド投与下や固形臓器移植後など）の際に発症する疾患と大きく変わるものではありません。エイズ発症時の病名として日本で最も多いのはニューモシスチス肺炎（PCP）です（図2）[5]。

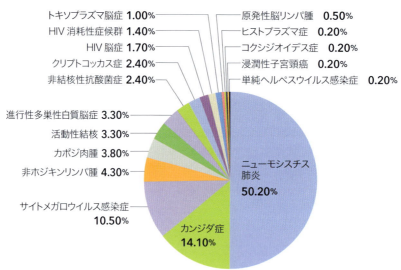

図2 ● 日本におけるエイズ指標疾患の頻度
「ART 早期化と長期化に伴う日和見感染症への対処に関する研究」班（研究代表者 照屋勝治）：
HIV 感染症に伴う日和見合併症の実態調査．2016 年．

抗 HIV 療法の領域が日進月歩であるのに対して、日和見合併症は比較的「枯れた」領域です。今でも時々は新しい治療薬やエビデンスが出てきますが、診療の軸になる部分に関しては教科書の記載が非常に役に立ちます。個別の日和見合併症の治療の詳細については成書に譲ることにして（たとえば、本書の読者の多くがお持ちと思われる『レジデントのための感染症診療マニュアル第3版』[6]にも、各日和見合併症の治療について詳細に触れられています）、ここでは次に掲げる HIV 感染者における特徴を中心に、簡単に紹介します。

> **HIV 感染者の日和見合併症の特徴**
> ❶ HIV 感染症があることに気づけなければ難しい
> ❷ 鑑別に CD4 陽性 T リンパ球数が有用である
> ❸ 複数疾患を同時に発症している場合がある
> ❹ 疾患名から想定される典型的な症状を呈さない場合がある
> ❺ 抗 HIV 療法開始後に症状が悪化することがある（免疫再構築症候群 immune reconstitution inflammatory syndrome：IRIS）

「HIV 感染症があることに気づけなければ難しい」の典型例が、冒頭に提示した CASE 1 です。HIV 感染症を念頭においていれば、「緩徐進行性の労作時呼吸困難」「胸部 X 線で両側性のすりガラス陰影」のキーワードだけで、医学生でも PcP と診断できますが、実臨床においては、受診者は「HIV 感染症」というタグをぶら下げて現れたりはしません。HIV 感染者の PcP は（non-HIV PcP とは異なり）発症後早期に診断できれば多くの場合救命可能ですが、CASE 1 のように診断が遅れ迷走したりすると、救命できなかったり、できたとしても厄介な後遺症とともに生きる人生になってしまったりします。HIV 感染症の診断に関しては、あとで詳しく触れることにしましょう。

内科診断学の基本は「すべての問題点を 1 つの原因で説明する」ですが、高度の免疫不全状態においては必ずしもこれが適切とは限りません。たとえば、HIV-PcP の重症例の治療の基本は ST 合剤とステロイドですが、PcP だけに気を取られすぎると、3 週間の初期治療が終わりかけた頃に、ステロイドで悪化した失明寸前のサイトメガロウイルス網膜炎に気づくなどの事態が起こりえます。

「典型的な症状を呈さない場合がある」ことも重要なポイントです。病原体を適切に認識して対応することができないほど細胞性免疫能が低下していると、症状が一見軽微になったり、非典型的になったりします。たとえば CD4 数が低値の肺結核では、免疫健常者でみられるような典型的な空洞性病変を形成することができず、肺炎のような画像所見を呈したり、縦隔リンパ節腫大を伴ったりします。幸い、CD4 数ごとに発症しやすい日和見疾患と臓器が経験的にわかっています（表 3）ので、特に CD4 数が低い場合には、所見に乏しくても、その CD4 数で鑑別に挙がる疾患を積極的に探しにいく必要があります。

表3 ● 代表的な日和見合併症と典型的な CD4 数[4]

臓器	日和見感染症	典型的な CD4 数(/μL)
脳	トキソプラズマ脳炎	<100
髄膜	クリプトコッカス髄膜炎	<200
眼	サイトメガロウイルス網膜炎	<50
口腔、食道	カンジダ症	<200〜300
肺	ニューモシスチス肺炎	<200
皮膚	カポジ肉腫	<200、高値で起こることもしばしば
大腸	サイトメガロウイルス大腸炎	<50
血液、骨髄	播種性非結核性抗酸菌症	<50〜100

　これと関連しますが、抗 HIV 療法を開始して細胞性免疫能が回復すると、既に存在していた病原体に対する免疫反応が強くなることにより、日和見合併症の症状が悪化することがあります（免疫再構築症候群：IRIS）。免疫再構築症候群は時に致命的になりますので、抗 HIV 療法を開始する前に全身の十分な評価が必要です。

　このように書いてくると、「やはり難しすぎて手に負えない」と感じる方がいるかもしれません。しかし、それはあくまで自分ひとりで頑張ろうとしたときの話です。HIV 感染症の診断がついた時点で気軽に専門家に相談してください。CD4 数や経過を伝えれば、考えられる鑑別診断や検査・治療方針について、適切な助言をもらえるはずです。その施設でのそれ以上の管理は難しいと専門家が判断すれば、早めの転院につながるかもしれません。

◉ HIV 自体に対する診療（抗 HIV 療法）

　抗 HIV 療法は専門家が担当すべき領域ですが、簡単に紹介しておきます。HIV は複製過程で高頻度に変異が生じるウイルスですので、耐性ウイルスの選択による治療失敗のリスクを下げるために、原則として多剤併用療法が行われます（結核の初期治療における 4 剤併用を思い浮かべると理解しやすいでしょう）。多剤併用療法における標準的な治療薬の組み合わせ方にはある程度の決まりごとがありますが、大切なのは「HIV の複製サイクル内の異なる 2 か所以上の作用点を確実に阻害する」ことです。

　作用点の異なる複数の抗 HIV 薬が使用可能となった 1990 年代後半、ようやく多剤併用療法が行えるようになりましたが、当初は 1 日 3〜5 回、合計 10 錠以上にもおよぶ大量の薬を、下痢や嘔気などの副作用に耐えながら規則正しく内服する必要があり

ました。しかしその後の抗HIV薬の改良により、内服の煩雑さや副作用は劇的に軽減しました（図3）。現在では、治療に必要な複数の成分が1錠にすべて含まれた「1日1回1錠」の配合錠の選択肢も増えています。早期に診断され抗HIV療法を継続できた場合の生命予後は非HIV感染者に遜色ないと推定する報告もあります。つまり、これから新規に診断されるHIV感染者の多くは、1日1回1錠の内服を継続するだけで、他の内科疾患で通院している患者さんの多くと同じように長期生存できるということになります。

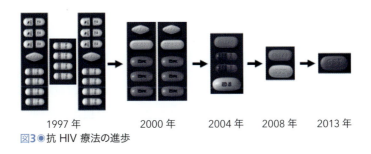

図3●抗HIV療法の進歩

　現在推奨されている抗HIV薬の組み合わせはいずれも非常に強力で、数か月間規則正しい服薬を継続できれば、ほとんどの例でウイルス量は非常に低いレベルに抑制されます。しかし、現在のところ体内に組み込まれたHIV遺伝子を排除する方法は確立しておらず、治療を中断するとHIVの複製が再開するため、服薬は生涯にわたり継続する必要があります。どの組み合わせも飲みやすいとはいえ、症状のない感染者が年余にわたり規則正しい内服を継続するためには、本人の十分な理解と、本人にとって最適な治療薬の選択が必要です。また抗HIV薬は高価であり、日本では「免疫機能障害」の身体障害者手帳を取得して自己負担を軽減するのが一般的ですが、このためには指定医のいる医療機関を受診する必要があります。

　CD4数にかかわらず、すべてのHIV感染者が抗HIV療法の適応とされるようになった現在でも、抗HIV療法の開始は専門家の役割であり、本書の主な読者と想定される「感染症に興味をもっているがHIV感染症を専門としているわけではない」医師が頭を悩ませるべき領域ではありません。より細かい部分まで勉強したい人は、無料で閲覧・ダウンロードできるガイドライン[2, 7〜9]をご参照ください。非常に変化が早い領域ですので、いずれにしても薬剤の固有名詞を記憶する作業は非専門家には必要ありません。

HIV 感染症の診断

　HIV 感染症はその経過のなかで多彩な症状を呈しますが、どれひとつとして HIV に特異的なものはなく、HIV 検査を行わなければ診断できません。本人が検査を希望して受診した場合を除けば、診断は医師が HIV 感染症の可能性に気づけるかどうかにかかっています。自分の感染の可能性に気づいていない受診者が専門医療機関を選んで受診することはありません。未診断の HIV 感染症を診断することは、非専門家の役割です。

⦿ スクリーニング検査と確認検査

　HIV 感染症の検査は「スクリーニング」→「確認検査」の 2 段階で行われます。第 1 段階のスクリーニング検査としては「第 4 世代スクリーニング検査」が推奨されています[10]。

> HIV 感染症診断のための検査
> 第 1 段階:「スクリーニング検査」=「見落とさないための検査」(第 4 世代を推奨)
> 第 2 段階:「確認検査」=「間違って陽性としないための検査」(Western Blot 法・PCR 法)

　第 4 世代のスクリーニング検査は、第 3 世代までが検出対象としている「HIV 抗体」に加え、(2 種類の HIV のうち全世界的な流行の中心となっている)HIV-1 の「抗原」も検出可能な検査(抗原・抗体検査)です。感染後まだ抗体が陽転(セロコンバージョン)していない時期であっても、抗原量が多ければ陽性となりますので、第 3 世代のスクリーニング検査が偽陰性となる急性感染期でもしばしば陽性となります。この機会に、ご自身の施設で採用されているスクリーニング検査がどちらなのか確認してみてください。

　2018 年時点の日本では、確認検査として「ウェスタンブロット法」と「PCR 法」の併用が推奨されています(「PCR 法」は前述の「ウイルス量」と同じ検査です)。海外では、ウェスタンブロット法にかわる新しい検査法が用いられるようになっており、日本の状況もいずれ変わるかもしれません。

　検査結果の解釈や次に行うべき検査などで困った場合は、専門家に遠慮なく質問してください。

⦿ いつ HIV 検査を行うか

HIV 感染症を疑うヒントとなるのは、「細胞性免疫不全を疑わせる疾患（日和見疾患）」「性感染症の既往・現症」「感染リスクの存在」「その他」です（表4）。

性感染症や日和見疾患を診たときに HIV 感染症を疑う必要があることは、本書の読者であれば知識としてはもっているはずです。しかし実際に患者さんを目の前にしたときに、検査につなげることができているでしょうか。さすがに「ニューモシスチス肺炎」や「カポジ肉腫」など**いかにも日和見疾患っぽい病名がついたら** HIV の検査に進むでしょうが、結核や悪性リンパ腫、帯状疱疹、B 型肝炎など見慣れた病名については、それを診断した時点で安心してしまい、HIV 検査の必要性を忘れてしまったりしないでしょうか。漠然と「性感染症」とひとくくりにしてしまうのも、見逃がしの原因になります。梅毒、A 型肝炎、アメーバ赤痢など、固有名詞で認識しておく必要があります。

HIV 検査を忘れてしまうことを回避する最も確実な方法は、「ルーチンで全員を検査する」ことです。実際に米国では、検査歴のない成人の受診者には、本人の拒否がない限り一律に HIV 検査を行うことが推奨されています。しかし、日本では保険診療上これは認められていませんし（性感染症の既往・現症があれば保険適用で HIV スクリーニングを行うことができます）、日本の低い有病率を考えると、全例を対象に検査を行っても偽陽性に振り回されるだけに終わるでしょう。そこでおすすめしたいのが、検査の必要性を「ルーチンで考える」ことです。鑑別診断を挙げる際に一瞬立ち止まって「HIV 検査は必要ないだろうか」と考えることを癖にすれば、目の前に散らばっているヒント（CASE 1 では「HBs 抗体陽性、TPHA 陽性」など）に気づくことができるかもしれません。

4番目に挙げた「よくわからない」「しっくりこない」は重要なポイントです。精査したが原因がはっきりしない、診断名はつけたがその後の経過が普段となんとなく違う、こういったときに HIV 検査の必要性を思い浮かべてください。そこですぐに検査するという意味ではありません。もう一度病歴に戻りましょう。それまで性交渉歴を聴取していなければ、今がそのタイミングです。

急性 HIV 感染症の時期に、ウイルス性上気道炎や伝染性単核症、時にはウイルス性髄膜炎のような症状で受診することがありますが、このような全例（特に症状が軽い例）で初診時に性交渉歴を聴取したり、HIV 感染症を疑って検査をすすめたりするのは、さすがに現実的ではないと思います。しかし、たとえば CASE 2 において、5日後に再受診した際には、インフルエンザという臨床診断への違和感が生じるはずです。急性感染期には通常日和見疾患はありませんし、性感染症の既往がないこともしばしばありますので、性交渉歴が唯一のヒントになります。

リスクが聴取されなかったとしても、必要という思いが消えないのであれば、ぜひ検査を受けることをすすめてください。検査をすすめられたことで初めて自分の感染リスクに気づく人がいるかもしれません。

表4 ● HIV スクリーニング検査を考えたい臨床場面

- 細胞性免疫不全を疑わせる疾患を診たとき
  - エイズ指標疾患に含まれる疾患、帯状疱疹、口腔カンジダ症、成人の伝染性軟属腫、脂漏性湿疹
- 性感染症の既往・現症を診たとき
  - 梅毒、淋病、クラミジア感染症、ヒトパピローマウイルス感染症、アメーバ赤痢感染症、A 型肝炎、B 型肝炎
- HIV 感染のリスクとなる情報が聴取されたとき
  - 男性同性間性交渉歴、HIV 感染ステータスが不明なパートナーとの性交渉歴、静注薬物使用歴
- 急性ウイルス感染症様の重篤な症状で受診したとき
- 「よくわからない」「しっくりこない」病態を診たとき
  - 原因不明の発熱、体重減少、血球減少、難治性の皮膚瘙痒症

◉検査の同意取得

　HIV 検査のポイントを以下にまとめました。HIV 検査には同意取得が必要ですが、文書同意である必要はありません。「HIV の検査をおすすめしますがいかがでしょうか」といった形で口頭同意を得て、速やかに診療録に記載すれば十分です。病院での検査に同意を得られないこともあるかもしれませんが、その場合には深追いせず、無料・匿名の検査サービスもあることを説明すればよいと思います[11]。

> **HIV 検査のポイント**
> - HIV 検査には本人の同意が必要である
> - 同意は口頭同意でよい（文書同意である必要はない）
> - 性感染症の既往・現症があれば保険適用である
> - 無料・匿名の検査サービスも多数提供されている[10]

　同意取得の際に、一緒に説明しておいてほしいことがいくつかあります。「スクリーニング陽性＝感染」ではないこと（偽陽性の可能性もあること）は医師なら理解していますが、聞く側は陽性と聞いた瞬間に頭が真っ白になってしまう可能性もありますので、事前に説明しておく必要があります。同じ理由で、もし HIV に感染していたとしてもよい治療法があることを事前に伝えておきましょう。検査結果の秘密が守られることは非常に大事ですので、約束するだけでなく、必ず守ってください。

> **同意取得の際に伝えたいこと**
> - 「HIV スクリーニング検査陽性＝感染確定」ではなく、確認検査が必要となること
> - 検査結果を医療従事者が本人の承諾なく第三者（家族を含む）に伝えることはないこと
> - HIV 感染症の治療は進歩しており、早期に診断されれば良好な予後が期待される疾患となっていること

⦿陽性告知と紹介

陽性告知の際に伝えたいことを表5にまとめました。陽性告知の目的は、診断されたHIV感染者を最適なHIV診療につなげることです。結果が陽性なのであれば、陽性と正しく伝えなければなりません。ただし、スクリーニング陽性の段階で紹介せざるを得ないのであれば、「確定診断ではないこと」「確認検査が必要であること」を正しく伝える必要があります。

結果に続いてその他必要なこと②〜⑤を伝えるわけですが、陽性の結果を聞いた瞬間に頭が真っ白になっている可能性もあり、すべてが頭に入るとは限りません。自施設でHIV感染症の専門的医療を提供できる環境が整っていないのであれば、早めに専門家の診察を受けてほしいこと、それまでの間に衝動的に大きな決断をしないでほしいことの2点をしっかり理解してもらったうえで、その他については当事者向けのパンフレット[12]やウェブサイト[13〜15]のメモなどをお渡しすれば、最低限必要な目標は達成できたといえるでしょう。

表5 ● 陽性告知の際に伝えたいこと

❶検査結果を「正しく」	❹電話で相談にのってくれる窓口があること
❷早期に専門家の診察を受けるのが望ましいこと	❺治療費用についても支援制度が存在すること
❸日常生活では他者に感染させることはないこと	❻衝動的に大きな決断をすべきでないこと

「衝動的な決断」といわれてまず思い浮かべるのは「自殺」だと思いますが、「仕事を辞める」「不用意に周辺に病名を明かしてしまう（カミングアウト）」もその後の人生に大きな影響を及ぼす決断です。絶対にすべきでないとはいいませんが、HIVとともに歩む人生がどのようなものになるのかを理解したうえで、それが最善の選択肢と納得できてから行うべき決断であって、混乱した頭で衝動的に行うべきものではありません。まず専門家に相談することを優先していただいたほうがよいと思います。

検査結果の告知、特に陽性告知は、慣れなければ大変な負担に感じられるかもしれません。確かに無感情で進められるような作業ではありませんが、HIV 感染症の診断がつくことは本人にとってよいことだという確信があれば、負担は減るのではないかと思います。HIV 感染症の診断は、ゴールではなくスタートです。見捨てられたと受け取られないように配慮しながら、よい形で専門家のところに送り出していただければ、その後は専門家が何とかします。

　検査・告知・紹介に関しては、インターネット上にも参考資料[16]がありますので、機会があれば一度目を通しておくとよいかもしれません。

安定期の HIV 感染者の診療における注意点

　日本では HIV 感染症と診断されると専門医療機関に紹介されることがほとんどですが、その後はどうなるのでしょうか。

　前述のように、現代の HIV 感染者の生命予後は非常に良好です。きちんと内服を継続できれば、治療開始後数か月のうちに血中ウイルス量は目標のレベルまで低下します。CD4 数が 100〜200/μL を超えて安定すれば、HIV 感染症の治療に関しては定期的な検査と同内容の処方継続のみになります。HIV 感染症の通院先へのアクセスがよくない場合や、困っていることに関してその施設に適切な診療科がない場合には、CASE 3 のように自宅や職場近くの医療機関を受診することがあるかもしれません。

　HIV 感染症が良好にコントロールされている HIV 感染者では、日和見疾患が問題となることは多くありません。鑑別疾患の中心は、HIV 感染症のない一般の受診者と同様のものになります（ただし、梅毒など性感染症の重みづけはやや高くなるかもしれません）。

　安定期の HIV 感染者の診療における注意点は、下記のようにまとめられます。順番にみていきましょう。

> **安定期の HIV 感染者の診療における注意点**
> ・血液曝露事故への対応
> ・薬物相互作用の管理
> ・服薬中断を余儀なくされる場合の対応

　HIV 診療に関わる気持ちがあろうとなかろうと、血液曝露事故発生時の対応につ

いては、すべての医療従事者が理解しておく必要があります。HIVはもともとB型肝炎ウイルスやC型肝炎ウイルスと比べて感染力の低いウイルスですが、事故発生後速やかに抗HIV薬の予防内服を開始し28日間継続することで、事故による感染成立リスクをほぼ0にすることができます（HIV感染者由来の事故であれば予防内服は労災適用です）。たとえば、東京都福祉保健局のウェブサイトでは「HIV感染防止のための予防服用マニュアル」[17]が公開されていますが、ご自身の施設や地域のマニュアルや対応体制がどのようになっているか、この機会に確認してみてください。

　抗HIV薬の一部（プロテアーゼ阻害薬やコビシスタット）は、薬物代謝酵素CYP3A4を介した高度の薬物相互作用を有しており、カルシウム拮抗薬やベンゾジアゼピン系薬剤、ワルファリンなど、同じ酵素で代謝される治療薬の薬物動態に大きな影響を与えます。他の抗HIV薬にも、頻度は低いですが問題となるような相互作用が存在するものがあります。とはいえ、普段処方する機会のない抗HIV薬の相互作用を非専門家が詳細に記憶しておくのは現実的ではありません。相互作用を記憶するのではなく、「相互作用が存在する可能性」を常に意識し、問題となるような相互作用がないかをその都度調べる癖をつけるようにしましょう。忙しすぎて調べる余裕がない場合は、その抗HIV薬を処方している担当医に問い合わせれば、喜んで相談に乗ってくれるでしょう。

　時には、抗HIV薬を内服している症例が、イレウスなど内服を継続できない状態で来院することがあるかもしれません。抗HIV療法は連日の規則正しい服薬が基本ですが、良好にコントロールされた状態であれば、1回の内服スキップが治療失敗につながることはまずないでしょう。夜間の緊急入院などの場合は、当日の内服薬は中止とし、適切な再開方法や時期について、翌日の日中にHIV感染症のかかりつけ医と相談するのが現実的な方法です。

おわりに

　知識が増えて多少ハードルが下がったとしても、実際に診療に関わることになったら、やはり怖さを感じるかもしれません。でも本書の読者なら、1例を経験しただけで「なんだこんなものか」と感じられるはずです。どうか恐れずに飛び込んでください。

　そして、わからないことが出てきたら、気楽に専門家に相談してください。HIV感染症の専門家との接点がなければ、近くの臨床感染症の専門家に相談すれば、きっと知り合いを紹介してくれます（相談した相手が実は豊富なHIV感染症の診療経験を

もっていたなんてこともありえます）。相談される側としても、経過が複雑になってから紹介されるより、最初から関わったほうがずっと楽ですから、相談を嫌がったりすることはありません。ご安心ください。

Take Home Message

- 抗 HIV 療法の進歩により、早期に診断された HIV 感染症の生命予後は非常に良好となっている。
- 抗 HIV 療法の開始は、専門家の役割である。
- 未診断の HIV 感染者の診断は、非専門家の役割である。
- 抗 HIV 療法により安定した HIV 感染者の合併症管理には、非専門家が大きく貢献できる。
- HIV 感染者の日和見合併症のスペクトラムは、他の細胞性免疫不全状態（ステロイド投与下 / 固形臓器移植後など）に類似している。
- HIV 感染者の日和見合併症の鑑別には、CD4 陽性 T リンパ球数が有用である。
- 性感染症としての HIV 感染症では、他の性感染症の合併が多いことに注意する。
- 専門家への相談をためらう必要はない。

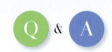

Q 帯状疱疹の際には HIV 感染症を考えるべきとのことですが、1 回目の帯状疱疹で HIV スクリーニングを行うべきでしょうか。

A 帯状疱疹は common disease で、もちろん HIV 感染症がなくても発症しますので、帯状疱疹の全例で HIV スクリーニングを行うのは「やりすぎ」だと思います。ただ、「帯状疱疹」はわかりやすい診断名なので、帯状疱疹の治療が終われば「めでたし、めでたし」になってしまいがちです。帯状疱疹発症時に見逃がされた未診断の HIV 感染症は、おそらく数年以内のエイズ発症につながります。1 回目の帯状疱疹の全例で HIV スクリーニングを「行う」必要はないと思いますが、「HIV スクリーニングは必要ないか」と考えることで、HIV 感染症の可能性を考えさせる他のヒント（梅毒既往、性交渉歴など）に気づくきっかけになると思います。考えるだけならお金もかかりませんし患者さんにも負担をかけませんので、ぜひ「考えて」下さい。**そして、必要と**

思われるときには、ためらわず検査をすすめてください。今回は検査につながらなかったとしても、将来再び体調を崩した際に、本人から検査を希望してくれるかもしれません。

文献

1. エイズ予防情報ネット：日本の状況＝エイズ動向委員会報告.
 http://api-net.jfap.or.jp/status/
2. 厚生労働行政推進調査事業費補助金（エイズ対策政策研究事業）HIV 感染症及びその合併症の課題を克服する研究班：抗 HIV 治療ガイドライン．http://www.haart-support.jp/guideline.htm
3. Cohen MS, et al：Antiretroviral Therapy for the Prevention of HIV-1 Transmission. N Engl J Med 375：830-839, 2016.
4. Rodger AJ, et al：Sexual Activity Without Condoms and Risk of HIV Transmission in Serodifferent Couples When the HIV-Positive Partner Is Using Suppressive Antiretroviral Therapy. JAMA 316：171-181, 2016.
5. 「ART 早期化と長期化に伴う日和見感染症への対処に関する研究」班（研究代表者 照屋勝治）：HIV 感染症に伴う日和見合併症の実態調査．2014.
6. 青木 眞：レジデントのための感染症診療マニュアル（第 3 版）．pp1294-1331. 医学書院，2015.
7. 日本エイズ学会：HIV 感染症治療研究会「治療の手引き」．
 http://www.hivjp.org/
8. Department of Health and Human Services（DHHS）：Guidelines for the Use of Antiretroviral Agents in Adults and Adolescents Living with HIV. https://aidsinfo.nih.gov/guidelines/html/1/adult-and-adolescent-arv/0
9. European AIDS Clinical Society（EACS）：EACS Guidelines.
 http://www.eacsociety.org/guidelines/eacs-guidelines/eacs-guidelines.html
10. 山本直樹，他：診療における HIV-1/2 感染症の診断 ガイドライン 2008（日本エイズ学会・日本臨床検査医学会 標準推奨法）．日エイズ会誌 11：70-72，2009.
11. 厚生労働科学研究費補助金エイズ対策政策研究事業「HIV 検査受検勧奨に関する研究」班：HIV 検査・相談マップ．https://www.hivkensa.com/
12. 東京都福祉保健局：たんぽぽ．
 http://www.fukushihoken.metro.tokyo.jp/iryo/koho/kansen.files/tanpopo.pdf
13. Futures Japan（HIV 陽性者のための総合情報サイト）．http://futures-japan.jp/
14. MSM 首都圏グループ：HIV マップ（すぐに役立つ HIV の総合情報サイト）．http://www.hiv-map.net/
15. 特定非営利法人 ぷれいす東京．http://ptokyo.org/
16. 広島大学病院：初めてでもできる HIV 検査の勧め方 告知の仕方 Ver. 6.
 http://www.aids-chushi.or.jp/care/ronbun/05/0503/kensakokuchi_6.pdf
17. 東京都エイズ診療協力病院運営協議会（編）：HIV 感染防止のための予防服用マニュアル．
 http://www.fukushihoken.metro.tokyo.jp/iryo/koho/kansen.files/manual.pdf

10 糖尿病患者の発熱への アプローチ

CASE 1
56歳男性、主訴は発熱。現病歴は、糖尿病でフォロー中、5日前より発熱が持続しているということで来院。発熱以外に症状なし。風邪症状はなく、局所症状なしで熱源ははっきりしないが風邪として帰宅。翌日ショックと意識障害で救急搬送となった。

CASE 2
57歳男性、主訴は全身倦怠感。現病歴は、10日ほど前から全身倦怠感、食欲不振あり。近医を受診するも風邪と診断され風邪薬を処方された。しかし、水やゼリーしか摂取できなかった。同時期から軽度の右股関節痛があったが、動いていないせいと思っていた。本日、倦怠感が増悪し、再度病院受診を決意したが、玄関先で動けなくなり、家族に抱えられ救急受診となった。既往歴としては、36歳から引きこもり（心療内科）とのことだが、内服薬やアレルギー歴はなし。

CASE 3
コントロール不良糖尿病の55歳男性、主訴は発熱、右季肋部痛。現病歴は3日前から右季肋部痛、発熱、悪寒戦慄でER受診。診察上、39℃の高熱、右季肋部痛・反跳痛あり、ALP上昇、白血球25,000/μLと上昇。腹部USで胆嚢腫大、Murphy陽性、腹部CTで胆嚢壁にair（+）、総胆管の拡張（+）、腹腔内膿瘍なし、腎腫大なし。

CASE 4
腎盂腎炎の既往のあるインスリン注射中の56歳女性、主訴は発熱、右腰痛。現病歴は、無症候性細菌尿を以前から指摘されている。5日前から排尿時痛、下腹部緊満感あり、2日前から発熱、右腰痛あり、NSAIDs内服するも改善ないためER受診。身体所見では、40℃の高熱、悪寒戦慄あり、右CVA叩打痛陽性。腹部エコーで両側水腎症あり、腹部CTも両側水腎症、

また膀胱壁内 air あり、胆嚢腫大なし、腹腔内膿瘍なし。前の尿培養では腸球菌、プロテウス陽性。

糖尿病は本当に免疫不全か？

　研修医と日々診察していると、「糖尿病患者さんは免疫不全があるので何でもありかなと思ったのでカルバペネムに…」とか、「糖尿病患者さんなので重症化しやすく何かあったら心配なので…」といったアセスメントをよく見かけ、正直イライラします（笑）。糖尿病は生活習慣病の1つで、平成26年の「患者調査」では、糖尿病の総患者数（継続的な治療を受けていると推測される患者数）は、316万6,000人、平成28年の「国民健康・栄養調査」では、「糖尿病が強く疑われる者」は約1,000万人と推計されており、糖尿病は極めてよく出会う基礎疾患の1つです[1]。糖尿病のない高齢者も珍しいなと思うくらいですが、はたしてみなそんなアセスメントでいいものでしょうか？そうなると何でもカルバペネムになってしまいそうです。若干の極論にはなりますが、ここを丁寧に考えるために「糖尿病は本当に免疫不全か？」という疑問にまでシンプル化して考えてみると見えてくるものがあります。

　まず、糖尿病の患者さんは感染症にかかりやすいという報告があります。Danish nationwide cohort study では、市中抗菌薬処方は糖尿病のない患者さんと比べて高い傾向があります（364 vs 275 /1,000 person-year：adjusted rate ratio 1.24）。特に抗菌薬の種類としては、セフェム系抗菌薬（aRR 1.95）が最も多く、抗真菌薬（aRR 1.69）、キノロン系抗菌薬（aRR 1.41）となっています。また、入院し感染症を治療する患者数も糖尿病患者さんで高い傾向があります（58 vs 39 /1,000 person-year：adjusted rate ratio 1.49）。病名では、気腫性胆嚢炎（aRR 1.74）、膿瘍（aRR 1.62）、結核（aRR 1.61）となっており、糖尿病患者さんは感染症にかかりやすそうです[2]。また、カナダ、オンタリオでの後ろ向きコホート研究では、糖尿病に罹患していると感染症のリスクが高くなる（risk ratio 1.21）とされ、調査した26疾患中21疾患で有意に増加しました。感染症による死亡率も上昇する（risk ratio 1.84）という結果で、増加しなかったのは男性の性感染症、HSV感染症、乳突蜂巣炎、HIV感染症、虫垂炎のみとなっています[3]。増加しなかった感染症に挙がっているものがイマイチ糖尿病だから？と思うものばかりで、一般論として感染症全般が増加しそうな印象をもちます。さらに、12〜16年間の追跡調査を解析した米国の研究では、糖尿病によって感染症による死亡リスクが有意に上昇し、心血管系疾患を合併するとさらに上昇傾向

です[4]。ところが、2型糖尿病患者193人を2年フォローしたオランダの研究では、458の感染症が発生(平均2.4感染/人)しましたが、HbA1cや空腹時血糖値は感染症発生群と非発生群で同じという結果でした。この論文で興味深いのは、この結果から「Hyperglycaemia is more likely a result of than a cause of common infections…」とし、原因というよりも結果であろうとしているところです。このように、現時点でも「糖尿病患者さんは免疫不全か?」というシンプルな命題に対しても研究ではcontroversialという言い方が正しいことにはなります。実際、糖尿病の患者さんはたくさんいますが、多くは普通の人(健常者)と変わりありません。しかし、臨床現場では「The 糖尿病(これぞ糖尿病患者さん)」と思える感染症にも出会うことは間違いありません。ではどうしたらよいでしょうか?

糖尿病患者さんの免疫不全は複雑系

　糖尿病患者さんの免疫不全をどう考えるか?はとても難しいです。勉強すればするほどわけがわからなくなります(笑)。わけがわからなくなるのでつい「糖尿病患者さんは免疫不全で易感染性ですから、何でもありですよね。とりあえずメロペネムにしておきましたぁ」なんて言いたくなる研修医の気持ちもわからなくはないのですが、ここも丁寧に考えたいところです。ひとまず自分は研修医には「きいたふうな口をきくな!俺の前で二度と"免疫不全"という言葉を使うな!(怒)」と指導しています(笑)。免疫不全の感染症の原則として、どのタイプの免疫不全かを丁寧にひも解くことがスタートとなります。免疫不全は以下のように分類され(表1)、それによって考える微生物も変わってきます(表2)。よって、免疫不全と考える患者さんでは必ずこの丁寧な分類とそれに基づいた微生物を考える癖をつけることが重要となります。ところが、糖尿病患者さんではここがきれいにはいきません。みなさんも学生時代の講義を思い出してみてください。糖尿病の免疫不全のメカニズムってどのように習いますか?図1のようなシェーマが提示され、さまざまな免疫機構にまたがって、それぞれが血液疾患ほどがっちりではなく、微妙にダメになっています。好中球機能障害としては遊走能や貪食能の低下っていうのがわかりにくいです。好中球減少症のように、絶対数が明らかに少ないのではなく、機能の低下ってどんな程度のことが起こるのでしょうか?また、T細胞免疫の低下、補体機能障害もありますが、何がどのくらいどのような糖尿病患者で低下しているのかがわかりません…。さらに、糖尿病患者さん全例ではありませんが、合併症として、血流障害や末梢神経障害も起こしているとこれらも感染症の起こりやすさだけではなく、発見の遅れなどにも関わり、糖尿病患者さんの

免疫不全は極めて複雑系の免疫不全と考えます。ではどうすればよいでしょうか？

表1● 免疫不全の種類

- バリア障害
- 生体機能の異常
- 好中球減少（機能異常）
- 細胞性免疫の異常
- 液性免疫の異常
- 抗体、補体、脾機能不全

表2● 各免疫不全状態でよくみられる病原体

		細菌	真菌	ウイルス	その他
好中球減少		C.N.S *S. aureus* *Streptococcus* 腸内細菌 *P. aeruginosa*	*Candida* *Aspergillus*	HSV	
細胞性免疫不全		*Listeria* *Salmonella* spp. *Nocardia* spp. MTB（結核） Non-TB Mycobacteria *Legionella*	*Candida* *Cryptococcus* *Pneumocystis* 　*jiroveci* *Aspergillus* Endemic fungi	CMV HSV VZV Respiratory viruses 　Influenza 　Parainfluenza 　RSV EBV HHV-6, 7	*Toxoplasma* *Cryptosporidium* *Cyclospora* *Microsporidium* *Strongyloides*
液性免疫不全	脾機能不全	*S. pneumoniae* *H. influenzae* *N. meningitidis*			*Babesia* *Plasmodium*
	補体・免疫グロブリン異常			VZV Echovirus	

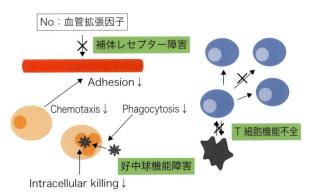

図1● 糖尿病患者の免疫不全

糖尿病患者の 8 大感染症

　ここは意外にもシンプルに考えることができます。重要なのは漠然と"感染に高リスク"ではなく、これらを踏まえて、以下のように考えるとよいでしょう。

> 1. "特定の感染症に感受性が高い"
> 2. "特定の感染症が非典型"

表3● 糖尿病患者の 8 大感染症

①足感染症
②重篤な尿路感染症
③重篤な胆嚢炎
④壊死性筋膜炎
⑤表在性真菌感染症
⑥化膿性筋炎
⑦接合菌症
⑧悪性外耳道炎

　つまり、結果だけ覚えるとよいのです。そこで「糖尿病患者の 8 大感染症」(表3)を覚えてください。そして、やや極論にはなりますが、「8 大感染症以外は基本的には普通の人(健常者)と同じ」と考えるとよいでしょう。これらの基礎知識を踏まえて、糖尿病患者の発熱を考えてみましょう。やや脱線しますが、糖尿病患者は免疫不全なのでワクチンがつきにくいか？と思われがちですが、インフルエンザ、肺炎球菌、HBV のワクチンに対する反応は糖尿病患者でも特に問題ないことが知られています。では CASE 1 を考えてみましょう。

糖尿病患者は見た目に騙される、所見に気がつかない

　CASE 1 は何だったと思いますか？一度前日に救急外来を受診しています。なんと風邪症状(咳、鼻汁、咽頭痛)がないのに風邪として帰宅されていますが、これが研修医だったら強烈な指導が今は入ります(笑)。年配の先生なら、山本舜悟先生の『かぜ診療マニュアル』(日本医事新報社、2017 年)を贈呈したい感じです。さらになんとショック、意識障害で翌日に受診となっていて、「そんな感染症を見逃すなんてなんてひどい診療だ！」って思いたくなりますが、みなさんも明日は我が身と思いましょう。なんとこの患者さん、救急隊から「足の裏にピンが刺さっていて腐ってます」

と指摘があり糖尿病足感染症の診断となりました…。そうなのです。糖尿病患者の感染症の2つ目の特徴である「特定の感染症が非典型的」というところが臨床では重要です。糖尿病患者には申し訳ない言い方ですが、「糖尿病患者は嘘をつく」と覚えるとよいでしょう。また、このような症例もあるあるですが、どこがポイントでしょうか？

> **CASE**
> 48歳男性、糖尿病に対してインスリン治療中、血糖コントロールは不良で、HbA1cは8以下にはなったことはない。3週間前に足をぶつけたが放置。その後、靴下が汚れるようになってきた。悪臭を伴うようになり、数日前から悪寒戦慄を伴う38℃の発熱を認めたため受診。足をみると…

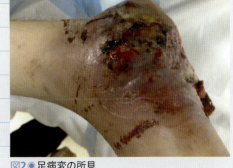
図2● 足病変の所見

　この症例のすごいところは、熱が出てきたから受診となっていて、なんと痛みの訴えがありません。糖尿病患者の感染症の特徴の1つである「全身状態と臨床像が一致しない（見た目の割にえらい重症）」を知りましょう。糖尿病足感染症の受診理由はこのように"痛み"ではなく、「臭いがきつくなってきた」「靴下が汚れて困る」とか「熱が出てきたから」といって受診し痛みの訴えに乏しいことが多いのです。

糖尿病足感染症を丁寧に考える

◉診断

　糖尿病足感染症（diabetic foot infections）は最もよく出会う糖尿病患者の感染症の1つでしょう。ガイドラインとしてはIDSAのものがよくまとまっています[5]。糖尿病足病変は糖尿病の重大な合併症の1つであることは知らない人はいないでしょう。生涯のうちに足病変をきたす可能性は12～25%で、小さな外傷、機械的な圧迫（靴など）、熱傷、動物咬傷などがきっかけとなります。まぁ、足には誰しもが傷を作りやすいのですが、糖尿病患者は神経障害があるので気がつきにくく、しかも血管障害

があり治りにくいのです。大切なことは、「糖尿病足病変＝感染症」ではないということです。糖尿病患者の足に病変があったらまずすべきことは抗菌薬ではなく、感染しているかどうかの判断となります。もし骨露出があれば骨髄炎合併の可能性がありますが、単純Ｘ線では所見がはっきりするのに時間がかかることが知られています。また、骨シンチやMRIも有用ですが、確実な診断は骨生検となります。

　繰り返しますが、すべての足病変が感染しているわけではありません。①膿性滲出液の有無、②炎症所見が少なくとも2つ以上（発赤/熱感、腫脹/膨隆、疼痛/圧痛）とされますが、最終的には医師の臨床判断になることも多いでしょう。

◉ 微生物

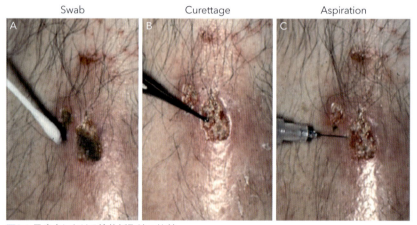

図3 ● 足病変における検体採取法の比較

　長期治療も予測されますので、検体はきちんとしたものを採らないと定着と感染の区別が難しくなります。明らかな膿、深部の壊死組織が最もよく、表面のスワブ、滲出液は不適切とされます。図3にあるように[6]、Aspiration（穿刺吸引）が最もよく、Curettage（掻爬術）がその次によく、Swab（ぬぐい）は不適切とランクがあります。起因菌（表4）は、「糖尿病足病変といえばMRSAや緑膿菌ですよね！」と研修医はにこにこして言いますが、ここも丁寧に考えたいところです。急性の経過であれば通常の蜂窩織炎の起因菌と変わらないことが重要です。慢性の経過では腸内細菌科やMRSA、緑膿菌などの耐性菌も考慮することになりますが、いずれにせよ「糖尿病患者さんだからバンコマイシン＋メロペネム」とはせずに、丁寧な培養提出とその解釈ができるようになりましょう。

表4 ● 糖尿病足病変の起因菌

急性の潰瘍	好気性グラム陽性球菌 S. aureus、β-streptococcus
慢性の潰瘍	腸内細菌科、緑膿菌などの GNR、腸球菌
虚血や壊死	嫌気性菌の混合感染を考慮
入院、広域抗菌薬使用中	耐性菌（MRSA、耐性グラム陰性桿菌など）

● 糖尿病足病変の分類と治療期間

　糖尿病足病変の分類を確認しておきましょう（表5）。大切なことは「感染していない」があることです。重症度以上に、適切な培養検体の提出と、それによる感染症の有無の丁寧な判断が臨床では抗菌薬適正使用上とても重要となります。重症度により治療期間がざっくり提示されています。軽症の感染症：1週間〜2週間、中等度から重症の感染症：2週間〜4週間、骨髄炎：4週間〜6週間とされます。骨が露出している場合や、ゾンデで骨が触れる場合には、MRIの所見がはっきりしなくても骨髄炎として治療するほうがよいでしょう。抗菌薬は治療の1つにすぎず、「局所治療」としてのデブリドマンやドレッシング、「免荷」として安静、車いす、松葉杖、ウォーキングブレイス、ハーフシューズ、ヒーリングサンダルなど、「血流障害コントロール」薬物治療、PTA（経皮的血管拡張術）、バイパス手術、そして「血糖コントロール」のすべてを行い、リハビリテーションや再発予防教育・外来フォロー・地域との連携までしてはじめて糖尿病足病変の治療といえるでしょう。

表5 ● 糖尿病足病変の分類

化膿や炎症所見がない	Uninfected
炎症所見（化膿、発赤、疼痛、圧痛、熱感、膨隆）を2つ以上認め、 　炎症所見は潰瘍から2 cm 以内 　皮膚や表層の皮下組織にとどまる 　他の局所の合併症や全身症状がない	Mild
上記の炎症所見があり、全身状態は保たれている 以下のいずれか1つ以上を認める 　2 cm を超える蜂窩織炎、リンパ管炎、 　表層より深部への進展、深部組織膿瘍、 　壊疽、筋・腱・関節・骨への波及	Moderate
上記の炎症所見があり、全身状態悪化、代謝が不安定 　発熱、悪寒、頻脈、血圧低下、意識障害、嘔吐、 　白血球増多、アシドーシス、著明な高血糖、尿毒症など	Severe

糖尿病ならではの壊死性軟部組織感染症

さて、一番重要な糖尿病足感染症が終わったら、あとは残りの 8 大感染症をダーッと確認していきましょう。繰り返しますが、糖尿病は免疫不全なのですが、「糖尿病ならではの 8 大感染症を知る＋症状が非典型的」と考え、それ以外は基本的には他と変わらないというシンプルなアプローチをコアにもつことが重要です。「糖尿病だから何でもあり」とつい言いたくなりますが、その発言が思考の停止になっていないか、バンコマイシン＋メロペネムを投与する言い訳になっていないか注意が必要です。では CASE 2 はどうでしょうか？ 36 歳から引きこもりをしている患者の主訴が全身倦怠感と言われると、そのような患者の軽い訴えは「どうせ心の病気でしょう」と思いがちです。ところが、そこが糖尿病ではピットフォールとなります。本症例は研修医が最初に診た際には身体所見上特に有意なものはなく、バイタルが T 37.0℃、BP 154/90 mmHg、HR 120 bpm、RR 40 回 / 分、SpO$_2$：95%（RA）であり、過換気症候群の疑いとして対応されていました。ところがなかなか落ち着かないので、「とりあえず点滴と採血して、サチュレーションちょっと低めだったので血ガスとっておきましたぁ」なんて「とりあえず生」のような言い方で地引網診療をしたところ、血ガスで pH：7.173、pCO$_2$：13.6、HCO$_3$：4.8、Glu：578 という結果が返ってきてびっくりとなりました。研修医から「なんと糖尿病性ケトアシドーシス（DKA）でした！総合内科でよろしくおねがいします！」と電話がかかってきたのを今でも覚えていますが、はたしてそれだけでよいでしょうか？

●「DKA/HHS の原因 5 つの I」を覚えよう

「DKA/HHS は、その診断のみで満足してはいけない」と研修医には日々指導しています。DKA/HHS はその原因検索が重要で 5 つの I と覚えるとよいでしょう。

> ① Infection（感染）
> ② Infarction（脳梗塞 / 心筋梗塞）
> ③ Insulin lack（インスリン不足）
> ④ Idiopathic（原因不明）
> ⑤ Iatrogenic/Intern（研修医）

です。頻度が高いのは①～③ですが、⑤に注目してください。なんと私たちが DKA を作っていることがあるのです。これは、「感染症＋糖尿病」で入院して研修医

が診ていて、抗菌薬に加えて3号液をがんがん点滴し、さらに血糖チェックの指示がない場合に起こります。未指摘の糖尿病に気がつかないということも多いですが、それ以上に3号液が問題ですね。急性の感染症では多くは脱水がありますので投与するとしても外液でしょう。ご飯が食べられていないからという理由で3号液が入っている場合も見かけますが、その3号液で解決してますかね…。糖尿病のある患者の高カロリー輸液なども注意が必要ですね。血糖チェックがされていなく、HHSとなった症例を時々見かけます。自分が出会った最高血糖は2,000 mg/dLという方がいらっしゃいました…。「DKAは院内で起こるものじゃねー」と怒られないように注意しましょう。

　さて、CASE 2の患者さんですが、コンサルトされて行ってみましたが、DKAの原因は検索していない（怒）、とのことでした。Infarction（脳梗塞や心筋梗塞）は心電図や身体所見で麻痺はなさそうで、Infectionなんだろうなと思いながらもそのフォーカスが確かにちょっと見ただけではわかりませんでした。右股関節痛があるのですが、見た目は何もありません。しかし、同部位を触ってみるとやや硬く何か変だな？とは思いました。硬いところを触っていくとその先に陰嚢があり、若干ですが右陰嚢腫大を認めましたが前立腺の圧痛はありませんでした。造影CTをとったところ、右の陰嚢内部にガス像があり、フルニエ壊疽の診断となりました。股関節が痛いと言っていたのは、皮下をそこまで炎症が這って行っていたからでした。教科書的には図4のようなものが有名ですが、実際にはこんなにわかりやすい症例は多くはありません。本症例は、腫れも強くはなく、見た目の壊死所見もありませんでした。さらに、女性のフルニエ壊疽は難しいことが知られています。大陰唇が軽度腫れているかもくらいのときもあるのです。よって、「DKAの原因がはっきりせず、見た目の割にショック、多臓器不全、意識障害」があれば積極的に画像検索をすることが重要です。

　このように、糖尿病に軟部組織感染症を合併すると重症化しやすいので注意が必要です。壊死性軟部組織感染症（NSTI：Necrotizing soft tissue infection）がまさに糖尿病患者の感染症の大きなカテゴリーとなります。糖尿病では腸内細菌科や嫌気性菌の混合感染が90％を占め、抗菌薬以上に外科治療が重要となります。重篤な深頸部感染症であるLudwig's anginaも糖尿病患者さんで多いとされます。下顎のSubmandibular spaceに急速に進行する皮膚軟部組織感染症で、多くは歯性感染由来です。急速な上気道閉塞をきたすこともあり、進行すると筋膜炎や膿瘍形成をきたします（図5）。

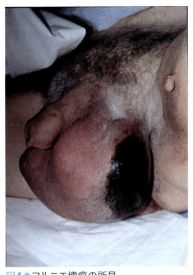

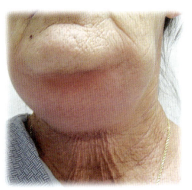

図5●Ludwig's anginaの所見

図4●フルニエ壊疽の所見

よくある感染症の重症型

　さて、「8大感染症」どんどん行きましょう。CASE 3はどうでしょうか？こんなの胆嚢炎でしょ？と誰もが思うのですが、ちょっと変な感じです。胆嚢壁にairがありますね。そうです、気腫性胆嚢炎です。症状は通常の胆嚢炎と同じく右上腹部痛、嘔気・嘔吐、発熱となりますが、死亡率は高まります（15〜25％）。ガス産生菌の感染により胆嚢壁内にガス像が出現するのが特徴で、糖尿病に合併することが多いです。稀といわれていましたが、画像診断の進歩で発見される機会が明確に増えている印象です。よくある起因菌は通常の胆嚢炎と同じくグラム陰性桿菌や嫌気性菌による混合感染で、*E. coli*、*C. perfringens*、*B. fragilis*となります。治療は抗菌薬だけでは厳しく、速やかに胆嚢摘出術が重要となります。コンサルト先が外科になりますので、適切な診断が重要となります[7]。

　ではCASE 4はどうでしょうか？これもわかりやすいですよね。そうです、腎盂腎炎ですよね。と思いますが、それだけではダメです。よく見ると膀胱壁内にガス像がありますね。そうです。気腫性膀胱炎・腎盂腎炎ですね。糖尿病が全症例の70〜90％を占めるとされます。微生物は*E. coli*、*K. pneumoniae*で90％とされ、通常の腎盂腎炎と大きな違いはありません。治療は抗菌薬に加えてドレナージ（経皮的ドレナージ）や腎摘などが必要となることがあります。抗菌薬のみでは致死率40％との報告がありますが、膀胱のみの気腫で全身状態がよければ、抗菌薬のみの治療となることが多いでしょう。ここで糖尿病患者さんの尿路感染症について確認してみたいと

思います。糖尿病患者さんでは局所症状がでにくいことは知られています。もともと腎盂腎炎自体が熱のみのことが多いので困ったものです。また、熱の下がりが少し遅く、入院期間も長い傾向があるとされます[8]。微生物としては、腎盂腎炎の起因菌は大腸菌が多いのですが、耐性傾向の微生物が出やすいこと、合併症が多いので、画像は積極的にとることが重要です[9]。腎盂腎炎では72時間ルールがありますよね。抗菌薬を開始して72時間たっても解熱しなければ、尿路閉塞、膿瘍形成などの除外が必要として画像検査（CT、エコーなど）の適応とされます。しかし、糖尿病患者さんでは、この画像検査の敷居は低くてよいと思います。特にDKAできて、その原因が尿路感染症と考えた場合には、積極的な画像検索をおすすめします。DKAでくる場合には通常の腎盂腎炎というよりは腎膿瘍を合併している症例が多い印象です。また、腎盂腎炎72時間ルールの一般論ですが、「3日待たないほうがよいとき！」として、①入院の時点でショック状態など重症の場合、②来院時から痛みが強すぎる場合、③リスクが高い場合（コントロール不良の糖尿病、AIDS、その他の免疫不全、再発性、結石や先天性奇形などが疑わしい病歴）があることを忘れないでください。

　さて、こんなに厄介に見える糖尿病患者さんの尿路感染症ですが、抗菌薬適正使用上もやはり無症候性細菌尿に関する知識をしっかりもつことは重要です。糖尿病患者さんの細菌尿でも最も多いのは無症候性細菌尿とされます。女性：男性＝3：1とされ、男性は非糖尿病患者と変わりありません[10]。頻度は女性：10.8〜16%、男性：0.7〜11%で10人に1人くらいは尿検査をしたら細菌がいるものですが治療しても尿路感染症は減らないとされます[11]。また、血糖コントロールが悪いときや腎機能が悪化してきたときに「この細菌尿があるからだ！」と言われることがたまにありますが、血糖コントロールとはあまり関連がないこと、腎機能の低下とは直接の関連はみられていないとされます[10]。

　このように、壊死性軟部組織感染症もそうですが、気腫性胆嚢炎、気腫性腎盂腎炎ともに「よくある感染症の重症型」という切り口が糖尿病患者さんではあります。ただ、なんでも重症型ではなく、1. 皮膚軟部組織、2. 胆道系、3. 尿路の3つが重要です。たとえば糖尿病患者さんだから肺炎が重症が多いか？の high quality evidence はありません。このようになんでもありではなく、糖尿病患者さんならではが明確にあると実臨床でも感じます。そして、糖尿病患者さんを診ているときは以下のフレーズを思い出しましょう。

> 糖尿病患者さんは訴えがなくても・足と陰部に注目！足感染症・フルニエ壊疽、肛門周囲膿瘍

稀だけど知っ得！糖尿病患者ならではの感染症

さて、8大感染症の残りは、「稀だけど知っ得」糖尿病ならではの感染症です。正直、これらに出会ったらお祓いに行くことをおすすめするような頻度かもしれませんが、「出会ったときにはもう遅い（出会ってから教科書を開いていては遅い）」となりうる感染症ですので、知っておきましょう。

⦿ 鼻脳ムーコル症（rhinocerebral mucormycosis）

口腔、副鼻腔に生えたムーコルが組織を壊しながら浸潤して脳へ浸潤する極めて重篤な病態です（図6）。糖尿病患者の割合は60～81%とされます。ムーコルが糖分の多い酸性環境が好きなため、DKAの人に多いとされます。微生物は *Rhizopus* spp., *Mucor* spp. などで、副鼻腔から頭蓋内に至ると極めて予後不良です。症状・所見としては、顔面・眼部・頭の痛み、鼻閉、発熱、鼻甲介への黒色痂皮の付着があり、急速進行性が特徴です。確定診断は生検で菌糸の組織への浸潤を確認となりますが、画像診断（CT，MRI）も有用です。治療は外科的切除、抗真菌薬（amphotericin B）で、死亡率は15～30%とされますが、文献により30～70%というのもあります[12]。

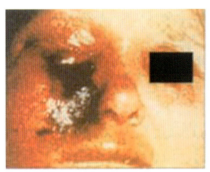

図6 ● 鼻脳ムーコル症

⦿ 悪性外耳道炎（malignant otitis externa）

80%で糖尿病が基礎疾患にあるとされます（図7）。また、高齢者に多い傾向があります。微生物は98%で *Pseudomonas aeruginosa* とされますが、黄色ブドウ球菌やアスペルギルスの報告もあります。病態は外耳道の蜂窩織炎ですが、それが頭蓋底の骨髄炎や頭蓋内へ浸潤しうる重篤な病態です。症状は改善しない耳痛、耳漏、難聴で、外耳道に過剰な肉芽腫を形成することがあります。顔面神経麻痺などの脳神経症状は予後不良のサインとされます。治療は耳鼻科にコンサルトし、切除、抗菌薬投与

(4週間以上)となります[13]。

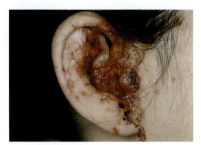

図7● 悪性外耳道炎

血糖コントロールと手術（SSI予防）、敗血症

　感染症医をしていると、糖尿病患者さんで「血糖コントロールが悪いから術後のSSIが心配」とか、「敗血症がよくならないのは血糖のせいだ」と言われることが多々あります。個人的には「糖尿病患者さんの感染症がよくならない理由をなんでも血糖のせいにするな！」と思いますが、お互い感情的にならずに、ここも丁寧に考えることが重要でしょう。

⦿まず、糖尿病と手術について考えてみましょう

　データとしては糖尿病の合併は手術部位感染症（SSI）のリスクが2.7倍になるというものがあります[14〜19]。特に術中および術後48時間の血糖値が感染に関連しているとされますが、術前の血糖値、HbA1cはあまり関連しないとなっています。術後24時間で220 mg/dLを超えると感染のリスクが高まるとなっていて、適切な血糖コントロールでSSIおよび病院感染が減少することが示されています。ただ、ここを丁寧に考えたいのは、高血糖・糖尿病は好中球の遊走能や貪食能を低下させることは間違いないですが、術前の糖尿病の存在やHbA1cの高レベルとSSI発症率との間に関連があるとする報告はありますが、現時点では術前の血糖コントロールとSSIの関連については情報が不十分とされます。HbA1cがいくつにならないと手術できない！といった形で過度になりすぎるのはよくないでしょう。また、血糖コントロールは術前、術中、術後を通じて重要ではあるのですが、厳格なコントロールではなく、ガイドラインでも180 mg/dL以下とされています[20]。

◉敗血症の血糖コントロール

　血糖値を 80〜110 mg/dL にするといった厳格な血糖コントロールを内科 ICU で行った研究が興味深いです。なんと厳格にコントロールしてみても死亡率、感染症に関連したアウトカムは差が出ませんでした[21]。また、敗血症の患者で厳格な血糖コントロールをしたところ、死亡率に有意差は出ず、むしろ低血糖は増えたという結果になっています。これらを踏まえて、厳格な血糖コントロールではなく敗血症などでも「180 mg/dL 以下に保つ」といったゆるめの目標設定となっています。これは実臨床でもそのように感じます。繰り返しますが「感染症がよくならない原因は血糖のせい？」と思ったらそうではなく、ドレナージが十分できているか？微生物に適した抗菌薬を十分量投与しているか？さらには、血糖値以外の全身管理が十分できているか？を丁寧に考えることが重要と日々感じます。

Take Home Message

☞ 糖尿病患者さんは免疫不全患者さんですが、"なんでもあり"とか"重症化しやすいので"というフレーズで安易に広域抗菌薬を投与しない！

☞ 糖尿病患者さんの 8 大感染症を覚えよう！

☞ なんでもありではなく、"特定の感染症に感受性が高い"として、「よくある感染症の重症型」、「稀だけど知っ得」シリーズを熟知する

☞ 糖尿病患者さんは訴えがなくても・足と陰部に注目！足感染症・フルニエ壊疽、肛門周囲膿瘍

☞ 糖尿病患者さんの感染症がよくならない理由をなんでも血糖のせいにしないこと

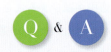

Q 足の骨が見えている患者さんによく出会います。最初に抗菌薬は何を使用されていますか？

A 糖尿病足感染症の最も重篤な病態の 1 つが骨髄炎です。よってこれこそバンコマイシン＋メロペネムだ！となりそうですが、ここも丁寧なアセスメントが患者さんのためになると日々感じます。上記のように適切な培養を提出することが大前提ですが、実臨床ではなかなかそうはいかないことも多いでしょう。特に、深部の検体がすぐには取れないことも多く、そうなると微妙な検体による培養結果での起因菌推定となっ

たり、抗菌薬開始後の培養結果となり判断が難しいことが多いでしょう。そこで自分がよくやるのは escalation 治療です。「抗菌薬を開始するときは治療終了のことも考える」という青木眞先生の名言があります。骨髄炎はその治療期間がかなり長くなることが予測されますので、今後内服抗菌薬への変更も視野に入れる必要があるのと、抗菌薬の副作用が起こったときに変更を余儀なくされることも考えながら治療開始とするのがよいでしょう。骨髄炎といっても重症度には幅があります。よって、まずはセファゾリンで治療開始でき、それでの改善を見られるかどうかは大きいと感じます。全身状態が悪い場合はその限りではありません。

Q 化膿性筋炎はどのような疾患イメージですか？

A 外傷や IV drug use に関連したものとされます。血行性に菌がとぶこともありますが、このメカニズムによる筋炎はめずらしいとされます。

Q 足感染症を局所抗菌薬治療（軟膏）とする場合も、急性と慢性を区別して軟膏を選択したほうがよいでしょうか？

A「はい、そうですね」と言わないようにしたいところです（笑）。ひとまず、この疑問は局所抗菌薬投与のエビデンスは？からスタートするのがよいと思います。抗菌薬入り軟膏はよさそうなイメージがありますが、積極的に推奨するものではないということでよいと考えます。ひとまず、感染しているとして治療する場合（発熱があるとか）には、原則全身性の抗菌薬投与がコアにあるという前提で、抗菌薬入り軟膏も考えるのはありかとは思います。もし、抗菌薬入り軟膏のみで治療できそうな感染症の場合にも、それを使わないでドレナージ＋洗浄のみのほうがよいのかもしれません。

Q 骨露出から骨髄炎ありと考えたとき、時間をおいての MRI で所見がなくても骨髄炎として治療を完遂したほうがよいでしょうか？また骨生検まで考慮すべきでしょうか？

A はい。骨生検やシンチなどで診断を試みてもいいですが、治療完遂としてしまうのがよいと考えます。このような場合の骨髄炎の治療期間として CRP 陰性化は 1 つの指標にはなると思います。

Q フルニエ壊疽の診断に握雪感は役に立ちますか？また大陰唇が軽度腫れている際の対応としては、CT の撮影範囲を広くする、試験切開してみるでいいでしょうか？

A フルニエ壊疽に限らず、他の壊死性筋膜炎の所見としても握雪感はとても有名な身体所見ですが、感度は低い印象です。"感"ですので（笑）。感度を上げる方法として、聴

診器で押してプチプチするかを聞くほうが感度はよいのでやってみてください。ということで、「握雪感はあったらラッキー（感度は低いが特異度は高い）」と研修医には指導しています。また、女性のフルニエ壊疽？と思ったらCTを陰部まで十分撮影する対応となります。CTではわかることが多く試験切開しないとわからない症例はフルニエ壊疽では少ないでしょう。

Q 最近positiveな結果が多く、巷でバンバン処方されているSGLT-2阻害薬ですが、重篤なUTIも増えているのでしょうか？経験がありましたら教えてください。

A おっしゃるとおりバンバン出されている割には、SGLT-2阻害薬を飲んでいる人で重篤なUTIが多いという印象はありませんね（個人の意見）。有害事象として提示されているものがありますが、その因果関係に関してはまだまだ十分とは言いがたいとは思います。だからといってSGLT-2阻害薬が糖尿病治療のファーストラインになるとは思いません…。

Q 慢性の潰瘍で緑膿菌をカバーするかどうかについてはどのように考えていけばよいでしょうか？

A 深部の検体からの適切な培養が提出され、単一菌として検出されれば起因菌と判断することにはなります。しかし、そのような検体をとれることは多くはなく、培養で検出された微生物が真に起因菌かの判断は容易ではないことが多いです。慢性の潰瘍性病変であれば緊急性がないことが多いです。よって、Polymicrobialの1つとして緑膿菌が検出された場合には、ひとまず起因菌としないで治療開始としてよくなるかを診るというのがとても重要だと感じます。

文献

1. 厚生労働省：平成28年「国民健康・栄養調査」の結果.
   http://www.mhlw.go.jp/stf/houdou/0000177189.html
2. Mor A, et al：Rates of Community-based Antibiotic Prescriptions and Hospital-treated Infections in Individuals With and Without Type 2 Diabetes：A Danish Nationwide Cohort Study, 2004-2012. Clin Infect Dis 63：501-511, 2016.
3. Shah BR, et al：Quantifying the risk of infectious diseases for people with diabetes. Diabetes Care 26：510-513, 2003.
4. Isomaa B, et al：Cardiovascular morbidity and mortality associated with the metabolic syndrome. Diabetes Care 24：683-689, 2001.
5. Lipsky BA, et al：2012 Infectious Diseases Society of America clinical practice guideline for the diagnosis and treatment of diabetic foot infections. Clin Infect Dis 54：132-173, 2012.
6. Cavanagh PR, et al：Treatment for diabetic foot ulcers. Lancet 366：1725-1735, 2005.
7. Gill KS, et al：The changing face of emphysematous cholecystitis. Br J Radiol 70：986-991, 1997.
8. Horcajada JP, et al：Community-acquired febrile urinary tract infection in diabetics could deserve a

different management: a case-control study. J Intern Med 254：280-286, 2003.
9 Peleg AY, et al：Common infections in diabetes: pathogenesis, management and relationship to glycaemic control. Diabetes Metab Res Rev 23：3-13, 2007.
11 Nicolle LE, et al：Infectious Diseases Society of America guidelines for the diagnosis and treatment of asymptomatic bacteriuria in adults. Clin Infect Dis 40：643-654, 2005.
12 deShazo RD, et al：Fungal sinusitis. N Engl J Med 337：254-259, 1997.
13 Handzel O, et al：Necrotizing (malignant) external otitis. Am Fam Physician 68：309-312, 2003.
14 Pomposelli JJ, et al：Early postoperative glucose control predicts nosocomial infection rate in diabetic patients. JPEN J Parenter Enteral Nutr 22：77-81, 1998.
15 Latham R, et al：The association of diabetes and glucose control with surgical-site infections among cardiothoracic surgery patients. Infect Control Hosp Epidemiol 22：607-612, 2001.
16 van den Berghe G, et al：Intensive insulin therapy in critically ill patients. N Engl J Med 345：1359-1367, 2001.
17 Guvener M, et al：Perioperative hyperglycemia is a strong correlate of postoperative infection in type II diabetic patients after coronary artery bypass grafting. Endocr J 49：531-537, 2002.
18 Malone DL, et al：Surgical site infections: reanalysis of risk factors. J Surg Res 103：89-95, 2002.
19 Furnary AP, et al：Effect of hyperglycemia and continuous intravenous insulin infusions on outcomes of cardiac surgical procedures: the Portland Diabetic Project. Endocr Pract 10 (Suppl 2)：21-33, 2004.
20 O'Hara LM, et al：Update to the Centers for Disease Control and Prevention and the Healthcare Infection Control Practices Advisory Committee Guideline for the Prevention of Surgical Site Infection (2017)：A summary, review, and strategies for implementation.Am J Infect Control 46：602-609, 2018.
21 Van den Berghe G, et al：Intensive insulin therapy in the medical ICU. N Engl J Med 354：449-461, 2006.
22 Brunkhorst FM, et al：Intensive insulin therapy and pentastarch resuscitation in severe sepsis. N Engl J Med 358：125-139, 2008.
23 Rhodes A, et al：Surviving Sepsis Campaign: International Guidelines for Management of Sepsis and Septic Shock: 2016. Crit Care Med 45：486-552, 2017.
24 Qaseem A, et al：Use of intensive insulin therapy for the management of glycemic control in hospitalized patients: a clinical practice guideline from the American College of Physicians. Ann Intern Med 154：260-267, 2011.

11 ステロイド投与患者の発熱へのアプローチ

CASE 1

70代男性

主訴

労作時呼吸困難

現病歴

15年前に特発性血小板減少症と診断され、プレドニン® 20 mg/日を内服中であった。3日前から徐々に増悪してきた労作時の呼吸困難を主訴に救急外来を受診した。

バイタルサイン

BP 124/80 mmHg、PR 82 bpm, RR 14/分, BT 36.2℃, SpO$_2$ 98%（RA）身体所見は呼吸音異常なし、その他も特に異常なし

胸部CTを撮影したところ、右肺野に内部が空洞の結節影が観察された。

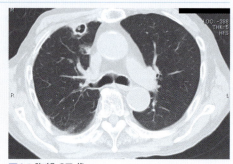

図1●胸部CT像

CASE 2

40代男性

主訴

頭痛・嘔気・嘔吐

既往歴

30歳代に甲状腺機能低下症

現病歴

10年前より自己免疫性溶血性貧血にて他院に通院中でありプレドニン® 60

mg/日投与により寛解に達し、以後は減量し最近は5 mg/日にて維持されていた。1週間前より頭痛、ふらつき、嘔気、嘔吐を認めるようになり当院に受診となった。

> **身体所見**
>
> JCS 1, BP 132/90 mmHg, PR 94 bpm, RR 16/分, BT 36.4℃ 項部硬直あり、jolt accentuation 陽性、四肢運動系や知覚系には異常を認めなかった。

　本項のテーマは「ステロイド投与患者の発熱へのアプローチ」です。なぜステロイドを投与している患者を特別に扱う必要があるのでしょうか。ちなみに私は痛風もちですので高尿酸血症治療薬を飲んでいますが、「高尿酸血症治療薬投与患者の発熱へのアプローチ」についての項目は本書にはありません。そういう意味でステロイドは特別な薬剤であるといえるでしょう。

　ここではステロイドによって起こる免疫不全の機序、分類、そしてステロイド投与患者が罹患しやすい病原微生物の特徴について学びます。

ステロイドについて

　まず、ステロイドとは何かという根本的な問いから始めたいと思います。ステロイドってなんでしょう？

　ステロイドは私たちの副腎や生殖腺からも分泌されており（天然型ステロイドホルモン）、それぞれ副腎皮質ホルモン、性ホルモンに分けられます。さらにその機能から、副腎皮質ホルモンは糖質コルチコイド、鉱質コルチコイド、アンドロゲンに、性ホルモンはエストロゲン、黄体ホルモンなどに分類されます。糖質コルチコイド作用として、抗炎症作用、免疫抑制作用、糖質・蛋白質・脂質代謝作用があり、鉱質コルチコイド作用として水・電解質代謝作用があります。

　本項の「ステロイド投与患者」のステロイドとは、主に糖質コルチコイドおよびその合成アナログを指し、自己免疫疾患、内分泌疾患、アレルギー性疾患、血液疾患などに使用されています。ただし、後述するように糖質コルチコイド製剤であっても鉱質コルチコイド作用ももつことがあります。

　ちなみによくスポーツ選手がドーピングでステロイドを使ってメダル剥奪とかされていますが、あのステロイドはいわゆるアナボリックステロイドを指しており、別物です。

ステロイド製剤の分類

表1にステロイド製剤の種類、力価、半減期についてまとめました。

表1 ● ステロイドの種類とその特徴

種類	一般名	商品名	同力価用量(mg)	抗炎症作用（糖質コルチコイド作用）	Na貯留作用（鉱質コルチコイド作用）	生物学的半減期
短時間作用型	ヒドロコルチゾン	コートリル	20	1	1	半日弱
	ヒドロコルチゾンコハク酸エステルナトリウム	ソル・コーテフ	25	0.8	0.8	
中時間作用型	プレドニゾロン	プレドニン プレドニゾロン	5	4	0.6	1日前後
	メチルプレドニゾロン	メドロール ソル・メドロール	4	5	0.5	
長時間作用型	デキサメタゾン	デカドロン	0.75	20~30	0	2日前後
	ベタメタゾン	リンデロン	0.6			

（文献1を参考に作成）

　まず、ステロイド製剤は大まかに短時間作用型、中時間作用型、長時間作用型に分かれます。短時間作用型のほうが漸減または離脱しやすく、長時間作用型のほうがしにくいという特徴があります。それぞれ力価が異なり、たとえば、メチルプレドニゾロン4 mgはプレドニゾロン5 mgと同力価になります。

ステロイドによる免疫細胞への影響

　前述のように、さまざまな臨床場面で使いどころの多いステロイドですが、残念ながらよいところだけではありません。免疫抑制作用なるものがあり、感染症のリスクとなるのです。で、細かいことはいいから結局ステロイドを投与されるとどうなっちゃうのよって思われることかと思います。表2は免疫不全の種類とその原因をまとめたものですが、ステロイド投与は基本的には細胞性免疫障害に入ります。

　具体的に、ステロイド投与によって免疫細胞にどのような影響があるのか表3にまとめました。このなかでも特にリンパ球とマクロファージ/単球への影響が最も重要です。リンパ球のなかでも特にCD4陽性ヘルパーT細胞が低下するとされています[2]。このために細胞性免疫障害が起こるということになるのですが、それ以外にも好中球の遊走能の低下による好中球機能低下も起こりますし、リンパ球はT細胞だけでなくB細胞の低下もみられることや免疫グロブリンも低下することから液性免疫低下もみられます。さらにはステロイド投与によって皮膚が菲薄化して解剖学的バ

表2 ● 免疫不全の種類とその原因

免疫不全の種類		免疫不全となる原因	
		原因となる疾患	原因となる医療行為
好中球減少・機能低下		慢性肉芽腫症、周期性好中球減少症 Chediak-Higashi 症候群 再生不良性貧血、白血病など	化学療法 放射線療法 骨髄移植
細胞性免疫障害		HIV 感染症、悪性リンパ腫（Hodgkin 病） サルコイドーシス 先天的殺菌障害（ex.Chediak-Higashi 症候群） 先天的 T 細胞欠損／障害（ex. 胸腺形成不全）	グルココルチコイド TNF-α 阻害薬 免疫抑制薬 放射線療法 骨髄移植
液性免疫障害	脾臓機能低下	無脾症	脾臓摘出術
	その他の液性免疫障害	無γグロブリン血症などの先天的 B 細胞欠損／障害疾患 慢性リンパ性白血病、多発性骨髄腫	
解剖学的／物理的／化学的／生物学的バリアの破綻	粘膜障害	化学療法 放射線療法	
	皮膚障害	穿通性外傷、白癬、熱傷	血管内カテーテル
	咳の障害	肋骨骨折、神経筋障害	
	胃酸低下	胃酸分泌低下症	制酸薬の投与
	体内の異物		心臓弁
			人工関節
	正常細菌叢の破綻		抗菌薬使用
	異物排除機構の障害	囊胞性線維症、気管支拡張症	

（文献 3, 4 を参考に作成）

表3 ● ステロイド投与による免疫細胞への影響

免疫細胞	効果
好中球	血球数↑　遊走能↓
マクロファージ／単球	血球数↓　遊走能↓　貪食能・殺菌能↓　抗原提示作用↓ サイトカイン・エイコサノイド放出↓
リンパ球	血球数↓　遊走能↓　サイトカイン産生↓ 免疫グロブリン合成→〜↓
好酸球	血球数↓　アポトーシス↑
好塩基球	血球数↓　炎症メディエーター放出↓

（文献 1 を参考に作成）

リア破綻も起こりやすくなります。「もう全部やん！」と思われるかと思いますが、そのとおりです。しかし、前面に出るのは細胞性免疫障害という理解でよろしいかと思います。

　それでは、ステロイドをどれくらい飲めば感染症のリスクになるのでしょうか。71の研究を解析したメタアナリシスでは、ステロイド投与群では明らかにコントロール群と比較して感染症のエピソードが多かった（12.7 vs 8.0％、相対リスク1.6）という結果が出ています[5]。さらに、プレドニゾロン換算で1日量として10 mg、あるいは積算量として700 mg以上内服している患者において感染率は明らかに高かったとのことです。というわけで、この10 mg/日、総量700 mgというのが1つの目安になりそうです。

　他にも、関節リウマチ患者16,788人を3.5年追跡した研究では、肺炎による入院のリスクはステロイドの使用群で増加していた（HR 1.7）と報告されています[6]。また用量依存性にリスクは増大した（プレドニゾロン5 mg/日以下：HR 1.4、5〜10 mg/日：HR 2.1、10 mg/日以上：HR 2.3）とのことで、10 mg/日以下でも全くリスクがないわけではなさそうです。

　また、ステロイドを止めたとしていつまで影響があるのかも気になるところですが、これについてもカナダの研究で検討されています。65歳以上のRA患者を対象とした症例対照研究で、過去6か月以内のステロイド投与歴が最もリスクとなるが、過去2.5年まではリスクが増加したとのことです。ステロイドを中止してもかなり長い期間影響が続くことになります。さらにこの研究ではステロイド非使用者と比較して、プレドニゾロンを5 mg/日で投与されている患者は重症感染症のリスクが3か月間で30％、6か月で46％、3年で100％増加したとのことです。

細胞性免疫障害のある患者の感染症診療について

　細胞性免疫障害のある患者の診療をするうえで注意すべきポイントがいくつかあります。まず、重要なこととして、細胞性免疫障害がある場合、特定の微生物に感染しやすくなります（表4）。

表4 ● 細胞性免疫障害でリスクの高くなる微生物

ウイルス	ヘルペス属（HSV, VZV, CMV, EBV）, *Adenovirus*, 呼吸器ウイルス（*RS virus, influenza virus, parainfluenza virus*）
細菌	*Listeria, Legionella, Mycobacterium, Nocardia, Salmonella, S. aureus*
真菌	*Candida, Aspergillus, Cryptococcus, Endemic Fungi, Pneumocystis jirovecii*
寄生虫	*Toxoplasma gondii, Cryptosporidium, Strongyloides stercoralis, Isospora*

　たとえば、細胞性免疫障害のない人が *Pneumocystis jirovecii* 肺炎になることは極めて稀ですが、ステロイド投与患者やHIV感染症の患者の肺炎では必ず鑑別として考えなければいけません。よく「免疫不全患者なのでカルバペネム開始」とかいうパンチの効いたカルテを拝見することがありますが、この微生物のリストを見ていただけるとカルバペネムが効く微生物はごくわずかであることがおわかりいただけるかと思います。

　では細胞性免疫障害の患者の発熱について、どのようにアプローチすればよいのでしょうか。ショック時の対応などは免疫正常の患者の対応と同様です。バイタルサインが安定しているときは、焦る必要はありません。じっくりと評価していきましょう。細胞性免疫障害の患者の感染症の特徴の1つとして、進行が時間単位ではなく、日単位で増悪する傾向にあることが挙げられます。もちろん急性に進行する重症感染症もなくはありませんが、時間をかけて精査する猶予があることが多いです。また、発症して間もなくはどこの臓器が感染のフォーカスかがはっきりしなくても、時間とともに臨床症状や画像所見などからどの臓器に問題があるかが明らかになることが多いのも特徴です。播種性非定型抗酸菌症などは別として、いわゆる「不明熱」となることは決して多くはありません。臓器が明らかになることが多いのであれば、その臓器に由来する検体（肺だったら喀痰）の培養を出したらチョチョイと診断できるかと思いきや、そうではありません。もう一度表4を見返していただきたいのですが、これらの微生物は臨床的によく用いる培養検査では診断がつかない微生物が多く含まれています。たとえば *Pneumocystis jirovecii* 肺炎は喀痰培養では診断はつきません。喀痰塗抹のグロコット染色などで *Pneumocystis jirovecii* が観察されることも稀で、多くの場合、気管支鏡検査での気管支洗浄液の採取など侵襲的な処置が必要となります。サイトメガロウイルス腸炎も同じように、便培養では診断はつかず、下部消化管内視鏡検査で生検を行い病理診断による診断を必要とします。このように、細胞性免疫障害の患者の感染症の診断では組織生検が必要になることが多く、また確定診断に侵襲を伴うことが多いため補助診断として抗原・抗体検査（β–Dグルカン、サイトメガロウイルス抗原）に頼らざるをえないこともしばしばです。

冒頭の症例に戻ってみましょう。CASE 1 は長期間プレドニン® 20 mg/日を内服している患者です。3 日という比較的短期間で進行する労作時呼吸困難で受診し、胸部 CT では空洞を伴う結節影がみられました。このような症例では、どういった病態を考えればよいでしょうか。肺の結節影の鑑別ということになりますので、まずは何がなんでも肺結核は除外したいところです。非結核性抗酸菌症も同様の病態になりえます。また、細菌ではノカルジア症という可能性もあるかもしれません。菌血症からの敗血症性肺塞栓症というパターンもあるかもしれません。真菌ではどうでしょうか。クリプトコッカス症、アスペルギルス症はどちらも十分ありえるでしょう。接合菌症も鑑別に入れておいてよいかもしれません。原虫はどうでしょうか。トキソプラズマ症は一応考えておいてもよいでしょう。このように、病原微生物を考える際に、ウイルスだったら何があるか、細菌だったら何があるか、真菌だったら何があるか、と考えていくと頭の中を整理しやすいです。診断の進め方ですが、喀痰の一般培養検査、抗酸菌塗抹検査、抗酸菌培養、抗酸菌 PCR などを提出しても診断がつかなければ、やはり気管支鏡検査を行うべきと考えられます。繰り返しになりますが、細胞性免疫障害のある患者の感染症では、診断のために時に侵襲的な処置を必要とします。しかし、長い治療期間を要すること、一般的な抗菌薬に比べ治療薬による副作用が多いことなどから、しっかりと診断をつけてから治療を開始することが望ましいでしょう。この症例は、気管支鏡検査を行い気管支洗浄液の培養検査を行ったところ、サブロー培地に図 2 のような緑色の真菌が発育し、図 3 のようにスライド培養し鏡検を行ったところ *Aspergillus fumigatus* と同定されました。侵襲性肺アスペルギルス症と診断し、ボリコナゾールによる治療を開始しました。

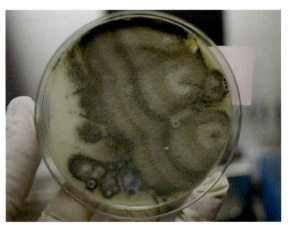

図2 ● サブロー培地に発育した *Aspergillus fumigatus*

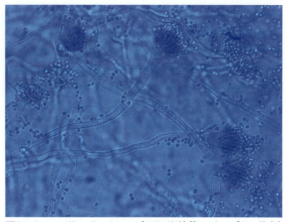

図3 ● *Aspergillus fumigatus*（スライド培養コットンブルー染色）

　CASE 2は1週間前からの頭痛、嘔気、嘔吐の患者です。発熱はありませんが、ステロイド投与中の患者ですので、発熱がなくても感染症は全く否定できません。ただの片頭痛かも、と思われるかもしれませんが、このようなステロイド投与患者では閾値を低くして検査を行うことが重要です。さて、細菌性髄膜炎にしてはやや進行が遅い印象ですが、結核性髄膜炎にしては経過が速い気がします。細胞性免疫障害のある患者でリスクの高くなる、髄膜炎・脳炎・中枢神経系感染症を起こす病原微生物としては、単純ヘルペス、水痘・帯状疱疹ウイルス、サイトメガロウイルス、リステリア菌、ノカルジア、結核菌、非定型抗酸菌、クリプトコッカス、トキソプラズマなどがあります。いずれにしても項部硬直がありますので、髄膜炎を考慮して迷わず腰椎穿刺を行うべきでしょう。

　髄液を採取し墨汁染色を行ったところ、図4のような目玉焼きのような物体が観察されました。ご存知のとおり、*Cryptococcus neoformans*です。本症例はクリプトコッカス髄膜炎と診断し、アムホテリシンBとフルシトシンによる治療を開始しました。

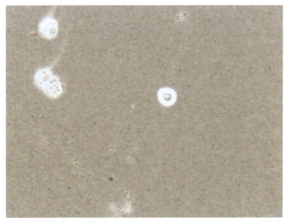

図4 ● 墨汁染色で観察された *Cryptococcus neoformans* の菌体

ステロイド投与患者の診療のピットフォール

　細胞性免疫障害のある患者の感染症を診療するうえで注意しなければならないポイントとして「オッカムの剃刀」の切れ味が悪いことが挙げられます。すなわち、1人の患者に1つの感染症という感染症診療の原則が成り立たないことがしばしばあるのです。嚥下時痛を主訴に受診したHIV感染症患者の上部気管支鏡検査をすると食道カンジダが見つかって、フルコナゾールで治療をしたのに何故か症状が改善しない…と思ったら、サイトメガロウイルスによる食道炎がカンジダの白苔の下に隠れていたりといったことも稀ではありません。細胞性免疫障害のある患者では「1つの感染症を見つけて安心するなッ！」ということを肝に銘じておいていただければと思います。

　また、ステロイドや生物学的製剤を投与されている患者では、炎症反応や発熱反応が抑制されているため発症初期には臨床症状や身体所見がはっきりと現れないことがあります。つまり「CRPが上がってないから感染症ではない」という、マーカーに頼り切った診療は、（普段の感染症診療でもそうですが）特にこれらの患者を診療するうえではやってはいけないということになります。「何か調子が悪い」「数日前からなんとなく頭が痛い」というような軽微な訴えであっても、閾値を低くして拾い上げ、丁寧に身体所見を取る必要があります。

　ステロイド投与中の患者の発熱の原因は感染症とは限りません。たとえば、このような症例はどうでしょうか。

CASE 3

30代女性

主訴
発熱、皮疹

現病歴
11年前にSLEと診断され、当院膠原病科でフォローされている。現在プレドニン® 8 mg/日で漸減中。6日前から悪寒戦慄を伴う発熱、頭重感あり、その後両腋窩リンパ節の疼痛、全身筋肉痛、乾性咳嗽、嘔気、下痢が出現したため救急車を要請し当院に搬送された。プロカルシトニンが3.71と陽性であり感染症科にコンサルトとなった。

既往歴
大腿骨骨頭壊死、麻疹・風疹・おたふく・水痘については既往不明

身体所見
BP 114/62、PR 128、BT 39.3、RR 28

意識清明、ぐったりしている 蝶形紅斑あり、体幹から上肢にかけて浸潤を触れない紅斑を認める（図5）

眼瞼浮腫あり、眼瞼結膜充血あり

腋窩リンパ節を触知し、圧痛を認める

口腔内：Koplik斑およびForchheimer斑なし

その他、異常所見なし

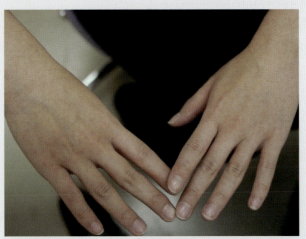

図5 ● 本患者にみられた手背の紅斑。同様の紅斑が体幹～四肢にみられた。

> **Problem List**
>
> #1 発熱、頭痛、全身の筋肉痛
> #1-1 蝶形紅斑
> #1-2 上肢・体幹の粒状紅斑
> #1-3 眼瞼浮腫
> #1-4 眼球結膜充血
> #1-5 両側腋窩リンパ節腫脹
> #2 SLE

さて、この患者にどのようにアプローチすればよいでしょうか。発熱・皮疹という主訴からは、麻疹、風疹、伝染性紅斑、あるいは急性HIV感染症やリケッチア症、はたまた国内発症デング熱なんて鑑別も挙がるかもしれません。

しかし、最も重要な鑑別診断があります。それは…原疾患の増悪です。ここではSLEの病勢が悪化しているという鑑別診断を挙げることが非常に重要です。

実際にこの症例では、主治医と相談のうえ、SLEの急性増悪が最も疑わしいとして、ステロイドパルス療法が開始されました。同時並行で麻疹、風疹の抗体検査、パルボウイルスB19のPCRを測定しましたが陰性であり、HIV感染症、リケッチア症については曝露歴がないため保留としました。ちなみに私が挙げた「国内発症デング熱」という切れ味鋭い鑑別に関してはチーム内で黙殺されました。その後、ステロイドパルス療法に速やかに反応し自覚症状も改善し、SLEの急性増悪ということで引き続き膠原病科で加療継続となりました。

原疾患の増悪という判断は、主治医でなければ判断が難しいことが多いです。これまでの原疾患の治療経過、発熱以外の臨床症状と組み合わせて主治医とよく相談した上で総合的に判断しなければなりません。

もう1例、症例をご紹介したいと思います。

CASE 4

70代男性

主訴
発熱、下痢、ショック

現病歴
急性骨髄性白血病とそれに合併したSweet病のため血液内科に通院中。1か月前よりSweet病の皮膚病変の増悪があり治療目的で入院となった。エンピリックにメロペネムが開始となり、プレドニン® 10 mg/日から60 mg/日に増量され、治療に反応がみられたため減量し現在プレドニン® 30 mg/日内服中である。2日前より血圧低下を伴う発熱、嘔気、下痢が出現しノルアドレナリンが開始された。本日になって40℃を超える発熱がみられるようになったため、発熱の原因について感染症科にコンサルトとなった。

身体所見
BP 96/56 mmHg（ノルアドレナリン0.05 γ）、PR 121 bpm、BT 39.2℃、SpO$_2$ 98%（室内気）、意識清明、倦怠感が強くぐったりしている。眼瞼結膜貧血あり その他、異常所見なし

Problem List
#1 発熱、全身倦怠感

#1-1 低血圧（昇圧薬反応不良）

#1-2 下痢、嘔気

#2 急性骨髄性白血病

#3 Sweet病

#3-1 PSL 30 mg/日内服中

#4 抗菌薬投与歴（メロペネム）

　この症例はどのようにアプローチすればよいでしょうか。Sweet病に対してプレドニン®で治療中に起こった突然の発熱、下痢、嘔吐です。抗菌薬投与歴もあることから *Clostridium difficile* 感染症は鑑別診断として挙げられるでしょう。もしかしたら院内感染によるノロウイルス感染症ということもあるかもしれません。しかし、それにしてもショック状態であり非常に重症です。血液検査結果をチェックしてみると、低ナトリウム血症および高カリウム血症という電解質異常が認められました。

　ここで私と一緒に患者を見に来たフェローはピンと来たようで、何やら患者の電子カルテの処方をチェックしはじめました。私は「こいつは何をやっとるんだ」と思い

ながら見ていましたが、なんと処方されているはずのステロイドが処方されていなかったのです。あってはならないことですが、ステロイドの処方が手違いで中止されていたのです。つまり患者は、突然のステロイド中止による急性副腎不全だったのです。ステロイドが再開されると、血圧はすぐに上昇し発熱も収まりました。

　何が言いたいかといいますと、ステロイド投与中の患者の発熱というと、ついつい何らかの感染症を考えたくなりますが、感染症以外の原因で発熱を呈することもあるということです。当たり前ですが。この副腎不全の症例は極端な例ですが、たとえば偽痛風や薬剤熱、深部静脈血栓症などはよくある発熱の原因です。

Take Home Message

- ステロイド投与患者は主に細胞性免疫障害となる
- ステロイドの投与量が多いほど、投与期間が長いほど免疫障害の程度は強くなる
- 細胞性免疫障害の患者では、特定の微生物による感染症のリスクが高くなる
- 細胞性免疫障害の患者の感染症では、診断のために侵襲的な処置が必要になることも多々あるが、しっかりと診断をつけてから治療を開始することが重要
- 細胞性免疫障害の患者の発熱の原因として、原疾患の増悪や非感染症も忘れない

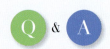

Q プレドニン® を開始してから、どの時期にニューモシスチス肺炎の予防としてST合剤を開始したらよいでしょうか（4週間くらいで始めることが多いのですが、より早いほうがよいでしょうか）。

A 基本的にはステロイドの投与量が多ければ多いほどニューモシスチス肺炎発症のリスクは高くなると考えられています。ただし、ある研究では発症時のステロイド投与量は中央値プレドニン® 30 mg/日であった一方で、25%はプレドニン® 16 mg/日以下であった[8]とのことで、投与量が少なくても発症のリスクはあります。また、ニューモシスチス肺炎が発症するまでのステロイドの投与期間の中央値は12週間であったとのことで、治療開始から数か月で発症することが多いようですが、これもまた25%は8週間以内に発症していたとのことですので、一概にはいえません。あらかじめ長期間投与することがある程度見込まれている場合には、早いうちから予防を開始しておいたほうがよいのかもしれません。

どれくらいのステロイドの量であれば予防をすべきかについても定まった見解はありません。参考までに、免疫アレルギー疾患等予防・治療研究事業「免疫疾患の既存治療法の評価とその合併症に関する研究」[9]から表5のような予防開始基準が提唱されています。

表5 ● 開始基準案

1. 経口ステロイド単独では PSL 換算 1.0 mg/kg 以上
2. PSL 換算 0.5 mg/kg 以上かつ免疫抑制薬併用
3. 総リンパ球数 500/mm^3 以下
4. IgG 700 mg/dL 以下

1 または 2, かつ 3 または 4 を満たす症例は予防投与開始を推奨

文献

1. Firestein GS, et al：Glucocorticoid Therapy. Firestein GS, et al (eds)：Kelley's Textbook of Rheumatology, 8th ed. Philadelphia. Saunders Elsevier, 2008.
2. Olnes MJ, et al：Effects of Systemically Administered Hydrocortisone on the Human Immunome. Sci Rep 14：23002, 2016.
3. Kasper DL, et al：Introduction to Infectious Diseases：Host-Pathogen Interactions. Harrison's principles of internal medicine, 17th Ed. McGraw-Hill Professional, USA, pp 695-699, 2008.
4. Mandell, Bennett, & Dolin：Infections in Special Hosts. Principles and Practice of Infectious Diseases, 8th ed.Churchill Livingstone, USA, pp 3384-3394, 2010.
5. Stuck AE, et al：Risk of infectious complications in patients taking glucocorticosteroids. Rev Infect Dis 11：954-963, 1989.
6. Wolfe F, et al：Treatment for rheumatoid arthritis and the risk of hospitalization for pneumonia：associations with prednisone, disease-modifying antirheumatic drugs, and anti-tumor necrosis factor therapy. Arthritis Rheum 54：628-634, 2006.
7. Dixon WG, et al：Immediate and delayed impact of oral glucocorticoid therapy on risk of serious infection in older patients with rheumatoid arthritis：a nested case-control analysis. Ann Rheum Dis 71：1128-1133, 2012.
8. Pneumocystis carinii Pneumonia in Patients Without Acquired Immunodeficiency Syndrome：Associated Illnesses and Prior Corticosteroid Therapy. Mayo Clin Proc 71：5-13, 1996.
9. 厚生労働科学研究費補助金 免疫アレルギー疾患等予防・治療研究事業：「免疫疾患の既存治療法の評価とその合併症に関する研究 (H17-免疫-一般-012)」

12 腎不全・透析患者の発熱へのアプローチ

イントロダクション

　腎機能低下患者、あるいは透析患者は理論的には一種の免疫不全であり、感染症のリスクが高いことが想定されます。実際に、日本透析医学会が毎年ホームページで公開している「図説わが国の慢性透析療法の現況」によると、2016年末現在の透析患者数は約32万9千人で、2016年の死亡者は31,790人、そのうち感染症による死亡者は21.9％（6,962人）であったと報告されています[1]。また慢性腎臓病（chronic kidney disease：CKD）患者でも感染症による入院あるいは死亡のリスクが高いことが近年報告されています[2,3]。本項ではこのような腎不全・透析患者の発熱へのアプローチについて解説します。

疫学

◉透析患者における感染症の疫学

　2016年のわが国の透析患者の粗死亡率は9.7％で死因の第一位は心不全（25.7％）で、第二位が感染症（21.9％）でした。死亡原因の経年的変化をみると、感染症だけが右肩上がりに上昇しています（図1）。ただしこのデータを見るときに、そもそもの全体の背景として、透析患者が年々高齢化していることを考慮に入れなければいけません。透析患者の平均年齢は1983年には48.3歳でしたが、2016年には68.2歳になっています。つまり粗死亡率の増加や感染症による死因の増加は、透析患者の高齢化が原因の1つと考えることができます。

　そこでわが国の透析患者の死亡率を年齢によって調整したところ、近年の粗死亡率は実際には低下傾向であることがわかりました[4]。しかし死亡原因別にみると、心不全や脳血管障害、心筋梗塞などによる死亡率が低下している一方で、感染症による死亡率は改善していないことがわかりました。また同様に年齢を調整して慢性透析患者

と一般市民を比較したところ、透析患者における標準化感染症死亡率比は 7.5（95%信頼区間 7.3〜7.6）と高く、内訳では敗血症 14.3 倍（13.5〜15.0）、腹膜炎 9.9 倍（8.2〜11.8）、インフルエンザ 3.1 倍（1.6〜5.5）、結核 2.0 倍（1.5〜2.7）、肺炎 1.3 倍（1.2〜1.4）となっていました。このように透析患者においては感染症が長年にわたって克服できていない重要な死因の 1 つであり、なかでも敗血症や腹膜炎の頻度が高いことがわかります。

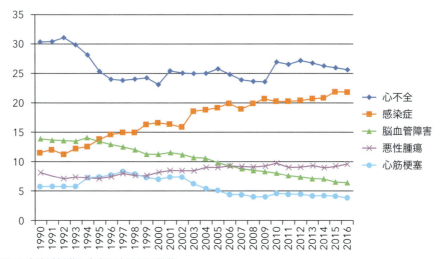

図1 ● 血液透析導入患者死亡原因の推移

◉ 腎不全患者・慢性腎臓病患者における感染症の疫学

前述したように、透析はさまざまな感染症の危険因子として認識されていますが、腎機能低下、あるいは腎不全そのものが感染症の危険因子かどうかということに関してはよくわかっていません。米国で約 5,000 人の CKD 患者に対して行われた疫学調査では、eGFR が低下するにつれ、呼吸器感染症と尿路感染症による入院リスクが増加することがわかりました。同様の結果は米国で約 10,000 人の CKD 患者に対して行われた疫学調査でも確認されました。これらの結果は年齢や基礎疾患を調整した後でも認められ、慢性腎臓病患者では感染症のリスクが高いと考えられます[3]。

腎不全・透析患者ではなぜ感染症のリスクが高いのか

腎不全・透析患者における感染症リスクの上昇にはいくつかの機序が考えられます（表1）。免疫不全には①好中球減少、②細胞性免疫の低下、③液性免疫の低下、④解剖学的バリアの破綻、の 4 種類があります。このうち原疾患またはその治療、およ

び尿毒症の影響による細胞性免疫の低下が主な免疫不全の機序になりますし、バスキュラーアクセスがあると解剖学的バリアの破綻が主な免疫不全の機序になります。

　腎不全・透析患者では、腎機能低下そのもの、あるいは解剖学的バリアの破綻に加え、基礎疾患やその治療によって起きる細胞性免疫不全に注意を払う必要があります。

表1● 腎不全・透析患者における感染症リスク上昇の機序

機序	具体例
原疾患またはその治療	糖尿病性腎症、腎移植、ステロイド、シクロスポリンなど
尿毒症の影響	好中球の遊走能・貪食能・殺菌能の低下 ヘルパーT細胞活性低下による抗原提示細胞異常に伴う細胞性免疫障害 リンパ球の減少 副甲状腺機能亢進症 ビタミンD欠乏
解剖学的バリアの破綻	バスキュラーアクセス（透析用留置カテーテル、自己血管内シャントなど）

菌血症

CASE 1

症例提示

　78歳、男性。高血圧、慢性心不全、慢性腎臓病で通院中。入院前日から38℃台の発熱が出現し、その後に頭痛、意識障害が出現したため救急車で受診し、入院となった。受診時見当識障害あり、意識 GCS E3 V3 M4、血圧 94/40 mmHg、脈拍数 112回/分、呼吸数 24回/分、SpO$_2$ 91%（室内気）、体温 38.5℃。髄膜炎および敗血症を疑い採取した血液培養および髄液培養から肺炎球菌が検出された。

　培養採取直後からセフトリアキソン、バンコマイシン、アンピシリンを開始したところ、入院第2病日から無尿となり、クレアチニンも急激に上昇したため急性腎不全と診断し、左鼠径部から透析用留置カテーテルを挿入し、緊急血液透析を開始した。意識状態も徐々に改善し、バイタルサインも安定してきたが、入院第7病日に再度39℃台の発熱を認め、血液培養を採取したところ MRSA が検出された。MRSA による菌血症と診断し、感染性心内膜炎や腸腰筋膿瘍などの遠隔感染巣の有無を調べるために心臓超音波検査や胸腹部単純 CT を撮影したところ、腸骨筋内の膿瘍を認めた（図2）。同部位の穿刺ドレナージ液からも MRSA が検出された。

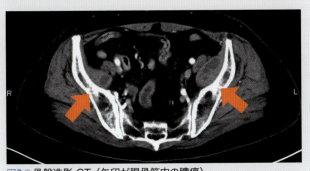

図2 ● 骨盤造影 CT(矢印が腸骨筋内の膿瘍)

◉ 透析患者における菌血症の疫学

　わが国の透析患者と一般市民の比較では、透析患者の菌血症発症率は一般市民の14.3倍(95%信頼区間13.5〜15.0)と報告されています[5]。またデンマークの透析患者と一般市民の比較では、透析患者の菌血症発症率は一般市民の26倍(95%信頼区間23.3〜28.9)で、その30日死亡率は16%でした[6]。菌血症の発症のタイミングをみると、透析導入後3か月以内が最も多く、原因微生物としては黄色ブドウ球菌が43.8%と最も多く、次いで大腸菌(12.6%)でした。

　透析患者で菌血症が多いこと、またその原因微生物として黄色ブドウ球菌が多いことは、やはり透析患者において血液を体外循環させるアクセスとなるバスキュラーアクセス(ブラッドアクセスともいいます)が関係していると考えられます。バスキュラーアクセスの種類には自己血管内シャントや人工血管内シャント、短期・長期透析用カテーテルなどがありますが、それぞれ使用頻度や感染率が異なります。わが国で最も使用頻度の高いバスキュラーアクセスは自己血管内シャント(89.7%)ですが、その感染率(1,000透析日あたり0.08)と比べると、短期留置透析カテーテルは使用頻度は低いものの、その感染率(1,000透析日あたり12.16)は極めて高いことがわかります(図3、表2)[7]。したがって、透析患者の菌血症のマネジメントには、短期留置透析カテーテルのマネジメントが最も重要であるといえます。

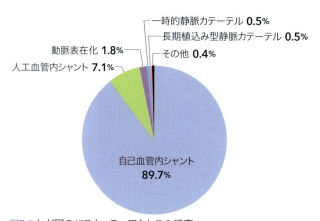

図3● わが国のバスキュラーアクセスの頻度

表2● 1,000透析日あたりの感染率

種別（感染例数）	感染率
自己血管内シャント（75例）	0.08
人工血管内シャント（33例）	0.76
動脈表在化（12例）	0.26
短期カテーテル（205例）	12.16
長期カテーテル（25例）	1.15

◉透析患者における血管内留置カテーテル感染症の予防

　透析用の血管内留置カテーテルを含む血管内留置カテーテルの取り扱いについては2009年にアメリカ感染症学会（IDSA）が発表した血管内カテーテル関連感染症の診断とマネジメントのためのガイドラインと、2011年にアメリカ疾病予防管理センター（CDC）が発表した血管内留置カテーテル感染症の予防のためのガイドラインがあります[8,9]。前者は診断と治療、後者や予防を目的としたガイドラインといえるでしょう。

　まず透析用の血管内留置カテーテルは「使わない」に越したことはありません。日本透析医学会のガイドラインでも「血管内カテーテル留置法は確かに簡便で有用性が高いが、報告されている種々の合併症の面から、その使用をできうる限り避けるべきである」と書かれています[10]。それでもアクセストラブルや緊急透析導入時に使用せざるをえない場合、まず挿入部位は内頸静脈が第一選択となります。鎖骨下では鎖骨下静脈狭窄症のリスクが上昇し、また大腿静脈では感染のリスクが上昇するとされています。透析用血管内留置カテーテルに限ってはポビドンヨード配合の軟膏や抗菌薬含有軟膏の刺入部への使用も考慮するとされていますが、わが国ではあまり使用されていません。その他のカテーテルの管理は一般的な血管内留置カテーテルの管理と同様です[8]。カテーテルの留置が3週間以上になることが予想される場合はカフ付きの

カテーテルの使用が推奨されていますが、カテーテル関連血流感染症はカテーテル挿入後7〜14日以内にその50〜70%が発生するという報告もありますので、とにかく透析用血管内留置カテーテルを挿入したら、7〜14日間以内の菌血症に注意が必要です。

◉透析患者における血管内留置カテーテル感染症のマネジメント

透析患者における血管内留置カテーテル感染症の原因微生物は、一般的な血管内留置カテーテル関連感染症と比べてブドウ球菌属の割合が多いことが報告されています[7]。したがって経験的抗菌薬としては、ブドウ球菌属、特にメチシリン耐性のブドウ球菌属を狙ってバンコマイシンなどの抗MRSA薬を選択することが一般的です。

原因微生物が黄色ブドウ球菌、緑膿菌、カンジダ属などの場合はカテーテルを必ず抜去し、別の部位から再挿入してください。ただしどうしても別の部位からの再挿入ができない場合は、ガイドワイヤーを用いた入れ替えを行ってください。上記以外の菌であれば、カテーテルを温存したまま抗菌治療を行うことも可能ですが、発熱などの症状が改善しない場合や、遠隔臓器への感染が発生する場合はカテーテルの抜去が必要です。ガイドラインにはコアグラーゼ陰性ブドウ球菌属や緑膿菌以外のグラム陰性桿菌などによる菌血症で、抗菌薬開始後2〜3日で症状および菌血症が消退した場合は抗菌薬ロック療法を検討してもよいことや、カテーテルを温存した場合は抗菌薬治療終了1週間後に血液培養を行い陰性を確認することなども記載されていますが、これらをやっている施設は少ないかもしれませんね[9]。

治療期間は原則として2週間ですが、72時間以上持続する菌血症や感染性心内膜炎、血栓性静脈炎などではカテーテル抜去後4〜6週間、骨髄炎では6〜8週間の治療が推奨されます。

結核

CASE 2

症例提示

78歳、男性。週3回通院で慢性透析療法を受けていた。3月上旬から咳嗽と喀痰が出現したため近医Aを受診したところ、気管支炎と診断されレボフロキサシンを投与された。一旦症状はよくなったが、レボフロキサシンを中止してから2週間ほどしたところ、再度咳嗽と喀痰が出現したため近

医Bを受診した。喀痰細菌培養検査で肺炎球菌が検出されたため、再度レボフロキサシンが投与された。しかし今度は症状が改善しないため近医Cを受診した。胸部CTで右肺野に粒状影を認め（図4）、肺炎の診断で入院となった。肺炎の診断でメロペネムが投与されたが改善せず、この時点でようやく結核が疑われ、喀痰の抗酸菌検査を行ったところ、チールネルゼン染色で赤色に染まる抗酸菌が観察され、PCR検査で結核菌と同定された。

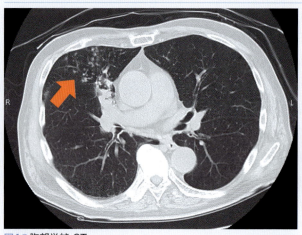

図4●胸部単純CT

◉腎不全・透析患者の結核

　腎不全患者では好中球殺菌能の低下やT細胞およびB細胞機能の低下、さらに単球および単球由来の樹状細胞の機能低下やビタミンD欠乏、副甲状腺機能の亢進などさまざまな要因で免疫能が低下します。このため菌血症以外にもさまざまな感染症の罹患と重症化のリスクが上昇します。

　透析患者における結核のリスクは1974年に初めて報告され、その後さまざまな報告が行われています[11]。わが国でも透析患者の結核のリスクは通常の約8～10倍であることや、透析導入後早期（2年以内）の発症が多いこと、胸膜炎やリンパ節結核など肺外結核が比較的多いことなどが報告されています[12]。結核の診断のゴールドスタンダードは感染臓器から結核菌を検出することです。また透析患者では潜在性結核のリスクが高いので、インターフェロンγ遊離検査（IGRA）を活用して積極的に診断し、治療を考慮しましょう。

肺炎

　腎不全、あるいは透析患者では肺炎のリスクが3〜5倍上昇すると報告されています。米国の約23万人のESRD（end stage renal disease）患者を対象とした観察研究では肺炎の罹患率は21.4イベント/100患者・年で、90.1％が入院加療を要し、30日死亡率は10.7％だったと報告されています[13]。日本呼吸器学会の『成人肺炎診療ガイドライン2017』では肺炎を市中肺炎、医療・介護関連肺炎、院内肺炎の3つに分類しています。透析患者の肺炎はこのうち医療・介護関連肺炎（NHCAP）に該当します。NHCAPの特徴として、市中肺炎と比べて死亡率が高いことや、耐性菌の占める割合が多いことなどが知られています。わが国の透析患者における肺炎44例の検討では、原因微生物は黄色ブドウ球菌（13.6％）、緑膿菌（6.8％）、肺炎クラミジア（4.5％）、大腸菌（4.5％）であったと報告されています。Bermanは186例の透析患者の肺炎（うち73例が院内肺炎、113例が医療ケア関連肺炎）で、半数以上が各種腸内細菌科細菌や緑膿菌などのグラム陰性桿菌であったと報告しています[14]。したがって、透析患者の肺炎では特にグラム陰性桿菌を念頭においたマネジメントを行うべきです。

　肺炎の診断には胸部画像の評価が必須ですが、透析患者では水を引きすぎると浸潤影が目立ちにくくなったり、逆に肺水腫など肺炎と紛らわしい陰影が出現することもあります。また原因微生物の診断には喀痰のグラム染色が重要ですが、興味深いことに、佐々木らは肺炎の原因微生物の検出率が喀痰を透析前に採取したほうが透析後に採取するよりも高率であったと報告しています[15]。もしかすると透析前のほうがウェットな状態になっていて、良質な喀痰検体を採取しやすいのかもしれませんね。

ワクチン

　腎不全患者においては、概ね健常人と変わらないワクチン接種に対する免疫反応が見られるとされています。一方、透析患者ではT細胞や抗原提示細胞の機能低下や減少のために、ワクチン接種に対する抗体価の上昇や上昇した抗体価の維持が不十分であるとする報告が数多くあります。しかし、透析患者の感染症罹患リスクおよび重症化リスクの観点から、B型肝炎ワクチン、肺炎球菌ワクチン、インフルエンザワクチンの3種類は一般的に透析患者に推奨されています[16]。

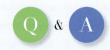

Q 透析患者の β-D-グルカンの評価の仕方について、最近の透析膜では β-D-グルカンの偽陽性は少ないのでしょうか？

A 以前セルロースを使用した透析膜が多かった頃は β-D-グルカンの偽陽性が問題となっていましたが、近年ではセルロースを使用した透析膜は少なくなり、またセルロースを使用した透析膜でも改善が施されたため、近年では透析膜による β-D-グルカンの偽陽性の頻度は低くなっているとのことです。

Q 今回の内容から少しずれているかもしれませんが…多発性嚢胞腎の嚢胞感染を疑う所見と治療期間はどうされてますか？（4週間以上という教科書もありますが）抗菌薬先行投与あり、尿培、血培陰性で診断も含めて困ったことがあります。

Q 腎嚢胞感染の治療について、キノロンの使い方、起因菌不明時の de-escalation の仕方、治療期間などについて詳しく教えて欲しいです。

A 多発性嚢胞腎の嚢胞感染のマネジメント、悩ましいですよね。治療については Mandell および UpToDate のいずれにも「嚢胞への移行性のよい抗菌薬」としてキノロン系薬が推奨されています[17, 18]。UpToDate には "Urinary tract infection in autosomal dominant polycystic kidney disease" と単独で項目が設けられており、具体的に「初期治療は CPFX（または他のキノロン系薬）の静注」とあります。また ST 合剤も嚢胞移行性は良好と考えられています。治療期間は最低で 10〜14 日間となります。2017 年には多発性嚢胞腎の嚢胞感染のシステマティックレビューが出ていますが、このレビューでは「治療期間が長いほうが治療成績はよい」ことが示されており、治療成功群の治療期間の中央値は 28 日間でした[19]。また治療効果不良を予測する因子として、尿路結石、尿路閉塞および嚢胞径 ≧ 5 cm が挙げられています。

Q 膀胱膿症（pyocystis）を鑑別に考えることはありますが、無尿、血液透析の患者に対して、尿検査、導尿を試みることはありますか？

Q 膀胱膿症での膀胱洗浄と抗菌薬局所投与のタイミング、抗菌薬の種類、投与期間を教えてください。

Q 透析患者の尿路感染について、診断のために膀胱洗浄して培養提出などすればよいかどうか悩みます。診断について何かいいマネジメントはありませんか。

Q 腎不全、透析患者の尿路感染を疑った場合の尿検査は、導尿して採取するということでよいでしょうか。診断は困難ですが、他に熱源がなく膿尿/細菌尿を認めれば診断

してもよいでしょうか。

A 無尿患者の尿路感染症の診断、あるいは膀胱膿症のマネジメントに関するご質問です。膀胱膿症については2017年にシステマティックレビューが出ています[20]。これによると、膀胱膿症は透析患者の疾患というよりはどちらかというと尿路変向術を行い、かつ膀胱が残存している患者で頻度の高い疾患ということです。危険因子としては尿路変向術前の尿培養陽性(特にプロテウス属)や、骨盤への放射線照射、膀胱からの流出障害などが挙げられています。尿道からの排膿で診断の契機になるとのことですが、さすがに尿道から排膿があれば診断を想起しますよね。治療もケースシリーズレベルですが、抗菌薬の全身投与および抗菌薬による膀胱洗浄となっていますが、ランダム化比較試験などがあるわけではありません。治療のアルゴリズムなども掲載されていますので、詳しくお知りになりたい方はぜひ上記システマティックレビューをご覧ください。

なお、透析患者の尿路感染症の診断は残腎機能がある透析患者では通常の尿路感染症と同様です。しかし無尿患者では恥骨上部の違和感や発熱のみ、ということがあります。透析患者では無菌性膿尿の頻度が高いという報告もあり、必ず微生物検査で病原体を確認する必要があります(その場合でも無症候性細菌尿との鑑別が必要になります)。透析・無尿患者における尿路感染症は見過ごされやすいという報告は複数あり注意が必要ですね[21,22]。

文献

1 一般社団法人日本透析医学会:図説わが国の慢性透析療法の現況. Available at:http://docs.jsdt.or.jp/overview/.
2 Dalrymple LS, et al:The risk of infection-related hospitalization with decreased kidney function. Am J Kidney Dis 59:356-363, 2012.
3 Saran R, et al:US Renal Data System 2014 Annual Data Report:Epidemiology of Kidney Disease in the United States. Am J Kidney Dis 66 (1 Suppl 1):Svii, S1-305, 2015.
4 Wakasugi M, et al:Mortality trends among Japanese dialysis patients, 1988-2013:a joinpoint regression analysis. Nephrol Dial Transplant 31:1501-1507, 2016.
5 若杉 三, 他:死因としての感染症 実態と対策 感染症による年齢調整死亡率は改善していない 1988年から2013年までの経年変化. 日透析医学会誌 49:792-794, 2016.
6 Skov Dalgaard L, et al:Risk and Prognosis of Bloodstream Infections among Patients on Chronic Hemodialysis:A Population-Based Cohort Study. PLoS One 10:e0124547, 2015.
7 山下 恵, 他:透析関連感染の現状とその評価 多施設共同サーベイランスの成果. 日本環境感染学会誌 31:297-309, 2016.
8 O'Grady NP, et al:Guidelines for the prevention of intravascular catheter-related infections. Clin Infect Dis 52:e162-193, 2011.
9 Mermel LA, et al:Clinical practice guidelines for the diagnosis and management of intravascular catheter-related infection:2009 Update by the Infectious Diseases Society of America. Clin Infect Dis 49:1-45, 2009.

10 日本透析医学会：慢性血液透析用バスキュラーアクセスの作製および修復に関するガイドライン．透析会誌 44：855-937, 2011.
11 Pradhan RP, et al：Tuberculosis in dialyzed patients. JAMA 229：798-800, 1974.
12 福島 千，他：東京都多摩地域における血液透析患者の結核発症の現状．結核 86：857-862, 2011.
13 Sibbel S, et al：The clinical and economic burden of pneumonia in patients enrolled in Medicare receiving dialysis：a retrospective, observational cohort study. BMC Nephrol 17：199, 2016.
14 Berman S：Infections in patients undergoing chronic dialysis. antimicrobe, Pittsburgh, http://www.antimicrobe.org/e41.asp.
15 佐々木 公，他：維持透析患者における肺炎の起因菌および菌検出の因子の検討．日腎会誌 56：524-531, 2014.
16 日本透析医会：透析施設における標準的な透析操作と感染予防に関するガイドライン（四訂版）．2015.
17 Chapman A：UpToDate：Urinary tract infection in autosomal dominant polycystic kidney disease.
18 Dolin R, et al：Mandell, Douglas, and Bennett's Principles and Practice of Infectious Diseases. 7th ed. Churchill Livingstone, Philadelphia, 2009.
19 Lantinga MA, et al：Management of renal cyst infection in patients with autosomal dominant polycystic kidney disease：a systematic review. Nephrol Dial Transplant 32：144-150, 2017.
20 Kamel MH, et al：Pyocystis：a systematic review. Int Urol Nephrol 49：917-926, 2017.
21 Stafford P, et al：Pyocystis and prostate abscess in a hemodialysis patient in the emergency department. West J Emerg Med 15：655-658, 2014.
22 Bibb JL, et al：Pyocystis in patients on chronic dialysis. A potentially misdiagnosed syndrome. Int Urol Nephrol 34：415-418, 2002.

13 固形腫瘍患者の発熱へのアプローチ

CASE 1

70歳男性

主訴

2日前からの発熱

現病歴

1年前より食道がんの治療で通院している。肝転移があり化学療法を選択。初回治療およびセカンドライン投与後に原発巣の増大と縦隔リンパ節転移、肺転移が出現。2か月前からサードラインとなる5-FUに変更され現在も継続中。

1か月前より食道狭窄が強く経口摂取が困難となったため、皮下埋め込み型中心静脈ポート（CVポート）が留置され、高カロリー輸液を開始した。食道狭窄に対して内視鏡的拡張術も不定期に繰り返している。2日前から38℃の発熱があり、救急外来を受診した。

既往歴

慢性B型肝炎、脳梗塞

みなさんは固形腫瘍患者の発熱を診る機会がありますか。がん研究振興財団によるがんの統計2016によればがん罹患数の2016年推定値は約101万200例です。2012年の罹患データに基づき、生涯でがんに罹患するリスクを推定すると男性62％、女性46％と、おおよそ2人に1人ががんに罹患する可能性があることが示されています。大腸がん、胃がん、肺がん、乳がん、前立腺がんの順に罹患者数が多く、固形腫瘍が大部分を占めています[1]。私たちが固形腫瘍患者の発熱を診る機会は多いといえます。

感染症診療では感染臓器（フォーカス）の特定、原因菌推定が基本です。CASE 1でみなさんはどのような感染症を想起したでしょうか。CVポートがあるから中心静脈カテーテル関連感染症（CRBSI）、化学療法をしているので発熱性好中球減少症（FN）、誤嚥性肺炎、尿路感染症などさまざまな感染症を頭に浮かべたのではないで

しょうか？抗菌薬はと聞くと、耐性菌も心配なのでカルバペネム、セフェピムとバンコマイシンといった意見も出てきそうです。固形腫瘍患者は病歴も長く「背景が複雑」であることが多く、フォーカスを絞るのが難しいという声を聞きます。フォーカスを絞り込まなければ適切な検体採取も微生物推定もできません。

　CASE 1は複雑な背景をもつ患者を例に出しましたが、固形腫瘍患者といっても患者の状態はさまざまです。「50歳女性の乳がん患者の発熱」を例に考えてみましょう。この患者にいくつか情報を追加してみます。「乳がん術後10日目」、「化学療法中」、「脳転移があり緩和病棟に入院中」、それぞれの設定で鑑別診断が大きく変わります。固形腫瘍患者のなかには年に何回も海外出張に行くような元気な方もいます。

　血液悪性腫瘍患者と比べ、固形腫瘍患者は高齢者が多いのも特徴です。70歳台で診断される症例が多く、糖尿病や脳血管疾患など既存の合併症を抱え、内服薬も多岐にわたります。頭頸部がん、食道がん、肺がん患者では重喫煙歴や飲酒量が多い患者も多く、がんも重複する場合があります。閉塞性肺疾患に伴う肺炎、脳血管障害に伴う誤嚥など固形腫瘍に関連しない感染症を鑑別に追加する必要があります。薬剤熱や結晶性関節炎など非感染性の発熱の鑑別も時に必要です。

　固形腫瘍患者は「多様性」をもつ集団であると理解することが大切です。発熱のリスクをもれなくチェックし、膨大な情報をうまく整理することに慣れていきましょう。

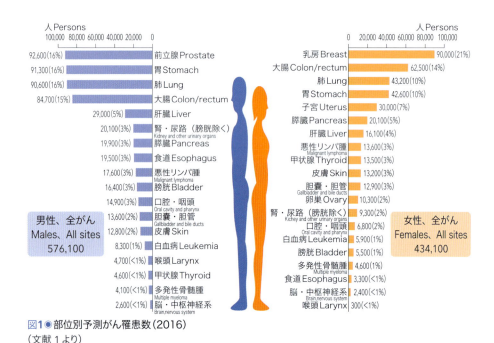

図1 ● 部位別予測がん罹患数（2016）
（文献1より）

固形腫瘍患者の感染症の特徴

　前章にまとめた以外に、腫瘍や転移巣が気管や尿路、胆管など導管を閉塞し、胆管炎や閉塞性尿路感染症などを起こしやすいのも固形腫瘍患者の感染症の特徴です。腫瘍が大きくなると内部が壊死を起こし膿瘍に発展する場合があります。肝動脈化学塞栓療法（transcatheter arterial embolization：TACE）後の肝膿瘍、消化管と交通した巨大腫瘍内の膿瘍などをしばしば経験します。また固形腫瘍患者ではさまざまなデバイスが留置されます。腹壁のメッシュや脳室シャント、乳房のインプラントなど体表から見えず、術後数年以上経過し感染症が合併する場合があります。

　免疫不全の面では固形腫瘍患者は血液悪性腫瘍患者に比べ、好中球減少の程度や期間は短く好中球の機能自体は保たれます。そのためアスペルギルスのような深在性真菌感染症が起こることは稀です。一方ステロイド併用例、免疫チェックポイント阻害薬の副作用に対し免疫抑制薬を使用している症例、脾臓摘出後など、好中球減少だけでなく細胞性免疫低下や液性免疫低下といった複数の免疫不全が存在する例が多いのも特徴です。

表1 ● 固形腫瘍患者の感染症の特徴

基礎疾患（糖尿病や閉塞性肺疾患）を合併している患者が多く、発熱の鑑別が広い
腫瘍による閉塞が感染症の原因となる（胆管炎や尿路感染症）
腫瘍熱が鑑別となる
デバイス関連の感染症が多い
好中球減少期間が短く、好中球の機能は保たれている
複数の免疫不全が存在することもある

（文献2より改変）

情報収集

　数多い感染症リスクを網羅的に拾い上げる必要があります。固形腫瘍の患者でも頻度が高い感染症は非がん患者と変わりません。呼吸器感染症、尿路感染症、血流感染症、皮膚軟部感染症などはよくみられます。非がん患者と同様に症状と経過、普段の生活状況、既往歴、サプリメントを含めた内服薬、アレルギー歴、職業、嗜好品（喫煙、飲酒）、渡航歴、野外活動の有無、周囲の感染症流行、ワクチン接種歴、動物飼育など必要に応じ問診を行ってください。

　固形腫瘍患者に特異的な問診事項と注意点を表2にまとめました。情報をどう生かすかは次項で述べます。

表2 ● 固形腫瘍患者の発熱で必要な情報（一般的な問診に追加して）

内容	注意点
がん種とStage、転移巣	複数の腫瘍を合併していることもある。
手術歴	手術の時期と術式、脾臓摘出、手術による解剖学的変化（尿路変向術、十二指腸乳頭切除など）
化学療法歴	レジメン、最終投与歴
放射線治療歴	照射部位と照射量
ステロイド、免疫抑制薬	ステロイドの1回使用量と総投与量（期間）が必要
その他のがん治療	陽子線治療、ホルモン療法、動注療法、TACEなど
過去3か月以内の処置	内視鏡処置、穿刺、歯科治療など
デバイス	挿入後の年数を問わずすべてのデバイスを網羅、乳房インプラントや脳室-腹腔シャントのように体表から見えないデバイスも多い

患者のリスクを整理する

　この時点で皆さんの手元に膨大な情報が集まったと思います。情報を整理し感染臓器を見つけるコツを解説します。ポイントはずばり、「リスクを3つに整理」することです（図2）。

　3つのリスクとは「構造異常」「デバイス・バリア破綻」「免疫不全」です。複雑な病歴をもつ固形腫瘍患者でも、この3つを意識することで感染臓器を見つけやすくなります。感染臓器が推定できれば適切な培養採取、微生物推定にもつながります。プラスして市中および院内感染症で頻度の高い、呼吸器感染症、尿路感染症、*Clostridioides difficile* 感染症（以前の *Clostridium difficile* 感染症：CDI）を追加することで概ねの感染症についてはフォーカスが見つかります。薬剤熱や腫瘍熱といった非感染性疾患についても忘れないでください。腫瘍熱以外の非感染性疾患は「入院患者の発熱へのアプローチ」の章（⇒1頁）を参照ください。

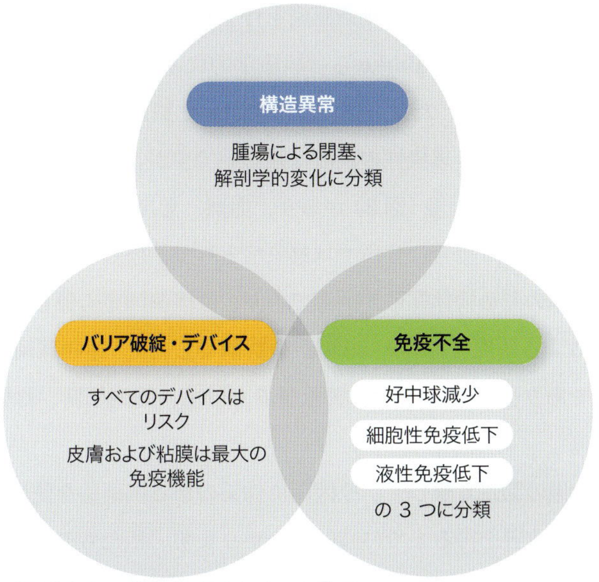

図2 ● 固形腫瘍患者の感染症リスクを3つに整理
1. 構造異常：腫瘍による閉塞、解剖学的変化に分類
2. デバイス・バリア破綻：すべてのデバイスはリスク、皮膚及び粘膜は最大の免疫機能
3. 免疫不全：好中球減少、細胞性免疫低下、液性免疫低下の3つに分類

構造異常

　固形腫瘍患者では腫瘍のある部位、手術により解剖学的変化が起こった場所によく感染症を起こします。どこの部位の腫瘍なのか、転移巣がどこになるのか、過去の手術歴や術式の問診が必要なのはこのためです。気道や尿路など排泄物を流出する管は、閉塞により感染が発生しやすくなります。胃切除や十二指腸乳頭部切除などで逆流防止機能が破綻すると、誤嚥性肺炎や胆管炎/肝膿瘍を発生しやすくなります。腫瘍自体が巨大化すると内部壊死を起こします、外界（腟や腸管）から菌が入ることにより腫瘍内に膿瘍を形成することもあります。「腫瘍のあるところに感染あり！」と覚えてください。代表的な事例を紹介していきましょう。

①閉塞性変化に伴う感染

● 閉塞性肺炎

　原発性肺がんや肺転移巣がある例は気道狭窄や閉塞が発生しやすくなります。閉塞部末梢は無気肺が起こり、気道の分泌物喀出不全が起こります。気道閉塞に伴う肺の炎症性変化を閉塞性肺炎（postobstructive pneumonia）と呼びます[3]。原発性肺がんでは中枢側の扁平上皮癌や小細胞がんでよく見られる事象です。

閉塞性肺炎では必ずしも細菌感染を伴うわけではなく、多くは非感染性の炎症反応と考えられています。Burke らは組織学的にみて、84% は細菌感染を伴わなかったと報告しています[4]。ただ一部の症例では肺化膿症などの感染症に進行することがあります。感染性か非感染性の判断は難しいですが、気道閉塞と末梢側の内部壊死または膿瘍形成を疑う画像（図3）があり、発熱、悪寒、炎症反応上昇などの炎症所見と呼吸器症状を伴う場合にはまずは感染症として治療します。

　気道閉塞のため検体採取が困難であり、原因菌同定も難しい場合のが本疾患です。肺生検による研究では 30～55% が複数菌でした[3]。連鎖球菌、肺炎球菌、嫌気性菌が主体であり、MRSA を含む黄色ブドウ球菌、腸内細菌、緑膿菌なども報告されています[2]。

　治療効果の判定も難しく、原因菌に効果のある抗菌薬を使用した場合も臨床的改善や炎症反応改善を得るまでに時間がかかります。私たちの経験では口腔内の嫌気性菌を狙い、アンピシリン/スルバクタムやセフメタゾールなど嫌気活性をもつ抗菌薬で開始し、悪化傾向がなければ継続して経過をみます。軽快するまでに時間がかかる感染症ととらえ、じっと辛抱強く待つ姿勢が必要です。

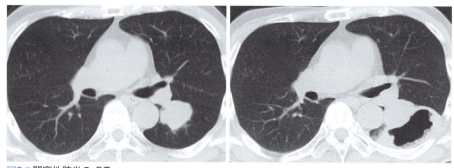

図3●閉塞性肺炎の CT

● 閉塞性胆管炎・肝膿瘍

　固形腫瘍患者を多く診る施設では胆道系感染症を数多く経験します。血液培養陽性症例の2大原因が、本感染症とカテーテル関連血流感染症です。胆道系感染症は胆道閉塞以外に、胆道系手術やステント挿入により消化管内容物が直接胆管に流入する例でも経験します。本項では主に閉塞性胆管炎・肝膿瘍についてまとめます。

　固形腫瘍は胆石に次いで多い胆嚢炎、胆管炎のリスク因子です。菌血症を伴う胆管炎の報告で見ると結石が 35%、固形腫瘍が 26% です[5]。固形腫瘍患者ではさまざまな理由で胆道閉塞が起こります。胆管がんや膵頭部がんなどの胆道系悪性腫瘍、腹腔内悪性腫瘍のリンパ節転移による肝外胆管閉塞、肝転移による肝内胆管閉塞、内視鏡

的逆行性胆管膵管造影（endoscopic retrograde cholangiopancreatography：ERCP）など内視鏡処置に伴う閉塞、胆管ステントや胆道ドレナージチューブの閉塞などが挙がります。

　胆管炎の症状では悪寒を伴う発熱、右上腹部痛、黄疸といったCharcot 3徴が有名ですが、3徴候が揃う症例は50〜70%にすぎません。閉塞のリスクがある患者の発熱をみた場合には必ず胆管炎を鑑別に挙げてください。菌血症を伴う症例が多く40〜70%で血液培養が陽性となります。胆汁採取ができるようであれば、胆汁培養も提出してください。稀に嫌気性菌が陽性となるため、検査室に嫌気培養が必要と伝えてください。

　胆管炎は死亡率が10〜20%と高く、早期の適切なマネジメントが必要な疾患です。治療の基本は補液などの全身管理、抗菌薬、ドレナージの3点です。固形腫瘍患者の胆管炎の原因菌を調べた研究では、最も多かったのは*Escherichia coli*(39.3%)で、*Klebsiella pneumoniae*(15.1%)、*Enterococcus faecium*(7.8%)が続いています。20.8%は複数菌が検出され、グラム陰性桿菌＋腸球菌の組み合わせがメインです。ステントなどの異物がある場合、複数菌が検出される傾向にあります[6]。また異物がある場合や再発例では*Enterobacter*属や*Citrobacter*属も検出されることが多く、これらの菌種を意識して抗菌薬選択を行う必要があります。逆に緑膿菌やカンジダは胆汁からは検出されますが、血液培養で陽性となる例は少なく通常カバーは不要です。私たちの施設では初回例で軽症かつ異物がない場合にはセフメタゾール、それ以外の状況ではセフェピムまたはピペラシリン/タゾバクタムなどを初期選択薬として選ぶことが多いです。血液培養からグラム陽性菌が陽性となる場合や重症例ではペニシリン耐性腸球菌も意識し、バンコマイシンを追加します。

　固形腫瘍患者の胆管炎/肝膿瘍においては、原因菌を詰めるためと早期改善のため

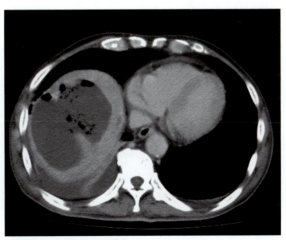

図4●胆道閉塞に伴う肝膿瘍

にドレナージはほぼ必須です。有効な抗菌薬を投与していても、ドレナージが得られなければ改善は見込めません。熱が下がらない場合、抗菌薬を変更する前にまずドレナージができていない病変がないか（拡張胆管や肝膿瘍）検索してください。

②手術による解剖学的変化

● リンパ嚢胞感染

　婦人科、泌尿器科、大腸外科領域の悪性腫瘍の手術において骨盤内リンパ節郭清を行うと腹膜外にリンパ嚢胞を形成することがあります。リンパ嚢胞とは、リンパ節郭清によりリンパ管が切断され下肢から流れ込んだリンパ液が膀胱や直腸の外側のスペース（骨盤死腔）に貯留したものです。こうしたリンパ嚢胞は時に長期間残り、術後数年経過して感染を伴うことがあります。私たちが検討した婦人科悪性腫瘍のまとめでは術後から発症までの期間は中央値が72日でしたが、術後2年以上経過して発症する例もみられました[7]。過去の手術歴や術式を問診で確認するのはこうした疾患を鑑別する必要があるためです。

　典型的な症例は発熱とともに患側の下腹部〜鼠径部の痛みを訴えます。一方発熱以外の症状が乏しいことが多く、原因不明の発熱として紹介いただくことも多い疾患です。お尻の違和感や歩行時に足が痛いという主訴で来る場合もあります。

　造影CT検査で、辺縁不整で造影効果のある壁肥厚を伴う嚢胞構造として認めます（図5）。血液培養が陽性になることは少なく、可能であれば嚢胞の穿刺を依頼します。閉塞性胆管炎と同様、ドレナージが早期改善に有効な疾患です。

　原因菌は黄色ブドウ球菌、連鎖球菌、腸球菌などのグラム陽性球菌、*Bacteroides fragilis*のような嫌気性菌を検出することがほとんどです。私たちの施設では静注であればアンピシリン/スルバクタム、内服であればアモキシシリン/クラブラン酸を初期治療に用いることが多いです。

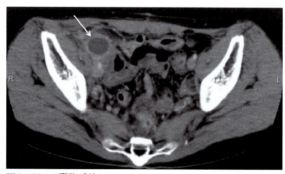

図5● リンパ嚢胞感染

● 膀胱全摘後の尿路変向術に伴う尿路感染症

　膀胱がんなどで膀胱を摘出した場合、尿路変向術を行います。国内では回腸導管造設術または自排尿型代用膀胱形成術（新膀胱形成術）が選択されます（図6）。回腸導管造設術は適応範囲が広い反面、体表に尿バッグを着用させる必要性があります。見た目を重要視する患者では自排尿型代用膀胱形成術が選択となりますが、腹圧排尿を習得する必要性と尿失禁を伴う点が短所です。

　尿路変向術を行った患者では尿路感染症のリスクが高く、90日以内の尿路感染症発生率は10%と報告されています[8]。特に術後30日以内に発生するリスクが高く、20%は敗血症を伴います。

　通常の尿路感染症の患者と比べ、診断および原因菌の絞り込みが難しいのが特徴です。発熱以外の症状が乏しいうえ、膀胱作成に腸管を使用するため膿尿や細菌尿が必ずしも感染を示しません。発熱に加え他のフォーカスを除外したうえ、尿所見から診断します。

　原因菌についても真の原因菌か定着菌かの判断に迷います。過去の報告では半数が大腸菌やクレブシエラといったグラム陰性菌であり、次いで腸球菌が多いとされます[8]。尿路を作成するために腸管を使用しますが、嫌気性菌が検出されることは稀のようです。泌尿器の患者さんではキノロン使用歴が多いためか、キノロン耐性腸内細菌が検出される頻度も高いとされます。

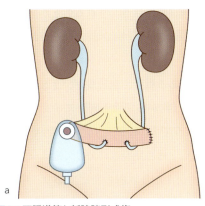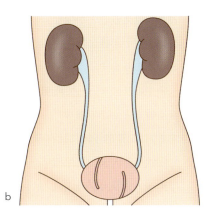

図6 ● 回腸導管と新膀胱形成術
a：回腸導管
b：新膀胱形成術

デバイス・バリア破綻

　私たちの正常な皮膚や粘膜は外界から身を守る重要な役割を果たしています。デバ

イスは外界から微生物を体内に導くルートとなります。また体表に出ていないデバイスでも、デバイス表面に微生物が付着した場合、バイオフィルムを形成し免疫機能から逃れやすいことから感染症のリスクとなります。デバイス関連感染症で多いものとして中心静脈カテーテル、尿道カテーテル、人工呼吸器があります。これらの項目については、それぞれの章を参照ください。今回は上記以外で固形腫瘍患者にみられるデバイス関連感染症について触れます。

　固形腫瘍患者ではさまざまな理由で皮膚粘膜バリア障害が起こります。化学療法や放射線治療、手術に伴う切開、内視鏡処置など治療に関連するもの、皮膚剥離や白癬に伴う皮膚バリア機能障害などさまざまです。手術に関連するものは「外科術後患者の発熱へのアプローチ」の章（⇒ 37 頁）を参照ください。

　こうしたデバイス・バリア障害に関連する感染症は予防可能です。デバイスについては不要になったときに速やかに抜去することが重要です。口腔内の衛生、足のケアを行うことで、粘膜や皮膚からの感染症を減らすことが可能です。診察の際は足の先までチェックし、白癬も治療してください。

①デバイス関連

●乳がん術後インプラント感染症

　乳房再建術後や豊胸目的に、乳房インプラントや tissue expander（TE）を挿入する場合があります。乳房インプラント感染症の発生頻度は 2〜2.5% と低いものの、体表から見えることが少なく、服に隠れて診察時に見逃がされることがあります。術後数年〜数十年後に発生することもあり、手術歴やデバイス挿入歴を確認する必要はここにもあります。

　発生のリスクとして乳房の手術歴が複数ある場合、血腫残存、リンパ節郭清、放射線治療などがあります[9]。また一期的手術（乳がん切除と同時にインプラントを挿入する）は二期的手術に比べリスクが高いようです。

　症状や原因菌、発生機序から急性期発症と慢性期発症に分けて考えます。急性期とは術後 6 週間以内を指します。2/3 は術後 1 か月以内の発症であり、中央値は術後 10〜12 日です。発熱や局所の症状（熱感、発赤、疼痛）を認めます。稀に Toxic shock 症候群を起こすこともあり、発熱に加え皮膚の発赤や咽頭痛、下痢、血圧低下など多臓器にわたる障害を認めた場合には全身管理が必要となります。

　慢性期の場合、インプラント挿入後数か月〜数年で発症します。歯科処置後の菌血症や腹膜炎、尿路感染症など先行する感染症があることがほとんどです。微生物が血流にのりインプラントに付着することで感染症が発生するとされます。また抗酸菌など発育が遅い菌が慢性期発症の原因となることもあります。局所の所見が比較的乏し

いことも多く、遷延する炎症反応高値や挿入部の違和感などが主症状となります。

　症状＋エコーなどで液体貯留を確認し、培養陽性を確認することで診断に至ります。原因菌では黄色ブドウ球菌、表皮ブドウ球菌、緑膿菌、連鎖球菌の報告が多く、混合感染も16％程と報告されています[10]。非結核性抗酸菌も原因菌となることがあり、慢性期の症例は検査室に情報を伝えておくことが必要です。

　治療は抗菌薬と異物除去が基本となります。異物を温存したままのsalvage療法もありますが、成功率は37〜76％といまひとつです。原因菌により成功率も変わり黄色ブドウ球菌や抗酸菌では失敗しやすいため、早期抜去を考慮します。温存する場合もドレナージやポケットの洗浄、インプラント交換などできる限りの外科的処置を行うことをおすすめします。抗菌薬選択はグラム陽性球菌がメインであることからバンコマイシンを初期選択として用います。治療のフローを図7に示しました。

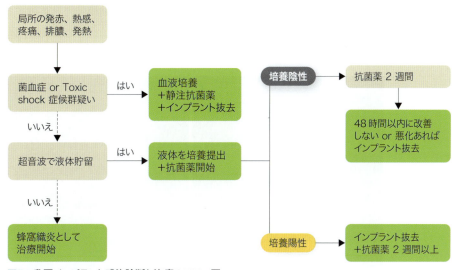

図7●乳房インプラント感染診断と治療のフロー図

②バリア破綻

● 食道内視鏡処置後の脳膿瘍

　食道がんの患者さんはがん自体または治療（手術、内視鏡、放射線）の影響で食道狭窄をよく起こします。狭窄に対し、内視鏡的バルーン拡張術（endoscopic balloon dilation：EBD）やステント留置術が行われます。食道だけではなく小腸や大腸に対してもこうした処置を行います。食道拡張後は粘膜バリアの障害により高頻度で菌血症が発症し、12〜45％に菌血症がみられます[11]。菌血症だけではなく縦隔炎や膿胸を起こすこともあります。

　脳膿瘍の原因として歯性感染症や歯科処置が有名ですが、食道拡張術後に稀に脳膿

瘍を起こすこともあります。当院でも過去 5 年に 2 例経験しています。処置から症状出現までは 7～14 日が多いですが、2 か月以上経過して症状が出現する例もあり、時に脳転移と診断されている場合もあります。粘膜障害がある患者、処置を行った患者では脳膿瘍も鑑別に挙げることをおすすめします。MRI の拡散強調画像（deffusion weighted image：DWI）で膿瘍は高信号、腫瘍は低信号になることが多いとされます[12]。

　口腔、食道処置後の脳膿瘍では *Streptococcus intermedius* を中心とした口腔内連鎖球菌、*Fusobacterium* 属などの口腔内常在菌が検出されます。複数菌であることも多く、膿瘍から検体を採取することが適切な診断につながります。全身状態によりますが、治療期間が長期となるためできる限り検体採取後の抗菌薬開始が望ましい疾患です。

　処置後だけではなく口腔粘膜炎が強い FN 患者では、viridans group streptococci（緑色連鎖球菌）が血液培養から検出されることが多く、粘膜障害を意識することは微生物の推定にも役立ちます。

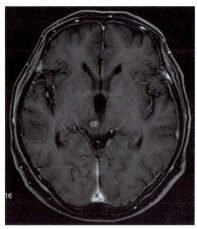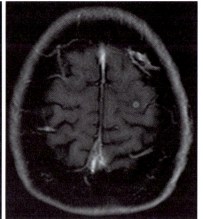

図8● 食道内視鏡後の脳膿瘍（造影 MRI）

固形腫瘍に間違えやすい感染症

脳膿瘍が転移性脳腫瘍と診断されることがあると書きましたが、感染症のなかには発熱や咳嗽といった所見に乏しく亜急性から慢性の経過をとるものもあります。こうした感染症は悪性腫瘍に似た画像を呈するため、固形腫瘍に間違えられることがあります。微生物としては真菌や抗酸菌、膿瘍が多く、肺、リンパ節、脳、肝臓、骨、口腔など部位は多彩です。特に日本は結核保有率が他先進国と比べ未だに高く、治療予後と感染対策上も重要な疾患です。がんとして経過が合わない場合、結

核リスクが高い症例(既往歴や細胞性免疫低下症例)、生検で診断のつかない肺腫瘍やリンパ節腫大では常に結核を意識してください。

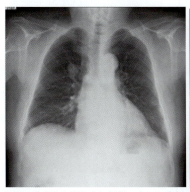
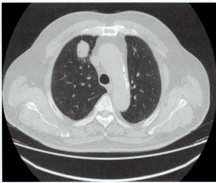

図9●肺がんと紹介され結核であった症例の画像

免疫不全を考える

　免疫不全は「好中球減少」「細胞性免疫低下」「液性免疫不全」に分かれます。詳しくは「免疫不全患者での発熱へのアプローチ」の項を参照ください。固形腫瘍患者は血液悪性腫瘍患者に比べ、好中球減少の程度や期間は短い特徴があります。一方、複数の免疫不全を有していることが多いのも特徴です。固形腫瘍患者では化学療法の副作用軽減目的、緩和治療期、脳浮腫対策などでしばしばステロイドを併用します。1回の投与量は少ないものの積算量を計算するとプレドニゾロン換算で5,000〜10,000 mgを超える患者もいます。

　固形腫瘍患者ではどの免疫不全があるかを考え、疾患および微生物を網羅的に挙げることが必要です。好中球減少および細胞性免疫低下については「好中球減少時の発熱へのアプローチ」(⇒ 217頁)、「ステロイド投与患者の発熱へのアプローチ」(⇒ 174頁)、「非専門医のためのHIV感染症へのアプローチ(HIVは細胞性免疫低下を学ぶうえでとても勉強になります)」の項(⇒ 139頁)を参照ください。本項では固形腫瘍患者でみられる脾臓摘出後の感染症についてまとめます。

● 脾臓摘出後の感染症

　胃がんや膵尾部がんの手術時に脾臓を合併切除する例があります。脾臓はオプソニン化を行う抗体の産生や莢膜をもつ細菌の除去といった多くの免疫機能を果たしてい

ます。脾臓を摘出した患者では肺炎球菌、インフルエンザ菌、髄膜炎菌など莢膜を有する細菌による重症感染症 OPSI を起こすことがあります。

発症時は感冒様症状や頭痛など軽微なことも多いですが、24〜48 時間で急速に進行し、死亡率は 35% と高いのが特徴です[13]。脾臓摘出から OPSI 発症までの期間の中央値は 5.57 年ですが、リスクは生涯続きます。過去にもさかのぼって手術歴と病歴を確認しましょう。

脾臓を摘出する患者には教育と予防接種が大切です。予防接種は肺炎球菌とインフルエンザワクチンが必須であり、定期的に追加接種をすすめてください。肺炎球菌ワクチンは PCV13（13 価肺炎球菌結合型ワクチン）と PPSV23（23 価肺炎球菌莢膜ポリサッカライドワクチン）の 2 種類が販売されています。米国 Advisory Committee on Immunization Practices（ACIP）は PCV13 接種から 8 週後に PPSV23 を追加接種し、以降 5 年ごとの PPSV23 追加接種を推奨しています。インフルエンザ罹患後は肺炎球菌、黄色ブドウ球菌による細菌性肺炎・敗血症のリスクが上昇するため、毎年のインフルエンザワクチンも推奨してください。また OPSI について本人と家族に十分説明する必要があります。発熱時には病院を受診すること、受診時には脾臓摘出歴を医療従事者に伝える必要があることを説明してください。OPSI の場合意識障害を伴うことも多く、家族にも同様の説明が必要です。

脾臓摘出後の発熱を診た場合には OPSI を必ず念頭におき血液培養を採取のうえ、早急に治療を開始してください。原因菌のほとんどは肺炎球菌であり、初期治療はセフトリアキソン＋バンコマイシンを推奨します。

非感染性の発熱

固形腫瘍患者は高齢者も多く、痛風・偽痛風、薬剤熱、静脈血栓症など非感染性の発熱も重要な鑑別です。薬剤熱については「入院患者の発熱へのアプローチ」の項（⇒ 8 頁）を参照ください。本項では固形腫瘍患者で重要な腫瘍熱についてまとめます。

● 腫瘍熱

がん患者の発熱の 40% を非感染性疾患が占めます。非感染性発熱疾患の内訳は 27% が腫瘍性、18% が薬剤性、原因不明が 30% と腫瘍熱の割合が高いことがわかります[14]。ホジキンリンパ腫、白血病などの血液悪性腫瘍、腎細胞がん、副腎腫瘍、骨肉腫、心房粘液腫、大腸がん、肝細胞がん、すい臓がんなどが発熱しやすいがんとし

て知られています。その他の腫瘍においても転移巣がある場合（特に肝転移）や進行期においては発熱を伴うことがあります[15]。ほぼすべてのがんで腫瘍熱がみられると考えてよいでしょう。特に腫瘍が大きい場合、転移巣（特に肝転移）がある場合、壊死を伴う場合には熱が出やすいといわれます。

腫瘍熱のメカニズムははっきりとわかっていませんが、宿主マクロファージまたは腫瘍そのものより産生される TNF、IL-1、-6、INF などがプロスタグランジン（PG）を誘導し、視床下部に作用し体温のセットポイントを上昇させると考えられています。

症状で感染症と腫瘍熱を見分けるのは困難ですが、高熱であっても全身状態がよいこと、血圧低下、頻脈や意識レベルの変化を伴わないことが特徴です。バイタルチャートは特徴的であり、腫瘍熱の93％は発熱中も脈拍増加を伴わないこと、72％の患者は1日1回のスパイク熱といわれています[16]。CRP やプロカルシトニンが感染症との鑑別で採血されている症例をよく見ます。多くの文献ではこれらの炎症マーカーは腫瘍熱と感染症との初期診断に用いることは困難であり、抗菌薬開始後の反応（感染症であれば炎症マーカーが低下する）を判断に用いることをすすめています[17]。

ではどのように判断すればよいでしょうか。腫瘍熱の古典的定義は以下のとおりです。具体的なアルゴリズムは図10に示します。

❶ 1日1回37.8℃以上の熱が出る
❷ 2週間以上続く
❸ 身体所見や各種培養検査や画像検査で感染が否定されている
❹ 薬剤熱や輸血による反応が否定されている
❺ 適切な抗菌薬を7日以上使用しても改善しない
❻ ナプロキセンにより解熱する

まず大切なのは感染症を除外することです。どうやって除外するかは、今までまとめてきました。進行がん患者では閉塞性変化に伴う感染・膿瘍を起こすリスクが高く、通常 CT 検査まで行います。次に薬剤熱の否定ですが、薬剤熱と腫瘍熱を見分けることは困難であり、可能性の高い薬剤については一度中止または変更することをおすすめします。

次に行うのがナプロキセン（ナイキサン®）テストです。ナイキサン®テストとは1984年 Chang らによって提唱された検査でその後の腫瘍熱診断の鍵となりました。Chang らによれば身体診察や検査から感染症の存在を除外したうえでナプロキセンを1回250 mg 1日2回投与を行ったところ、腫瘍熱の患者では15人中14人がナプロキセンに反応し12時間以内に解熱したのに比べ、感染症の患者5例はいずれも反

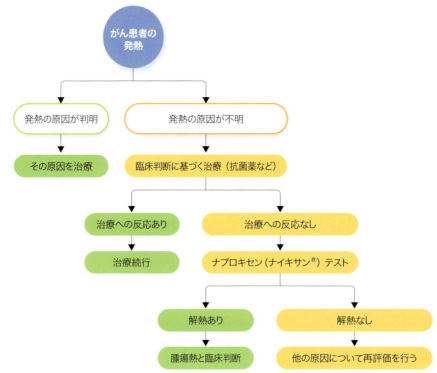

図10 ● 腫瘍熱の診断アルゴリズム

応はなく、膠原病の患者2例はpartial responseを認めました[18]。その後Changらは研究を続け、腫瘍熱におけるナプロキセンテストは感度92%、特異度100%と発表しています。

注意すべき点としてChangらは診察や検査、エンピリックな抗菌薬投与などで腫瘍熱の可能性が非常に高い症例に対しナプロキセンテストを試みています。事前確率の高い症例においてこのテストは有効であるといえます。事前の感染症除外診断を行わず、2週間続くがん患者の発熱にナプロキセンテストを行った場合には、感度と特異度が低いことが示されています[19]。事前に除外診断が十分行われていない患者にナプロキセンテストを行い、腫瘍熱か否か判断しようとしても失敗するということがわかります。

アスピリンやアセトアミノフェンには腫瘍熱に効果がないことがわかっています。ステロイドも固形腫瘍患者の解熱目的に使用されますが、腫瘍熱で完全解熱が得られる症例は50%（ヒドロコルチゾン100 mg/日の場合）とされ、腫瘍熱の診断に用いることはできません[20]。

ナプロキセンで速やかに解熱が得られた症例については、投与量減量も可能です。報告によれば、1日総投与量500 mg/日でも有効とする例もあります。中止も可能ですが、3/4の症例が中止後24時間に発熱するといわれています。

Take Home Message

- 固形腫瘍患者は高齢者が多く基礎疾患をもつ患者が多い
- 感染症、非感染症を含め発熱の鑑別が広い
- 「構造異常」「デバイス・バリア破綻」「免疫不全」の3つにリスクを分類するとフォーカスが見つけやすい
- 腫瘍による閉塞があれば感染症を発生しやすい
- 手術は何年経過していても感染症のリスクとなりうる
- 口腔内衛生、白癬ケアは感染症予防に重要
- 腫瘍熱は非感染性発熱疾患では最多。感染症除外を行ったうえでナイキサン®テストを行う

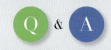

Q 終末期患者の感染症治療を行うべきか悩みます。

A 難しい質問です。予後と感染症の種類によるかと思います。いくつかの文献では緩和ケアユニットに入院した患者の感染症で、抗菌薬を投与した患者は投与されなかった患者に比べ生存期間が長い（14.6 ± 13.1 vs 8.7 ± 9.9 日）こと、1週間生存率を改善させたなど報告があります。こうした点から予後1週間以内の患者に対する抗菌薬治療についてはおそらくメリットが少ないと考えられます。感染症の種類として、尿路感染症や血流感染症は比較的抗菌薬の反応が良好であるものの、その他の感染症（肺炎など）では改善が乏しいといった報告もあります。予後や患者さんの意識レベルから、投与することでQOLが改善するかを症例ごとに考えるしかないと思います。

Q ナイキサン®以外のNSAIDsは腫瘍熱に有効でしょうか？

A 過去にナプロキセン、インドメタシン、ジクロフェナクNaで行ったRCTがあります。症例数は少ないですが3剤いずれも同様の効果だったようです。解熱までの時間についてはナプロキセンが早いようで第一選択と考えられます。

Q ナイキサン®テストは薬剤熱と腫瘍熱の鑑別にも有効でしょうか？

A 調べましたが文献はありません。下がる例はあると思いますが、まずは発熱の原因となりやすい薬剤を中止することが優先だと思います。

文献

1 公益財団法人がん研究振興財団：がんの統計 '16.
   https://ganjoho.jp/data/reg_stat/statistics/brochure/2016/cancer_statistics_2016.pdf
2 Rolston KV：Infections in Cancer Patients with Solid Tumors：A Review. Infect Dis Ther 6：69-83, 2017.
3 Hsu-Kim C, et al：The microbiology of postobstructive pneumonia in lung cancer patients. J Bronchology Interv Pulmonol 20：266-270, 2013.
4 Burke M, et al：Obstructive pneumonitis：a pathologic and pathogenetic reappraisal. Radiology 166：699-704, 1988.
5 Royo-Cebrecos C, et al：Characteristics, aetiology, antimicrobial resistance and outcomes of bacteraemic cholangitis in patients with solid tumours：A prospective cohort study. J Infect 74：172-178, 2017.
6 Ortega M, et al：Epidemiology and prognostic determinants of bacteraemic biliary tract infection. J Antimicrob Chemother 67：1508-1513, 2012.
7 Kawamura I, et al：Microbiology of Pelvic Lymphocyst Infection after Lymphadenectomy for Malignant Gynecologic Tumors. Surg Infect（Larchmt）16：244-246, 2015.
8 Clifford TG, et al：Urinary tract infections following radical cystectomy and urinary diversion：a review of 1133 patients. World J Urol 36：775-781, 2018.
9 Pittet B, et al：Infection in breast implants. Lancet Infect Dis 5：94-106, 2005.
10 Viola GM, et al：Breast tissue expander-related infections：perioperative antimicrobial regimens. Infect Control Hosp Epidemiol 35：75-81, 2014.
11 Botoman VA, et al：Bacteremia with gastrointestinal endoscopic procedures. Gastrointest Endosc 32：342-346, 1986.
12 Xu XX, Li B, et al：Can diffusion-weighted imaging be used to differentiate brain abscess from other ring-enhancing brain lesions？ A meta-analysis. Clin Radiol 69：909-915, 2014.
13 Theilacker C, et al：Overwhelming Postsplenectomy Infection：A Prospective Multicenter Cohort Study. Clin Infect Dis 62：871-878, 2016.
14 Chang JC：Neoplastic fever. A proposal for diagnosis. Arch Intern Med 149：1728-1730, 1989.
15 Johnson M：Neoplastic fever. Palliat Med 10：217-224, 1996.
16 Chung CL：Using vital sign flow sheets can help to identify Neoplastic fever and other possible causes in Oncology patients：A retrospective observational Study. J Pain Symptom Manage 40：256-265, 2010.
17 Penel N, et al：Causes of fever and value of C-reactive protein and procalcitonin in differentiating infections from paraneoplastic fever. Support Care Cancer 12：593-598, 2004.
18 Chang JC, et al：Utility of naproxen in the differential diagnosis of fever of undetermined origin in patients with cancer. Am J Med 76：597-603, 1984.
19 Vanderschueren S, et al：Lack of value of the naproxen test in the differential diagnosis of prolonged febrile illnesses. Am J Med 115：572-575, 2003.
20 Chang JC：Antipyretic effect of naproxen and corticosteroids on neoplastic fever. J Pain Symptom Manage 3：141-144, 1988.

Q&A の文献

1 Chen LK, et al：Antibiotic prescription for fever episodes in hospice patients. Support Care Cancer 10：538-541, 2002.
2 Chih AH, et al：Is it appropriate to withdraw antibiotics in terminal patients with cancer with infection？ J Palliat Med 16：1417-1422, 2013.
3 Tsavaris N, et al：A randomized trial of the effect of three non-steroid anti-inflammatory agents in ameliorating cancer-induced fever. J Intern Med 228：451-455, 1990.

14 好中球減少時の発熱へのアプローチ

CASE

66歳男性

現病歴

入院3か月前、労作時息切れを自覚して病院を受診したところ、汎血球減少が指摘された。骨髄穿刺の結果、骨髄異形成症候群と診断された。アザシチジン3コースが施行されたが、末梢血に芽球が出現し、骨髄穿刺によって、急性骨髄性白血病への移行が診断された。寛解導入療法（イダルビシンとシタラビンの併用療法）目的で入院。化学療法開始4日目に発熱（腋窩温 38.5℃）が出現。乾性咳嗽が軽度ある。発熱前日から右内頸静脈の中心静脈カテーテル留置部に痛みがあった。

既往歴：2型糖尿病

薬剤歴：メトホルミン、シタグリプチン（ジャヌビア®）、フルコナゾール、アシクロビル

アレルギー：なし。

身体所見

全身状態：良好、意識清明、体温 38.5℃、脈拍 103 / 分 整、血圧 112/61 mmHg、呼吸数 18 / 分、SpO_2 98％（室内気）。頭頸部：眼瞼結膜貧血あり・点状出血なし、頸部リンパ節腫大なし、上顎洞圧痛なし、齲歯なし、口腔内カンジダなし。**右内頸 CVC 留置部に発赤、腫脹、疼痛あり**。胸部：呼吸音正常、心音正常。腹部：平坦、軟、圧痛なし、肝脾腫なし。四肢：皮疹なし、下腿浮腫なし、手足の視診正常。

検査所見

血算：WBC 1,500 /μL（Neut 5.0％）、Hb 5.8 g/dL、Plt 8.2×10^4 /μL、生化学：TP 6.5 g/dL、Alb 3.0 g/dL、AST 10 IU/L、ALT 11 IU/L、LDH 117 IU/L、ALP 161 IU/L、T-Bil 0.3 mg/dL、BUN 11 mg/dL、Cr 0.59 mg/dL、Na 140 mEq/L、K 3.8 mEq/L、Cl 109 mEq/L、CRP 1.03 mg/dL、尿検査：膿尿なし、細菌尿なし、血液培養：提出中、喀痰のグラム染

色：Geckler 3、グラム染色で口腔内常在菌が疑われる細菌がみられる、胸部 X 線写真：浸潤影なし

導入

　固形がん患者の 10〜50%、血液悪性腫瘍患者の 80% 以上が、がん薬物療法中に発熱性好中球減少症を発症すると報告されています[1]。入院または外来で、多くの患者さんががん薬物療法を受けているため、発熱性好中球減少症は、一般外来、救急外来、病棟で、比較的よく遭遇する病態だと思います。本章では、典型的な経過をたどった症例を通して、好中球減少時の発熱へのアプローチを解説していきます。

発熱性好中球減少症（FN）の診断

　発熱性好中球減少症を診断するには、体温の測定と血液検査による好中球数の測定だけで十分かもしれませんが、適切な治療をするためには、FN の診断とともに、通常の感染症と同様、感染巣の検討と微生物の推定が重要となります。FN の診断と初期評価方法について、まず説明していきます。

◉定義

　米国感染症学会（IDSA）のガイドラインでは[1]、

> 発熱：1 回の口腔温が 38.3℃ 以上、または、38.0℃ 以上が 1 時間以上持続
> 好中球減少症：好中球 500/mm^3 未満、または、48 時間以内に好中球が 500/mm^3 未満に減少すると予想される状態

と定義されています。腋窩温は不正確であるため米国では推奨されていません[1]。また、直腸温は、腸管内の微生物の粘膜からの侵入のリスクがあるため、測定してはいけません[1]。しかし、日本では口腔温を測定することは一般的な診療で行われることは稀なため、日本臨床腫瘍学会のガイドラインでは、発熱は「腋窩温 37.5℃ 以上」と定義されています[2]。

⦿FN 発症リスク

FN 発症リスクを知っておくことは、FN の早期の発見・診断にとても重要です。発症リスクは、患者、腫瘍、治療（化学療法のレジメン）の3要素を検討します。詳細は、文献 3 の table 2 を参照していただくとよいと思います。ここでは、重要な患者側要因を提示させていただきます（表1）。これらの項目を満たすがん薬物療法中の患者の場合、慎重に経過をみていく必要があります。

表1 ⦿ FN 発症リスク（患者側要因）

65 歳以上で full dose の化学療法
化学療法または放射線治療の既往
持続する好中球減少
腫瘍による骨髄浸潤、進行した悪性腫瘍
最近の手術または開放創
肝障害 (Bil > 2.0)
腎障害 (CCr < 50)
performance status 不良、栄養状態不良
心血管疾患
HIV 感染症

（文献 2 を参考に作成）

⦿FN の感染臓器と原因微生物

最適な経験的治療を決めるにあたって、感染臓器と原因微生物の推定は必須であり、それを推定するためには、疫学情報が有用です。

多くの場合、原因となる感染症は不明であり、臨床的に感染症が確認される（感染臓器または原因微生物が判明する）頻度は 20〜30% とされます。好発部位は、**腸管、肺、皮膚**が多く、それらの部分を詳しく診察することが重要です（表2）。

表2 ⦿ FN 患者における感染症の好発部位

皮膚
カテーテル刺入部
中咽頭（歯周組織などの口腔内を含む）
消化管
肺・副鼻腔
陰部・肛門周囲

FN 患者で分離される頻度が高い一般細菌は、グラム陽性菌ではコアグラーゼ陰性ブドウ球菌（CNS）、黄色ブドウ球菌、viridans 連鎖球菌などが多く、グラム陰性菌では、大腸菌や *Klebsiella pneumoniae* などの腸内細菌科細菌や緑膿菌などです（表3）。

また、FN 患者全体の 10〜25% で血液培養が陽性となります。血液培養分離菌は、1960〜1970 年代はグラム陰性菌が主体でしたが、1980〜1990 年代はグラム陽性球菌の割合が増加し、現在は CNS が最多となっています[1]。

死亡率の高い微生物としては、緑膿菌が有名です（このため、FN の経験的治療には、抗緑膿菌活性をもった抗菌薬が推奨されています：後述）。その他頻度は低いですが、*Stenotrophomonas maltophilia*、*Bacillus cereus*、*Corynebacterium jeikeium* の血流感染症は死亡率が高いことが知られており、注意が必要です[2]。

真菌が発熱初期の原因になることは稀であり、好中球減少が遷延し、経験的抗菌薬を**1週間**使用した後に出現することが多いため、初期治療で真菌カバーをすることはほとんどありません。*Candida* 属は、化学療法による粘膜傷害によって粘膜バリアが

障害されると血流感染を起こします。また、*Aspergillus* などの糸状菌は、多くの場合、好中球減少が **2 週間以上**続いた場合に、副鼻腔や肺に感染症を起こします。

表3● FN 患者で検出される主な細菌

グラム陽性菌	グラム陰性菌
Coagulase-negative *Staphylococci* (CNS) *Staphylococcus aureus* (MSSA、MRSA) *Enterococcus* 属（腸球菌） Viridans Group *Streptococci* *Streptococcus pneumoniae*（肺炎球菌） *Streptococcus pyogenes*（A 群溶連菌）	*Escherichia coli*（大腸菌） *Klebsiella* 属 *Enterobacter* 属 *Pseudomonas aeruginosa*（緑膿菌） *Citrobacter* 属 *Acinetobacter* 属 *Stenotrophomonas maltophilia*

※ MSSA：methicillin-susceptible *Staphylococcus aureus*, MRSA：methicillin-resistant *Staphylococcus aureus*
（文献 1 を参考に作成）

⦿ 身体所見・検査所見を解釈する際の注意点

　好中球減少患者では、炎症を起こす好中球がほぼ存在しないため、炎症を示す症状や徴候が弱い、またはないことが多いです。よって、感染症を起こす頻度が高い部分を、特に慎重に診察する必要があります（表 2）。

　たとえば、皮膚軟部組織感染症の患者で硬結・紅斑・熱感が認められない可能性があります。肺感染症では、胸部単純 X 線で浸潤影が確認されない可能性がありますし、髄膜炎では、髄液細胞増加がみられないことがあります。膿尿がないことによって、尿路感染症を除外することはできません。疫学的知識を踏まえて、詳細な問診と身体所見によって、感染臓器を推定し、必要な培養検査を提出することが重要です。

⦿ 採取する培養検査（表 4）

　他のすべての感染症の診療と同様、治療開始前に、必要な培養検査を提出する必要があります。血液培養が基本であり、少なくとも 2 セット（1 セットにつき 20 mL：好気・嫌気ボトルに各 10 mL ずつ）採取します。中心静脈カテーテル留置中の場合は、2 セット中 1 セットは、中心静脈カテーテルから採血します。

表4● FN 患者における培養検査

血液培養（全例 2 セット）
尿培養（尿路感染症が疑われる場合）
喀痰培養（湿性咳嗽がある場合）
髄液培養（髄膜炎が疑われる場合）
皮膚病変の培養（膿、穿刺液、組織）
※便培養は提出しない

　あとは、臨床的に感染が疑われる部位から培養検体を採取します。尿路感染症の症状（排尿時痛、頻尿、残尿感など）がある場合や尿道カテーテルを留置している場合、尿検査で膿尿や細菌尿がみられる場合は、尿培養を提出します。ただし、好中球減少

時は、尿路感染症が存在しても、尿中白血球（膿尿）がみられないことがあるため、また、尿路感染症の症状は非特異的なことが多いため、尿培養提出の閾値は低くてよいと思います。

湿性咳嗽などの肺炎を疑う症状がある場合は、喀痰培養を提出します。胸部画像で肺の陰影があり、喀痰培養で診断がつかず原因が不明な場合、気管支肺胞洗浄（bronchoalveolar lavage）を施行し、下気道検体を採取することが検討されます。

意識障害や頭痛を訴えており髄膜炎が疑われる場合は、髄液培養を提出します。繰り返しになりますが、細菌性髄膜炎の症例でも髄液細胞数の上昇がみられないことがありますので、培養検査の提出は必須です。

下痢をしている場合の便培養の有用性はほとんどありませんので、通常提出しません。抗菌薬使用歴がある場合がほとんどだと思いますので、*Clostridioides difficile* 感染症を疑って、*Clostridioides difficile* toxin 検査と GDH 検査を提出します[1,4,5]。

◉画像検査

咳や痰などの気道症状や胸部聴診で crackles などの肺病変を疑う所見がある場合に、胸部単純 X 線を撮影します。また、その他の部位の撮影（主に頭部、副鼻腔、腹部、骨盤腔の CT）については、臨床的に必要であれば撮影します。たとえば、好中球減少状態が長く続いている AML や MDS などの血液悪性腫瘍の化学療法中の患者で、気道症状がある場合、副鼻腔や肺の真菌症を検索するため、副鼻腔から胸部の CT を撮影します。また、腹痛（特に右下腹部痛）を訴える好中球減少患者の場合、急性虫垂炎や憩室炎だけでなく、好中球減少性腸炎も考慮して、腹部 CT を撮影します。

発熱性好中球減少症の重症化リスクの評価

診断と同時に、重症感染症を起こすリスクを評価することが推奨されており、高リスク群と低リスク群に分類します[1]。リスクを評価し分類することによって、重症感染症合併症の可能性を予測し、外来治療可能な症例を抽出することが目的です。ただし、FN の治療の基本は、入院して静注抗菌薬で治療すること[1,3]ですので、この重症度分類はそれほど重要ではないかもしれません。どうしても外来で治療しなくてはいけない理由があるとき（患者の強い希望、病院が満床など）に、低リスク群である場合、外来治療が可能かもしれません。

表5の項目のいずれかを満たした場合は、高リスク群と判断されます[1]。ほとんど

の血液悪性腫瘍に対して化学療法中の症例は、高リスク群に分類されるのではないかと思います。一方、低リスク群は、好中球減少が7日以内に回復すると予想され、活動性の併存疾患がなく、肝機能と腎機能が安定している必要があります。

また、低リスク患者を抽出するスコアリングシステムとして、MASCCスコアというものがあり、26点満点中21点以上の場合、高い精度をもって低リスク群と評価できるとされています[6]。ただし、MASCCスコアには、好中球減少期間がリスクの判定基準に含まれていないという欠点があります。また、低リスク群と判定されても、約10%の症例で感染症合併症によって入院が必要となることが報告されています[3]。多くの研究が行われているため、IDSAのFN診療ガイドラインでのエビデンスレベルは高いのですが、実際にはあまり有用性はないため、覚える必要はないと思います。興味がある方は、元文献をあたってください[6]。

IDSAのガイドライン[1]も米国臨床腫瘍学会（American Society of Clinical Oncology：ASCO）のガイドライン[3]も、FN患者の外来治療には慎重な姿勢をとっており、重症化の高リスク群でも低リスク群でも、基本的には入院して点滴抗菌薬で治療、というスタンスが安全だと思います。

表5 ● FNにおける重症感染症合併の高リスク群

7日間を超える著明な好中球減少が予想される
併存する医学的問題がある：
　血行動態不安定
　口腔・消化管粘膜障害（嚥下困難、激しい下痢）
　腹痛、悪心・嘔吐、下痢などの消化器症状
　新たに出現した神経学的状態と精神状態の変化
　カテーテル関連血流感染症
　新しい肺浸潤影、低酸素血症、慢性肺疾患の既往
肝障害：トランスアミナーゼが正常上限の5倍を超える
腎障害：CCr 30 mL/分未満
MASCC※スコア21点未満

※ Multinational Association for Supportive Care in Cancer

FNの経験的治療

FNと診断、症状、身体所見、検査から感染臓器と原因微生物を推定し、必要な培養を提出した後、速やかに抗菌薬治療を開始する必要があります。ここでは、入院が必要な高リスク群の治療について説明します。

◉ 基本レジメンとその考え方

経験的治療の目的は、「最も可能性の高い微生物」や「急速に重篤な状態を引き起こ

す微生物」をカバーすることにあります。よって、緑膿菌をはじめとするグラム陰性桿菌による感染症の死亡率が高いため、**抗緑膿菌活性のあるβラクタム系抗菌薬を単剤で開始**することが推奨されています。選択肢を**表6**に示します[1]。セフタジジムは、緑膿菌に対する活性はありますが、グラム陰性菌への感受性率がこれらの薬剤と比較して劣っている可能性があること(施設によると思います)、*Streptococcus*属などのグラム陽性球菌への活性がないことから、推奨薬に含まれていません。

　βラクタム系抗菌薬による単剤治療は、βラクタム系抗菌薬とアミノグリコシドの併用治療より、腎機能障害などの有害事象が少なく、生存率は同等であったため、一般的には**単剤治療**が推奨されます[7]。

　続いて、**表6**の4つの抗菌薬の使い分けについて説明します。メロペネムとイミペネム/シラスタチンの使い分けはほとんどなく、ほとんどの施設がメロペネムを使用していると思われますので、実質セフェピム、ピペラシリン/タゾバクタム、メロペネムの3剤の使い分けの話になります。

　主に以下の情報に基づいて選択します[1,8]。

表6● FN の経験的治療の選択肢

セフェピム	2 g 8 時間おき
ピペラシリン/タゾバクタム	4.5 g 6 時間おき
イミペネム/シラスタチン	0.5 g 6 時間おき
メロペネム	1 g 8 時間おき

- 推定される感染部位
- 疫学パターン(地域・個々の患者における細菌の定着および耐性のパターン)
- 臨床的不安定性(shock または臓器障害の存在)
- 薬剤アレルギー歴
- 最近の抗菌薬使用歴

　注意する点としては、肛門周囲の感染や好中球減少性腸炎など、*Bacteroides*属などの偏性嫌気性菌の関与が疑われる場合は、ピペラシリン/タゾバクタムまたはメロペネムを使用します。または、セフェピムを使用する場合は、嫌気性菌をカバーするため、メトロニダゾール(500 mg 8 時間おき)を併用します。

　また、緑膿菌や腸内細菌科細菌の各薬剤の感受性率は施設ごとに異なるため、院内アンチバイオグラムを参考にする必要があります。また、その患者自身の耐性菌の保菌状態も考慮する必要があり、特にESBL産生菌やAmpC過剰産生菌(*Enterobacter*属など)の検出歴がある場合は、メロペネムを選択する必要があると思います。

以上の情報をもとに薬剤を選択しますが、当院ではカルバペネム系抗菌薬をなるべく温存するため、必要でない状況以外では、メロペネムを使用していません。

◉グラム陰性菌カバーのための併用療法

すでに述べましたように、FN の経験的治療の基本は、βラクタム系抗菌薬の単剤治療ですが、グラム陰性菌カバーのための**併用治療**を行うことがあります。主に選択される併用薬は、アミノグリコシドですが、フルオロキノロンが選択されることもあります。フルオロキノロンは、予防内服として使用していた場合は選択しません。また、院内アンチバイオグラムでグラム陰性桿菌のフルオロキノロン耐性率が高い場合（特に 20% を超える場合）は、併用薬としての有用性は低いと考えられます。ガイドラインでは[1, 2, 8]、以下の状況において、併用治療を考慮してもよいと記載されています。

- 敗血症性ショックまたは肺炎などの重症感染症
- 耐性グラム陰性桿菌感染症が疑われる場合
- 緑膿菌感染症のリスクが高い場合（緑膿菌感染症の既往、壊疽性膿瘡の存在）

耐性グラム陰性桿菌感染症を疑うためには、その患者の過去の培養での耐性菌検出歴の確認と、院内アンチバイオグラムを参考にする必要があります。原因微生物と感受性が判明すれば、最適なβラクタム系抗菌薬による単剤治療に移行します。

◉経験的治療としてのバンコマイシン併用の適応

FN における菌血症の原因微生物として、グラム陽性球菌（CNS、黄色ブドウ球菌）が最多ですが、FN の経験的治療において、バンコマイシン（または、耐性グラム陽性球菌用の抗菌薬）は、経験的治療に加える標準薬としては推奨されていません。一般的な経験的治療では、MRCNS と MRSA をカバーする必要はないと考えられており、これには 2 つの理由があります。

1 つ目は、FN の経験的治療として、βラクタム系抗菌薬単剤とグリコペプチド系抗菌薬（バンコマイシンまたはテイコプラニン）との併用治療の効果の差がないからです。また、併用した場合、腎障害などの副作用が増加することがわかっています[9-11]。患者の菌血症の原因として最も頻度が高い CNS は臨床状態の急速な悪化を招くことがほとんどないため、発熱時に緊急に治療対象とする必要がないと考えられています[1]。

2 つ目は、*Enterococcus* 属と黄色ブドウ球菌の薬剤耐性発現とバンコマイシン過剰使用に疫学的関連性が認められているためです。

ただし、特定の状況では、バンコマイシンの追加が推奨されています(**表7**)[1, 8]。特定の感染症(皮膚軟部組織感染症、カテーテル関連血流感染症、肺炎)が疑われる場合と血行動態が不安定な場合、グラム陽性球菌が血液培養から検出されている場合、重度の粘膜障害がある場合などが該当します。ここからも、感染部位の推定(詳細な問診と身体所見が必要)と血液培養の採取が重要なことがわかります。

表7● FN の経験的治療に抗 MRSA 薬を追加する適応

血行動態不安定(血圧低下、ショック)
血液培養でグラム陽性菌検出(感受性結果判明前)
重篤な CRBSI が疑われる場合
皮膚軟部組織感染症
MRSA と PRSP の定着
放射線画像的に指摘された肺炎
重度の粘膜障害※

※フルオロキノロンによる予防投与が行われており、かつ、セフタジジムを使用する場合

◉治療開始のタイミング

診断後、血液培養を採取してから、速やかに治療を開始することが推奨されています。IDSA のガイドライン[1]では 2 時間以内、ASCO のガイドライン[3]では 1 時間以内と記載されています。来院後 1 時間以内を目標にするのがよいと考えています。

CASE

CASE の続き

乾性咳嗽と右内頸静脈のカテーテル留置部の発赤、疼痛、腫脹があったため、肺炎とカテーテル関連血流感染症の可能性を考えて、血液培養 2 セット、胸部 X 線、喀痰検査(グラム染色・培養)を提出した。胸部 X 線では、異常所見はなく、喀痰のグラム染色では、口腔内常在菌のみが観察された。FN、カテーテル関連血流感染症の疑いとして、ピペラシリン / タゾバクタムとバンコマイシンの併用治療を開始した。また、右内頸静脈に留置されていた中心静脈カテーテルを抜去し、カテーテル先端培養を提出した。

翌日になって、血液培養とカテーテル先端培養から cluster を形成するグラム陽性球菌(**図1**)が検出された。最終的にメチシリン感受性の *Staphylococcus epidermidis* と同定されたため、バンコマイシンを終了して、ピペラシリン / タゾバクタム単剤治療とした。

右内頸静脈のカテーテル刺入部は、抜去後徐々に発赤、腫脹、疼痛などの

炎症所見は改善傾向であったが、治療開始5日目も38℃台の発熱が持続した。症状は、発熱と軽度の乾性咳嗽のみで、全身状態は良好であった。

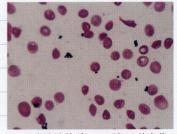

図1●血液培養ボトルのグラム染色像

治療開始後の抗菌薬の変更・追加（発熱が遷延する場合）

続いて、治療開始後の効果判定、経験的治療の修正について説明します。重要なポイントとしては、次の2点です[1]。

- 初期治療の変更は、発熱パターンではなく、臨床的変化、培養結果に基づいて決定する
- 治療開始後、発熱が4～7日以上持続する場合、抗真菌薬の経験的治療または先制攻撃的治療（preemptive therapy）を考慮する

以下、この2点について説明していきます。

◉経験的治療の修正

治療効果判定をするにあたって、FNの解熱までの中央値を知っておく必要があります。治療効果のある抗菌薬を使用した場合、造血幹細胞移植を含む血液悪性腫瘍の場合は5日間、重症化リスクが低い固形がんの場合は2日間と報告されています[1, 12]。これを踏まえて、発熱が遷延した場合に、その原因をアセスメントする必要があります。一般的に、発熱が持続している、という理由のみで治療薬を変更することはなく、経験的治療の変更・追加は、**臨床経過と微生物検査結果に応じて行うべき**とされています。ここでは、発熱の原因が不明な場合と、感染巣または原因微生物が確定した場合、の2つに分けて説明します。

1）発熱の原因が不明な場合

すでに述べましたように、感染巣は多くのFN症例で不明です。このような症例において、発熱は持続しているが、状態が安定していると判断される場合、経験的治療

の変更はめったに必要となりません。発熱が持続した場合、状態が安定している患者において、バンコマイシンの追加投与は効果がないことがわかっています[13]。もし途中経過で、感染の原因が同定された場合、抗菌薬は、それに従って調整します。

　一般的に治療の変更は必要ありませんが、原因の検索は必要です。治療開始後、3日を超える発熱がある場合、感染巣を再検討します。血液培養を2セット提出し、症状・身体所見・血液検査から疑われる感染症のための検査（培養検査・画像検査）を行います（表8）。必ずしも発熱の原因は感染症とは限らないため、薬剤熱・血栓性静脈炎・腫瘍熱・血腫の可能性も検討しますが、非感染性疾患が診断されても、感染症の存在を除外できるわけではないため、抗菌薬治療は継続します。

　発熱のみで治療を変更することはない、と繰り返し説明してきましたが、例外は存在します。一定の条件を満たしたFN症例に対して、経験的抗真菌薬治療を行うことがあります（後述）。

　一方、初期治療開始後も血行動態が不安定な場合、薬剤耐性グラム陰性桿菌・薬剤耐性グラム陽性球菌・偏性嫌気性菌・真菌まで十分カバーできる治療に変更します。

表8● 3日を超える発熱の原因検索

・血液培養2セット再検
　※中心静脈カテーテル留置中の場合、1セットはカテーテル採血
・症状から疑われる感染症のための検査
　腹痛・下痢がある場合
　　C. difficile 感染症：トキシン・GDH検査
　　好中球減少性腸炎：腹部造影CT
　気道症状がある場合：胸部X線、胸部CT
　重症化の高リスク患者
　　侵襲性真菌感染症の検索：胸部・副鼻腔CT、ガラクトマンナン検査

（文献1を参考に作成）

2) 感染巣または原因微生物が確定した場合

　感染巣から推定される微生物、または、検出された原因微生物の感受性試験結果に基づいて、治療の変更を検討します。経験的治療を併用治療（アミノグリコシドまたはフルオロキノロンの併用）で開始した場合、感受性のあるβラクタム系抗菌薬単剤に変更します。バンコマイシンを初期治療から使用した場合、治療開始**48時間**以内に、グラム陽性球菌による感染症の所見（蜂窩織炎やカテーテル関連血流感染症の所見、血液培養からグラム陽性菌検出など）が認められなければ、バンコマイシンは終了します[1]。抗緑膿菌活性のある薬剤から抗緑膿菌活性のない抗菌薬への de-escalation ができるかどうかについては、現在のところ結論は出ていません（後述）。

CASE

CASE の続き

FN の重症化高リスク群、かつ、5 日間発熱が持続し、気道症状があったため、侵襲性真菌感染症を含めた持続する発熱と気道症状の原因検索を行った。

【検査所見】

ガラクトマンナン検査 0.8、β-D-グルカン 5.0 pg/mL 未満

胸部 X 線写真：明らかな浸潤影なし

頸静脈エコー：右内頸静脈に血栓を認めた

胸部単純 CT（図2）：右肺底部に多発微細粒状・分岐状陰影が指摘（細気管支炎を示唆）

【経過】

右内頸静脈に血栓が存在し、化膿性血栓性静脈炎と診断した。また、胸部 CT の異常陰影は、細菌性肺炎と気道侵襲型肺アスペルギルス症が考えられ、ガラクトマンナン検査が陽性であったため、侵襲性肺アスペルギルス症としてボリコナゾールの併用を開始した。

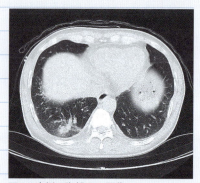

図2 ● 症例の胸部 CT 画像

⦿抗真菌薬による経験的治療

一般的に発熱が続くだけでは、抗菌薬治療の修正は必要ありませんが、例外があります。以下の状況の場合、**抗真菌薬による経験的治療**を検討します。

- 治療開始から 4〜7 日間持続する、または、再発する発熱

　　　　　かつ

- 好中球減少期間が 7 日間より長期間と予想される

好中球減少症が 1 週間持続以上すると侵襲性カンジダ症が、2 週間以上持続すると *Aspergillus* spp. をはじめとする侵襲性糸状菌感染症が増加することが知られていますが、症状が乏しいことが多く、発熱だけが唯一の所見のことがあります[1, 14]。症状に乏しく、早期診断が難しい一方で、侵襲性真菌感染症の死亡率は高く、治療が遅れた場合予後が悪化するため、確定診断前に経験的治療が行われます[1, 14]。この治療戦

略によって、侵襲性真菌感染症による死亡率の低下が報告されており、現在の標準治療となっています。

当然ですが、抗真菌薬開始と同時に侵襲性真菌感染症（主に *Candida* と *Aspergillus* 感染症）の検索を行います。血液培養2セット（*Candida* 血症などを検索）、ガラクトマンナン検査と β-D-グルカンと胸部と副鼻腔の CT 検査を行い、原因真菌を検討します。肝障害が認められる場合には、肝脾カンジダ症を疑い、腹部超音波、造影 CT、MRI 検査を施行します。

原因真菌は、これらの検査結果と予防に使用されている抗真菌薬（抗真菌薬の予防投与については後述）によって推定します。抗真菌薬予防投与がない場合は、*Candida* 属の感染症が最も懸念されます。ただし、好中球減少状態が7日以上続くと予想されているほとんどの患者（主に急性骨髄性白血病・骨髄異形成症候群の寛解導入療法、造血幹細胞移植の患者）は、フルコナゾールによる予防内服を受けていますので、実際の臨床で重要なのは、糸状菌（主に *Aspergillus* spp.）とフルコナゾール耐性の *Candida* 属（*Candida glabrata*、*Candida krusei*）による感染症です。

治療薬の選択は、想定される真菌、毒性、コストなどを検討して決定します。糸状菌感染症を疑う場合は、ボリコナゾールまたはアムホテリシン B 脂質製剤を、*Candida* 感染症を疑う場合は、ミカファンギンなどのエキノキャンディン系抗菌薬を使用することが多いです（表9）。

表9 ● 抗真菌薬の経験的治療における選択肢

アムホテリシン B 脂質製剤	3〜5 mg/kg 24 時間おき
ボリコナゾール	初日 6 mg/kg 12 時間おき、翌日から 4 mg/kg 12 時間おき
ミカファンギン	100〜150 mg 24 時間おき
カスポファンギン	初日 70 mg 投与、翌日から 50 mg 24 時間おき

◉ 抗真菌薬による経験的治療の欠点と先制攻撃的治療

発熱と侵襲性真菌感染症のリスク評価のみで治療を開始するため、抗真菌薬による過剰治療、副作用、コストの増加が問題となります[14]。また、フルコナゾールの予防内服によって、*Candida* 感染症が減少していることから、多くの糸状菌感染症は好中球減少状態が2週間以上続いた後増加するため、発熱4〜7日目から抗真菌薬の経験的治療が本当に必要な患者は少ないのかもしれません[14]。

この経験的治療の欠点を解決するため、**先制攻撃的治療**（preemptive therapy）が研究されてきました。先制攻撃的治療とは、血清学的検査、培養検査、画像検査などで侵襲性真菌感染症を示唆する所見がみられた場合のみ、抗真菌薬を開始するものです。IDSA のガイドラインでは、広域抗菌薬開始後4〜7日間発熱が続く患者にお

いて、以下の条件のいずれかを満たした場合に抗真菌薬を開始することを推奨しています[1]。

- 臨床的に安定していない
- 臨床的、または、CT（胸部と副鼻腔）で真菌感染所見あり
- 真菌の血清学的検査陽性（β-D-グルカン、ガラクトマンナン検査）
- 培養から Candida や Aspergillus を検出

　先制攻撃的治療は、いくつかの研究において、経験的治療と比較されています[15-17]。研究によって、侵襲性真菌感染症検索のプロトコルが若干異なりますが、血清のガラクトマンナン検査（または Aspergillus PCR）を週2回施行し、陽性（ガラクトマンナン検査は、0.5以上を陽性と解釈します）であれば、胸部画像（単純X線または胸部CT）を撮影する、という方法が標準的です。経験的治療と比較して、全死亡率と侵襲性真菌感染症による死亡率は同等で、抗真菌薬の使用量が減少することが報告されています。ただし、治療開始の判断をするための最適な指標（臨床所見、画像所見、血清マーカー）、最適な血清マーカー（ガラクトマンナン検査、またはPCR）、血清検査などのスクリーニング検査を開始するタイミング（発熱してから、または化学療法開始後）、など結論が出ていないこともあり、IDSAのガイドラインでは、標準的診療とみなされていません[1]。一方、2016年に発表されたIDSAのアスペルギルス症のガイドラインでは、経験的治療とほぼ同等の位置づけとなっています[18]。

⦿侵襲性真菌感染症早期診断のための検査

　抗真菌薬による経験的治療・先制攻撃的治療を開始するにあたって施行される検査について説明します。

1) β-D-グルカン

　Candida spp.、*Aspergillus* spp.、*Pneumocystis* spp.、*Fusarium* spp. による感染症で検出されますが、*Cryptococcus* spp.、接合菌感染症では検出されません。急性骨髄性白血病または骨髄異形成症候群の化学療法中の真菌感染症において、感度63%以上、特異度95%以上と報告されています[19,20]。

2) ガラクトマンナン検査

　主に *Aspergillus* spp.、*Penicillium* spp. による感染症で検出されます。侵襲性肺ア

スペルギルス症（invasive pulmonary aspergillosis：IPA）における精度は、血液悪性腫瘍の患者で感度70%・特異度92%、造血幹細胞移植レシピエントで感度82%、特異度86%で、感度はあまり高くはありません[21]。また、抗糸状菌活性のある抗真菌薬の使用によって偽陰性となる可能性も指摘されています[22]。PCR検査については、日本でルーチンに施行することは困難であること、ガラクトマンナン検査より優れていることは証明されていないことから、感度は不十分ですが、ガラクトマンナン検査を施行することが現実的だと考えます。

3）胸部CT

IPAでは、halo signを伴うまたは伴わない境界明瞭な病変、air-crescent sign、空洞性病変が認められることが多く、これらの所見が、侵襲性真菌感染症の診断基準のCT所見の項目に記載されています[23]。ちなみに、halo signとは、結節周囲のすりガラス影のことで、IPAの発症早期にみられ、出血性梗塞を反映していると考えられています（図3）。IPAに特異的な所見ではありませんが、高度な好中球減少患者では、血管侵襲型肺アスペルギルス症を示唆します。

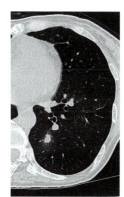

図3 侵襲性肺アスペルギルス症の胸部CT（halo sign）

ただし、IPAは気道侵襲型のパターンをとることもあり、その場合は、通常の気管支肺炎像を呈します[24]。その場合、本症例のように、その他の検査を踏まえてIPAの可能性を検討する必要があります。

> **CASE**
>
> **CASEの続き**
>
> 治療経過は良好で、好中球が500/μLを超えた時点で、ピペラシリン/タゾバクタムからセファゾリンにde-escalationした。βラクタム系抗菌薬は、メチシリン感受性 *S. epidermidis* による血栓性化膿性静脈炎として血培陰性確認から合計4週間、ボリコナゾールは侵襲性肺アスペルギルス症として6週間投与して終了した。

治療期間

　原因不明の発熱に対する治療は、一般的に、解熱して2日以上経過、かつ好中球が500/μL以上になるまで継続します[1]。これは長年の経験によって安全であると考えられています。

　臨床的または微生物学的に診断された感染症の治療では、好中球が500/μL以上となるまで、かつ、特定された感染巣または微生物に対して十分な期間、治療する必要があります。黄色ブドウ球菌菌血症(血液培養陰性確認から4週間以上)、*Candida*血症(血液培養陰性確認から2週間以上)、IPA (6週間以上)などの場合、好中球回復後も治療継続が必要なことがあります[1]。

　この従来の方法では、なかなか好中球が回復しない血液悪性腫瘍の治療中の患者において、治療期間が長くなってしまうという欠点があります。原因微生物が同定されていない血液悪性腫瘍化学療法中のFN症例において、臨床経過がよく、72時間以上解熱状態が持続しバイタルサインが正常化している場合、好中球数に関係なく抗菌薬治療を終了しても、従来の方法と比べて、死亡率・発熱の再燃を悪化させず、抗菌薬投与期間を短縮した報告[25]がありますので、そのような状況では、早期に治療を終了することを考慮してもよいと考えます。

de-escalation について

　本症例のように緑膿菌活性のない抗菌薬で治療できる微生物が血液培養で検出された場合、de-escalation は可能なのでしょうか。IDSAのガイドラインでは、「確定診断された感染症(臨床的、微生物学的)は、感染巣と微生物の感受性試験結果に対して**適切な抗菌薬**で治療すべき」という記載にとどまっており、緑膿菌カバーを外すことができる、とは明確には記載されていません[1]。また、日本臨床腫瘍学会のFN診療ガイドラインでは、de-escalation について、今後解決すべき検討課題である、と述べられています[2]。現在のところ、緑膿菌カバーを外せるかどうか、についての明確な答えはありません。

　当院の一般的なプラクティスは、好中球減少状態では de-escalation を行っておらず、好中球が回復した後は、治療継続が必要な微生物に対して、de-escalation して治療を行っています。

がん薬物療法中の患者における感染症予防

がん薬物療法中の患者は、細菌感染症・侵襲性真菌感染症（主に *Candida* spp.、*Aspergillus* spp.）に罹患するリスクが高く、これらを予防する方法が検討されてきました。ここでは紙面の都合上、*Pneumocystis jirovecii* による肺炎（PCP）、ウイルス感染症（単純ヘルペスウイルス、水痘・帯状疱疹ウイルス）の予防については割愛させていただきます（文献 8 をご参照ください）。

1）細菌感染症

抗菌薬の予防投与は、**好中球 100/μL 以下が 7 日間以上予想される場合**に考慮すべきとされています[1]。これは、予防投与によって、全死亡・感染症関連死亡・FN・微生物学的または臨床的に確定した感染症が減少したことを示した meta-analysis が報告されていること[26]、レボフロキサシンによる予防効果を評価した大規模な無作為比較試験で、FN・微生物学的に確定した感染症・菌血症が減少した（全死亡率は低下しませんでした）ことが報告されているためです[27]。使用される抗菌薬は、レボフロキサシン（500 mg 1 日 1 回）またはシプロフロキサシン（500 mg 1 日 2 回）で、化学療法開始日から開始し、好中球回復または FN 発症まで継続します。

ただし、フルオロキノロン耐性グラム陰性桿菌が増加する懸念があること[1]、グラム陰性桿菌のフルオロキノロン耐性が 20% を超える場合効果が乏しい可能性があること[3]から、施設のアンチバイオグラムを参考に予防投薬の適応を検討する必要があります。

2）侵襲性真菌感染症

抗真菌薬の予防投与は、侵襲性真菌感染症発症のリスクが高い場合に行われます。一般的には、侵襲性 *Candida* 感染症の発生率が 10% を超える場合に *Candida* 感染予防を行い、侵襲性 *Aspergillus* 感染症の発生率が 6% を超える場合に、糸状菌に効果のある抗真菌薬を選択します[1]。抗真菌薬の予防投与によって、全死亡・侵襲性真菌感染症・真菌感染症関連死亡が減少することがわかっています[28-30]。

● AML/MDS 導入療法

日本では認可されていない posaconazole は、フルコナゾールより予防効果がやや高いことがわかっています[28]が、フルコナゾールの有効性も証明されています[30]。日本では、フルコナゾールが選択されることが多いと思います。

● 同種移植の場合

　フルコナゾール（400 mg/日）が第1選択で、経口摂取が困難な場合ミカファンギン（50〜100 mg/日）が使用されます。糸状菌感染のリスクが高いと想定される場合は、抗糸状菌活性のある抗真菌薬（ミカファンギンまたはボリコナゾール）も検討されます。特に、IPAの既往がある場合は、糸状菌をカバーしたほうがよいと考えられています。

● 自家移植の場合

　粘膜障害がある場合、フルコナゾールまたはミカファンギンが推奨されます。粘膜障害がなければ抗真菌薬の使用は不要です。

Take Home Message

- FNと診断した場合、適切な培養を採取し、抗緑膿菌活性のある抗菌薬を速やかに開始する
- 重症化リスクが高い患者で、発熱が広域抗菌薬治療開始後4日以上持続した場合、抗真菌薬の経験的治療または先制攻撃的治療を検討する
- 好中球が500/μL以上になるまで治療を継続する
- 化学療法開始前に感染症のリスクを評価し、適切な予防策を講じる

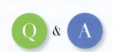

Q 日本では口腔温の測定はほとんど行われていないと思いますが、結局腋窩温の場合、37.5℃で発熱性好中球減少症として診断して、治療開始すればよいのですか。38℃ではいけないのですか。

A 明確な答えは持ち合わせていないのですが、cut-off値は、37.5℃または38.0℃、いずれでもよいと思います。腋窩温37.7℃の患者さんで、なんらかの感染徴候が疑われる場合や重症感染症リスクが高い場合には、培養採取後に経験的治療を開始しますが、重症感染症のリスクが低い患者で、全く症状がなく全身状態が良好な場合は、検査や経験的治療を開始せずに様子をみることもあります（経験則ですが、そのような患者さんは、数時間後に38℃を超えることが多く、結局FNとして対応することが多いように思います）。

数値の絶対値にこだわる必要はそれほどなく、通常の感染症診療のときと同様に、患者背景（特に重症感染症のリスク）、症状、身体所見（特にバイタルサイン）、検査所見などをふまえて感染症を疑えば、その疑った感染症について対応することが重要です。

　米国感染症学会のガイドラインには、FN の定義は、がん薬物療法時に発熱した場合に、抗菌薬の経験的治療を行うべき患者を選定する**目安**であり、一般的基準であって、絶対的なものではない、と記載されています[1]。定義を満たさない場合でも、個々の患者の状態や背景を考慮して経験的抗菌薬治療を行うべきか判断することが重要です[2]。

Q 好中球減少症の患者で、37.5℃ 以上の発熱はないが、感染症を疑う徴候（悪寒戦慄、咳・痰、カテーテル刺入部の疼痛など）がある場合、FN に準じて治療したほうがよいのでしょうか？

A 発熱はないが、好中球減少状態で感染症を示唆する新たな徴候、症状がみられる場合、重症感染症リスクが高い患者として評価・治療することが推奨されています[1]。血液培養 2 セットと、推定される感染巣における培養検査を提出した後、FN に準じて経験的治療を開始します。

Q 外来化学療法を行っている患者さんも多いですが、そのような状態が比較的よい患者さんが、FN を発症した場合、どのような条件であれば、外来治療が可能なのでしょうか？

A まず重症化リスク評価を行い、低リスク群であることが必要条件です。ASCO のガイドラインには、外来治療の条件が詳細に記載されていて、参考になります（文献 3 の table 4）。

　また、医学的な条件の他に、社会的な条件も考慮する必要があります。綿密な経過観察と適切なケアへの迅速なアクセスが 24 時間週 7 日保証される必要があり、臨床状態が悪化した場合に、患者が 1 時間以内に病院を受診できることが望ましいとされています。また、家で家族が 24 時間付き添うことが可能であるかどうか、コンプライアンス不良の既往の有無も考慮して、外来治療が可能かどうかを検討します[1,3]。

文献

1. Freifeld AG, et al：Clinical practice guideline for the use of antimicrobial agents in neutropenic patients with cancer：2010 update by the infectious diseases society of america. Clin Infect Dis 52：e56-93, 2011.
2. 日本臨床腫瘍学会（編）：発熱性好中球減少症（FN）診療ガイドライン 改訂第2版．南江堂，2017．
3. Flowers CR, et al：Antimicrobial prophylaxis and outpatient management of fever and neutropenia in adults treated for malignancy：American Society of Clinical Oncology clinical practice guideline. J Clin Oncol 31：794-810, 2013.
4. Surawicz CM, et al：Guidelines for diagnosis, treatment, and prevention of Clostridium difficile infections. Am J Gastroenterol 108：478-498, 2013.
5. McDonald LC, et al：Clinical Practice Guidelines for Clostridium difficile Infection in Adults and Children：2017 Update by the Infectious Diseases Society of America（IDSA）and Society for Healthcare Epidemiology of America（SHEA）. Clin Infect Dis 66：987-994, 2018.
6. Klastersky J, et al：The Multinational Association for Supportive Care in Cancer risk index：A multinational scoring system for identifying low-risk febrile neutropenic cancer patients. J Clin Oncol 18：3038-3051, 2000.
7. Paul M, et al：Beta-lactam versus beta-lactam-aminoglycoside combination therapy in cancer patients with neutropenia. Cochrane Database Syst Rev 29：CD003038, 2013.
8. Baden LR, et al：NCCN clinical practice guideline in oncology：Prevention and treatment of cancer-related infection（Version 1.2018）, NCCN, plymouth, 2017. https://www.nccn.org/professionals/physician_gls/pdf/infections.pdf（最終アクセス 2019年3月5日）
9. Paul M, et al：Empirical antibiotics against Gram-positive infections for febrile neutropenia：systematic review and meta-analysis of randomized controlled trials. J Antimicrob Chemother 55：436-444, 2005.
10. Vardakas KZ, et al：Role of glycopeptides as part of initial empirical treatment of febrile neutropenic patients：a meta-analysis of randomised controlled trials. Lancet Infect Dis 5：431-439, 2005.
11. Beyar-Katz O, et al：Empirical antibiotics targeting gram-positive bacteria for the treatment of febrile neutropenic patients with cancer. Cochrane Database Syst Rev 6：CD003914, 2017.
12. Bow EJ, et al：A randomized, open-label, multicenter comparative study of the efficacy and safety of piperacillin-tazobactam and cefepime for the empirical treatment of febrile neutropenic episodes in patients with hematologic malignancies. Clin Infect Dis 43：447-459, 2006.
13. Cometta A, et al：Vancomycin versus placebo for treating persistent fever in patients with neutropenic cancer receiving piperacillin-tazobactam monotherapy. Clin Infect Dis 37：382-389, 2003.
14. Wingard JR：Empirical antifungal therapy in treating febrile neutropenic patients. Clin Infect Dis 39（Suppl 1）：S38-43, 2004.
15. Morrissey CO, et al：Galactomannan and PCR versus culture and histology for directing use of antifungal treatment for invasive aspergillosis in high-risk haematology patients：a randomised controlled trial. Lancet Infect Dis 13：519-528, 2013.
16. Cordonnier C, et al：Empirical versus preemptive antifungal therapy for high-risk, febrile, neutropenic patients：a randomized, controlled trial. Clin Infect Dis 48：1042-1051, 2009.
17. Maertens J, et al：Galactomannan and computed tomography-based preemptive antifungal therapy in neutropenic patients at high risk for invasive fungal infection：a prospective feasibility study. Clin Infect Dis 41：1242-1250, 2005.
18. Patterson TF, et al：Practice Guidelines for the Diagnosis and Management of Aspergillosis：2016 Update by the Infectious Diseases Society of America. Clin Infect Dis 63：e1-e60, 2016.
19. Odabasi Z, et al：Beta-D-glucan as a diagnostic adjunct for invasive fungal infections：validation, cutoff development, and performance in patients with acute myelogenous leukemia and myelodysplastic syndrome. Clin Infect Dis 39：199-205, 2004.
20. Senn L, et al：1,3-Beta-D-glucan antigenemia for early diagnosis of invasive fungal infections in neutropenic patients with acute leukemia. Clin Infect Dis 46：878-885, 2008.

21 Pfeiffer CD, et al：Diagnosis of invasive aspergillosis using a galactomannan assay：a meta-analysis. Clin Infect Dis 42：1417-1427, 2006.
22 Marr KA, et al：Detection of galactomannan antigenemia by enzyme immunoassay for the diagnosis of invasive aspergillosis：variables that affect performance. J Infect Dis 190：641-649, 2004.
23 De Pauw B, et al：Revised definitions of invasive fungal disease from the European Organization for Research and Treatment of Cancer/Invasive Fungal Infections Cooperative Group and the National Institute of Allergy and Infectious Diseases Mycoses Study Group (EORTC/MSG) Consensus Group. Clin Infect Dis 46：1813-1821, 2008.
24 Franquet T, et al：Spectrum of pulmonary aspergillosis：histologic, clinical, and radiologic findings. Radiographics 21：825-837, 2001.
25 Aguilar-Guisado M, et al：Optimisation of empirical antimicrobial therapy in patients with haematological malignancies and febrile neutropenia (How Long study)：an open-label, randomised, controlled phase 4 trial. Lancet Haematol 4：e573-e583, 2017.
26 Gafter-Gvili A, et al：Meta-analysis：antibiotic prophylaxis reduces mortality in neutropenic patients. Ann Intern Med 142：979-995, 2005.
27 Bucaneve G, et al：Levofloxacin to prevent bacterial infection in patients with cancer and neutropenia. N Engl J Med 353：977-987, 2005.
28 Cornely OA, et al：Posaconazole vs. fluconazole or itraconazole prophylaxis in patients with neutropenia. N Engl J Med 356：348-359, 2007.
29 Slavin MA, et al：Efficacy and safety of fluconazole prophylaxis for fungal infections after marrow transplantation-a prospective, randomized, double-blind study. J Infect Dis 171：1545-1552, 1995.
30 Rotstein C, et al：Randomized placebo-controlled trial of fluconazole prophylaxis for neutropenic cancer patients：benefit based on purpose and intensity of cytotoxic therapy. Clin Infect Dis 28：331-340, 1999.

15 カンジダ感染症の診断と治療

CASE 1

68歳男性。S状結腸癌の閉塞に伴う大腸イレウス、誤嚥性肺炎のため2週間前に入院。イレウス管挿入、誤嚥性肺炎に対してピペラシリン/タゾバクタム投与、CVカテーテル挿入して中心静脈栄養などの管理を受け、横行結腸ストーマ造設術。術後3日目に高熱が出現し、血液培養2セット採取のうえでメロペネム投与開始。その翌日も解熱せず、血液培養から酵母様真菌が検出された（図1）。

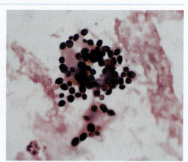

図1● 血液培養のグラム染色所見

CASE 2

81歳男性。早期胃癌に対して腹腔鏡下噴門側胃切除後。術後1週間で発熱、CTで深部に液体貯留があり、腹腔内感染症疑いでメロペネム投与開始。解熱して状態は安定していたが、10日後に再検したCTで液体貯留が増加していた。エコーガイド下で穿刺したところ、膿性の排液が得られ、塗抹鏡検で酵母様真菌のみが単一で認められた（図2）。

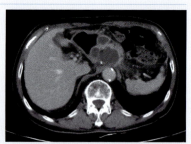

図2● 腹部造影CT画像（大動脈前面に多房性の液体貯留）

CASE 3

45歳女性。2年前に子宮頸癌に対してCCRT後、再発なし。腫瘍による閉塞で治療前に左尿管ステント挿入。治療終了後に抜去が試みられたが、水腎症が再燃し、再挿入。以降、3か月ごとに定期交換。ステント閉塞に伴う腎盂腎炎を2か月前にピペラシリン/タゾバクタムで治療後。3日前に発熱、腰痛で受診、ステント交換のうえでピペラシリン/タゾバクタム投与開始。入院時の血液培養、ステント交換時の腎盂尿のいずれもから酵母様真菌が検出された（図3）。

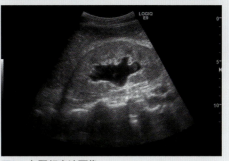

図3● 左腎超音波画像

Introduction

　カンジダは病院内/免疫不全関連の感染症の重要な起因菌の1つですが、定着しているだけか感染を生じているかについて証拠が見つかりにくく、診断の難しい病原体です。一方で、リスクのある患者層はある程度はっきりしており、治療面についてもクリアカットな部分があります。あやふやさが残る部分とはっきりした部分とをうまく切り分けて、カンジダ感染症をマネジメントしやすくできるようにすることを本項で試みたいと思います。

カンジダ感染症の病像と背景

●皮膚粘膜のカンジダ症

　カンジダは皮膚粘膜の常在菌叢の一部ですが、皮膚・粘膜バリアの破綻、抗菌薬投与によって他の一般細菌の増殖が抑制された場合、細胞性免疫障害（ステロイド軟膏/吸入などによる局所的なものや、HIV/AIDSをはじめとする全身性のもの）などを背景に感染症を生じることがあります。長期臥床者のオムツ内の皮膚炎、stoma周囲炎、抗がん剤やステロイド全身投与に関連した口腔カンジダ/食道炎、全身抗菌薬投与に関連した腟カンジダ症など、入院患者さんでの発症も案外少なくありません。

で、関係各診療科へのコンサルトなどを踏まえ、適切な対応が必要になります。

◉カンジダ血症と侵襲性カンジダ症

　カンジダが全身性の感染症を起こす経路としては、まず（少なくとも一過性に）カンジダ血症を生じてその後に播種性の合併症を生じる場合と、深部臓器での局所の感染症が先行して、カンジダ血症を伴う場合とがあります。前者の代表が単純なカンジダ血症や、その合併症としての慢性播種性カンジダ症などで、後者の代表が腹腔内カンジダ症やカンジダの尿路感染症です。骨髄炎、関節炎、中枢神経系感染症などは両方の性格をもちえます。

　カンジダ血症が先行する場合の菌の侵入門戸は、消化管そのものや消化管の免疫機構に何らかの破綻が生じてそこに定着しているカンジダが血中に侵入する場合、CVカテーテルなどの血管内デバイスを介して皮膚経由で血中に侵入する場合があり、こういった経路が作られやすい患者層こそが、侵襲性カンジダ症のリスク群ということになり、ICU患者のグループと、血液悪性腫瘍患者を代表とする免疫抑制患者のグループが代表的です。

　侵襲性カンジダ症のリスク因子をもう少し細かく見ると、**表1**のようなものが挙げられます。これらの因子をもつ患者において、熱をはじめとした感染症の徴候が見られたときに、侵襲性カンジダ症の診断を考え始めるべきでしょう。

表1 ● 侵襲性カンジダ症のリスク因子

・APACHE スコアが高いなどで示される重症患者
・長期の ICU 滞在
・腹部外科手術後、特に縫合不全、緊急手術、複数回の開腹手術など
・急性壊死性膵炎
・血液悪性腫瘍
・固形臓器移植
・新生児、特に低出生体重児や早産児
・広域抗菌薬の使用
・CV カテーテルの存在
・中心静脈栄養（TPN）
・血液透析
・高用量ステロイドや、その他の免疫抑制薬
・抗がん剤投与
・多くの部位へのカンジダの定着

（文献 1, 2 より一部改変）

カンジダ感染症の診断

⦿ 皮膚粘膜のカンジダ症

　局所感染を生じたカンジダ症の診断は、第一には「見た目」で行います。口腔カンジダなどでは、特徴的な所見を確認したらそのまま診断的治療として抗真菌薬を処方することも少なくありません。より侵襲的な病変の場合や鑑別診断が他に多い場合などは、局所の検体を採取して塗抹鏡検の確認を行うとよいでしょう。皮膚病変の場合はKOH直接鏡検がよく用いられ、粘膜病変の場合はグラム染色が有用です。いずれの場合も病変部からの採取で真菌が多量に認められればほぼ診断的です。古典的には起因菌は *C. albicans* が多く、培養検査は必須ではありませんが、non-albicans のカンジダの増加も報告されています。ルーチンで行う必要はありませんが、治療後の再燃例など、状況によっては菌種や感受性の確認のために培養検査を行うことも視野に入れておくとよいでしょう。

⦿ カンジダ血症と他の侵襲性カンジダ感染症

● 培養検査

　血液培養を含めた無菌検体からの培養検査でカンジダが検出されることが侵襲性カンジダ症の診断の gold standard です。したがって、診断の第一歩は少なくとも2セットの血液培養と、感染を疑う臓器の培養を提出することから始まります。播種性合併症のないカンジダ血症の場合は、得られる培養情報は血液培養のみのことが多く、特に血液培養が重要です。一方で、血液培養の感度は侵襲性カンジダ症全体に対しては50%程度と低いことが知られています[3]。また、陽性となるまでに中央値で2～3日と長時間を要し、特に *C. glabrata* の場合には4～5日程度までの時間を要することもあり、タイムリーに検査結果が得られないという問題もあります[4]。

　なお、国内では"BACTEC™"と"BacT/ALERT"のいずれかの血液培養システムを採用している医療機関が多いかと思います。カンジダの検出については、後者のほうが高感度であるとする報告がいくつかありますが、両者の培養ボトルの質の向上などを経て、現在では概ね同等と考えてよさそうです[5]。

　感受性のある抗真菌薬を早期に投与することがカンジダ血症において死亡率を大きく低減させると示唆するデータがありますが[6]、前述のように陽性になるまでに時間がかかるため血液培養の結果が出てからの治療開始では遅すぎるということになります。このため、侵襲性カンジダ症の診断においては、一般細菌感染症と比べると後述する非培養検査などによる早期診断がより重要視され、それらを用いて患者層を選ん

だうえで、予防 / 先制的治療 / 経験的治療を行う作戦もいろいろと検討されています。ただし、非培養検査に共通した欠点として、菌種同定が全くできないか、少なくとも詳細にはできないことや、感受性結果がわからないことがありますので、培養検査の重要性は現在においても色あせていません。

● 感受性検査

　カンジダの抗真菌薬感受性は菌種から概ね推定可能ですが、感受性良好なことの多い C. albicans 以外のカンジダによる感染症の増加や、後述するようにカンジダの耐性化が少しずつ進んでいることを背景に、血液培養や、臨床的に重要な検体から検出されたカンジダに対しては、感受性検査を行うことが推奨されています。国内では「酵母様真菌 FP '栄研'」「酵母用真菌 DP '栄研'」「酵母真菌薬剤感受性キット ASTY」などの CLSI 基準に準拠したキットが存在しますが、取り扱い説明書の記載が 2012 年に改訂された現行の M27-S4[7]ではなく古いブレイクポイントでの判定となっている場合があります。旧基準では感受性と判断される株が新基準では耐性ということもありうるので、注意を要します（**表2**）。

表2 ● カンジダに対してブレイクポイントの設定されている主要抗真菌薬とその変更点

	M27-S3 (2008)			菌種	M27-S4 (2012)		
	S	SDD	R (NS)		S	SDD/I	R
フルコナゾール	≦8	16〜32	≧64	C. glabrata	-	≦32	≧64
				それ以外	≦2	4	≧8
ボリコナゾール	≦1	-	≧4	C. glabrata	-	-	- (≧1)*
				それ以外	≦0.12	0.25〜0.5	≧1
ミカファンギン	≦2	-	>2	C. parapsilosis	≦2	4	≧8
				C. glabrata	≦0.06	0.12	≧0.25
				それ以外	≦0.25	0.5	≧1

S：Sensitive, 感性　　SDD：Sensitive Dose Dependent, 用量依存的感性
I：Intermediate, 中間感性　　R：Resistant, 耐性
＊ C. glabrata の VRCZ 感受性については十分なデータがないとしてブレイクポイントは設定されず、野生株と耐性株とを分けるラインとして ECV（Epidemiological cut-off value）が示されています。

● 臨床情報でのスコアリング

　前述のとおり、侵襲性カンジダ症は早期診断・早期治療が望ましいとされるため、スコアリングで層別化して経験的治療を行うべき患者群を選び出す試みが、主にICU 患者を対象としていくつかなされています。代表的なものを**表3**にまとめます

が、いずれも発表当初は感度や特異度が高いとされたものの、セッティングを変えた追試では成績がかなり落ちるため、まだ模索段階にあるといえます。検査前確率によるところが大きいですが、侵襲性カンジダ症の頻度が低めのICUの場合、いずれのスコアリングでも総じて陰性的中率（NPV）はかなり高く、抗真菌薬を開始しない判断にはある程度使えるかもしれません。

表3 ● 侵襲性カンジダ症を予測する代表的なスコアリング

	内容	使い道	欠点
Colonization Index (CI)	週2回、咽頭/気管内採痰、胃液、便/肛門スワブ、尿、創部/ドレーン、カテーテル刺入部の監視培養を行い、カンジダ陽性の検体数/採取部位数=CIと定義、CI≧0.5を有意と判定	元の研究では外科ICU患者の侵襲性カンジダ症診断に対して感度100％、特異度100％とされている。CIやCCIが基準を超えたら経験的治療を開始するプロトコルで、侵襲性カンジダ症を減らすなど一定の効果が示されている。	ある追試ではICUの全患者の25％に経験的治療を開始しており、十分な層別化ができていない可能性が高い。ICUの全患者に週2回の監視培養を行う必要があり、検査室や病棟の負担、コストなども問題となる
Corrected Colonization Index (CCI)	半定量培養で(+++)もしくは定量培養で≧10^5となった検体数/培養陽性検体数×CI=CCIと定義、CCI≧0.4を有意と判定		
Candida score	Severe sepsis 2点、外科手術後1点、TPN 1点、複数検体でのカンジダ陽性1点を加算し、≧3点を有意とする。	元の研究ではICU患者の侵襲性カンジダ症について感度81％、特異度74％とされ、追試ではNPVは98％である。	外科系ICUで生じたsevere sepsisでは全例で3点以上となってしまい、過剰治療のリスクがやや高い。
Clinical prediction rule	ICUに4日以上滞在し、抗菌薬の全身投与もしくはCVカテーテルを挿入されている患者において、下記のリスク因子が2つ以上あれば有意とする：TPN、透析、大手術、膵炎、ステロイド投与、他の免疫抑制薬投与	元の研究では感度は34％と低いが特異度は90％とされており、NPVは97％と高い。追試でもNPVは99％とやはり高い。監視培養を要さないので適応が容易。	感度がかなり低く、経験的治療を要する患者を拾い上げるツールとしては不向きである。

（文献8〜14より作成）

● β-Dグルカン

最もよく用いられている真菌症のバイオマーカーで、侵襲性カンジダ症の診断に対する感度、特異度とも80％前後と高いことが知られています。ただし、多くの真菌の細胞壁に存在する構成成分を測定する汎真菌マーカーであり、カンジダ以外にアスペルギルスやニューモシスチスなどでも上昇するため、他の真菌感染症のリスクも高い患者では陽性結果が必ずしもカンジダ感染症を意味しません。外科ICU患者などカンジダ以外の真菌感染症のリスクが少ない患者ほど有用性が高いといえるでしょう。

最適なカットオフ値が定まっておらず、論文によって採用する値が異なることや、

そもそも測定アッセイによって測定感度や測定値の絶対値にも大きなばらつきがあることに注意を要するので、β-Dグルカンの結果を解釈するにあたっては、自施設の採用している検査アッセイを確認することがまず最初に必要です（表4）。

真菌症全体で見ると、血液検体以外での測定も模索が進んでいます。BAL検体ではあまり有用性が示されていませんが、髄液については、真菌性髄膜炎の診断について感度100%、特異度98%と期待のもてるデータが示されており、血液検体での測定と違って治療効果判定にも有用な可能性が示されています[15]。ただし、いずれについてもカンジダ感染症が多い臓器ではないので、出番は少ないでしょう。

さまざまな理由での偽陽性が少なくないことが知られており、緑膿菌を含む一部の細菌、一部の抗菌薬、一部の透析膜、アルブミン、IVIG、ガーゼ（パッキングや創部など）などが原因となります。

表4● 国内外の代表的なβ-Dグルカンの測定アッセイ

	Wako	Fungitec G MKⅡ	Fungitell
主な使用国	日本	日本	米国
承認時期	1996年	2012年	2004年
カットオフ値	11 pg/mL	20 pg/mL	80 pg/mL
測定可能範囲	> 6 pg/mL	> 4 pg/mL	> 31 pg/mL
備考	他2アッセイより感度が劣るとする報告あり。1検体ごとの処理ができるため、病院検査室での採用が多い。	大量の検体処理に適していて、検査センターなどでの採用が多い。比較的新しく臨床データがやや少ない。	欧米の報告でよく採用されている。日本国内では使用できない。

● カンジダ抗原/抗体

アスペルギルスの診断ではβ-Dグルカンと並んで血中のアスペルギルス特異的抗原の有用性が高いことが有名ですが、カンジダの場合にも細胞壁のマンナン抗原を測定する特異的なカンジダマンナン抗原の検査が存在します。ただし、抗原検査のみでの感度は50%強と不十分で、抗原検査と抗体検査の両者を組み合わせることで侵襲性カンジダ症に対する感度83%、特異度86%と報告されています[16]。ヨーロッパでの使用が多い検査であり、IDSAガイドラインには登場しませんが、ESCMIDのガイドラインでは言及があります[17]。ただし、残念ながら現状では国内では抗原検査しか保険適用がなく、また上記のデータが得られているものとはアッセイが異なる検査が主流ですので、使用は勧められません。

● PCR

　全血などの血液検体の測定で、あるメタアナリシスでは侵襲性カンジダ症に対する感度95％、特異度92％とかなりよいデータが得られています[18]。ヨーロッパでは菌血症が問題となる他の一般細菌を含めたマルチプレックスPCRのキット（SeptiFast®）が製品化されており、既に報告が集積されていますが、国内では現状使用できません。数時間で菌種同定までが可能な迅速性と高い感度・特異度が魅力的です。

● T2 candida

　MR技術を微生物診断におそらくは初めて導入した新技術で、米国ではFDAに承認されており、IDSAガイドラインにもデータ不十分とされながら言及されています。検体処理、PCRでカンジダDNAを増幅、増幅産物を超常磁性微粒子と結合させてT2MRを測定するという一連の流れが全自動で行われる簡便性と、全血をサンプルとして中央値4時間超で結果が得られるという迅速性とが特徴です。また、カンジダ血症に対しての感度が91％、特異度が98％と良好な結果が得られています[19]。

● CAGTAs

　古くからカンジダの生標本の顕微鏡観察でC. albicansとそれ以外の菌種を区別するためにgerm tubeの観察が用いられてきましたが、このgerm tubeの成分に対する抗体検査をカンジダ症の診断に用いるのが、CAGTAs（Candida albicans germ tube antibodies）です。単一の検査では感度がやや悪く、他の非培養検査と組み合わせる試みがなされています。たとえば、経験的に抗真菌薬が開始された患者群においてβ-Dグルカンと組み合わせて測定された試験では感度97％、特異度47％との結果があり、不要な経験的抗真菌薬の早期中止に役立つ可能性が示唆されています[20]。ただし、名前から想像されるとおり、non-albicansのカンジダに対しては感度が落ちるため（交差反応があるのかあまり極端には落ちないようですが）、施設におけるカンジダ各種の分離頻度状況によって有用性はかなり異なるでしょう。

カンジダ感染症の治療

　カンジダ感染症の治療に用いられる主要な抗真菌薬はアゾール系、エキノキャンディン系、ポリエン系の3系統しかないため、診断に比べると治療は比較的シンプルです。抗真菌薬のまとめを表5に示します。

表5 ● 主要な抗真菌薬の一覧

薬剤名	略称	剤形	用量・用法	備考
フルコナゾール	FLCZ	点滴 内服	<通常用量> 800 mg（12 mg/kg）ローディング1回、その後400 mg（6 mg/kg）1日1回 <高用量> 800 mg（12 mg/kg）1日1回	経口吸収率が高く、中枢神経系・眼内を含め臓器移行性もよい。 アゾール系に共通してCYP3A4を介した相互作用があり、併用薬に注意が必要。 プロドラッグであるホスフルコナゾールの点滴製剤も存在するが、FLCZより有利な点はあまりない。
イトラコナゾール	ITCZ	点滴 内服	200 mgを1日3回、3日間でローディング、その後200 mgを1日1〜2回	米国では内服薬の販売しかないが、国内には点滴製剤もある。カンジダ症の治療薬として使用することは少ない。
ボリコナゾール	VRCZ	点滴 内服	400 mg（6 mg/kg）1日2回で初日にローディング、その後200〜300 mg（3〜4 mg/kg）を1日2回	静注製剤のみに含まれる添加物のシクロデキストリンが蓄積するため、CCr<50 mL/分の症例では使用を避けるべきとされるが、安全に使用可能との報告もある。ITCZ同様カンジダ症にはあまり用いない。
ポサコナゾール	PCZ	点滴 内服*	300 mg1日2回で初日にローディング、その後300 mg1日1回 （徐放剤の場合）	カンジダ症では出番が少ない。食事内容で吸収率の変動が大きいことが問題だったが、徐放剤の登場で大きく改善。
イサブコナゾール	ISA	点滴 内服*	372 mg（イサブコナゾールとして200 mg）1日3回、2日間でローディング、その後372 mg（200 mg）を1日1回	PCZとスペクトラムが似るが、相互作用・副作用が少なく、TDMも不要。アスペルギルス症治療での役割が期待されるが、カンジダ症治療における位置付けは不透明。
ミカファンギン	MCFG	点滴のみ	<通常用量> 100 mg 1日1回 <高用量> 150 mg 1日1回	エキノキャンディン3剤の使い分けは不要。一部の疾患でエビデンスの質・量に差があるが、概ね同等とされる。 副作用が少なく、臨床効果もよいため、移行性に問題がない限り、多くのカンジダ症で第一選択薬となる。 眼内、中枢神経系、尿路には移行性が悪いため、少なくとも単剤では使用しにくい。
カスポファンギン	CPFG	点滴のみ	<通常用量> 70 mgローディング1回、その後50 mg 1日1回 <高用量> 150 mg 1日1回	
アニデュラファンギン	ANFG	点滴のみ*	<通常用量> 200 mgローディング1回、その後100 mg 1日1回 <高用量> 200 mg 1日1回	
アムホテリシンB	AMPH-B	点滴 内服 （吸収なし）	<通常用量> 0.3〜0.7 mg/kg 1日1回 <高用量> 1 mg/kg 1日1回	AMPH-Bでの臨床データ蓄積が多いが、副作用が多い。効果が同等で副作用の少ないL-AMBにほぼ置換されている。例外は腎障害がもともと少ない小児領域と、L-AMBの尿中移行が問題となる尿路感染症である。 L-AMBのほうが頻度は低いが、腎障害、電解質異常（低K・Mg血症）、infusion reactionなどの副作用が共通してある。
リポソーマルアムホテリシンB	L-AMB	点滴のみ	3〜5 mg/kg 1日1回	
フルシトシン	5-FC	内服のみ	25 mg/kg 1日4回	単剤使用では早期耐性化するため原則的に他剤と併用。AMPH-Bとの併用が多い。血液毒性が問題となりやすい。

*日本では未発売（PCZ, ISAは申請・販売に向けた動きあり）
** ITCZ, VRCZ, 5-FC, PCZについてはTDMの検討が推奨されているが、国内で診療報酬が発生するのは最もTDMの推奨度の高いVRCZのみで、入院患者にしか適応されない。

⦿ 皮膚粘膜のカンジダ症の治療

皮膚粘膜の局所感染症では治療の基本は外用薬ですが、一定以上の重症度がある場合や難治例ではフルコナゾール内服などの全身投与が必要になる場合もあります。例外的に、食道炎は局所感染症でありながら外用薬での治療は困難ですので全身投与が必要になります。

⦿ カンジダ血症と他の侵襲性カンジダ症

カンジダ血症の治療の基本原則は下記のとおりです。

- 定期的に血液培養をフォローして陰性化を必ず確認
- カンジダ血症の全例で、散瞳して眼底検査を行い、眼内炎の有無を確認
- 明確な感染源が他になければ、原則 CV カテーテルは可及的速やかに抜去
- 合併症のないカンジダ血症では、血液培養の陰性化確認から最低 14 日間治療
- 臨床症状や好中球減少が続く場合は、治療を延長

好中球減少患者の場合は、眼内炎の所見が出現しにくいため好中球回復後の眼底検査が勧められていること（筆者はカンジダ血症判明後すぐに初回の診察も眼科にお願いするようにしています）や、消化管由来など CV カテーテル以外が感染源のことが多いため CV カテーテルは必ずしも抜去しなくてもよいとされていることの 2 点が異なりますが、基本は同じです。

また、この原則に加えて、感染性心内膜炎や腹腔内感染症などの感染巣がある侵襲性カンジダ症の場合、弁置換術やドレナージなどのソースコントロールが非常に重視されます。ペースメーカー、腎瘻、人工関節、脳室デバイスなどの人工物が関与している場合は、そのデバイスの抜去/交換も強く推奨されます。

抗真菌薬の選択については、一言で片づけてしまえば、カンジダ血症、侵襲性カンジダ症のほとんどにおいて治療開始の段階ではエキノキャンディン系が第一選択薬となります。臨床的に問題となるほとんどの種のカンジダに対して感受性良好であることや、複数の RCT を含むメタアナリシスでもエキノキャンディン系の使用が生存や治療成功と関連していると示されたことなどがその背景です[21]。例外となるのはエキノキャンディン系が到達しにくい場合で、眼内、中枢神経系、尿路の感染症がそうです。これらの場合は感受性があれば FLCZ が、そうでなければ L-AMB（尿路の場合は移行性の問題で AMPH-B）± 5-FC が第一選択薬となります。

カンジダの主要な種のうち、*C. parapsilosis* はエキノキャンディン系の MIC が総じて高く、アゾール系を使用すべきとされてきましたが、エキノキャンディン系で治療

開始していた場合でも予後不良にならないとするデータが示され[22]、なおのこと治療開始段階では菌種をあまり気にしなくてよいとわかってきています。

　一般細菌と同様に、抗真菌薬の使用量増加とそれに伴うカンジダの耐性化が近年問題視されており、抗真菌薬についても適正使用を推進する動きが強まっています。各ガイドラインにおいても、一定の治療ができた段階でFLCZ感受性であれば、FLCZ内服に変更することが積極的にすすめられています。

　病態ごとの治療薬選択や投与量の詳細については各種ガイドラインなどをご参照ください。

◉経験的治療

　IDSAガイドラインではICU患者の経験的治療への言及がありますが、「診断」で触れたようにその対象を選び出す方法が確立しておらず、ESCMIDのガイドラインでは推奨が示せないとされているほどです。これまでの経験的治療の臨床試験はいずれも失敗に終わっており、比較的最近でも、対象を重症患者に絞り込んで、人工呼吸器管理中、広域抗菌薬投与下、多臓器障害、カンジダ定着などをすべて満たすICUでの新規獲得敗血症に対してミカファンギン vs placeboで経験的治療を行う研究がありましたが、primary endpointである「28日時点での侵襲性真菌症のない状態での生存」について有意差が得られませんでした[23]。一方で、先述のとおりカンジダ血症での早期治療の重要性も言われており、経験的治療を真に必要とする患者はおそらく存在します。現状では、表1に示したようなリスク因子を有する患者において原因不詳の発熱がある場合、特にショックなど重篤な病態の場合に経験的治療を検討するが、過剰治療になっている可能性があることに留意し、代替診断が得られた場合には経験的に開始した抗真菌薬の早期中止も検討すべきであるというところがボトムラインでしょう。

カンジダ感染症の予防

◉必要な状況

　高度の好中球減少は侵襲性カンジダ症の最重要なリスク因子の1つです。好中球数<100/μLの状態が7日以上続くことが予想される患者（その大半が造血幹細胞移植や白血病/MDSの寛解導入療法の患者）は高リスクであり、IDSAを始めとする多くのガイドラインで抗真菌薬の予防投与が推奨され[24]、日本でも一般的なプラクティスになっています。予防薬の選択は、FLCZを含めたアゾール系、エキノキャンディ

ン系のいずれでもよいとされますが、糸状菌感染の予防も必要としている患者層と概ね重なるため、結果的に FLCZ 以外の薬剤が使用されることが多くなります。

固形臓器移植の患者も侵襲性カンジダ症のリスクが高いことで知られていますが、移植臓器ごとにリスクがかなり異なります。小腸、肺、肝臓では高リスクのため抗真菌薬投与が行われることが多く、膵臓、心臓、腎臓では相対的にリスクが低く、全患者に対する予防は推奨されません[25]。ただし、施設間格差や患者ごとの variability の高い領域であり、個別症例ごとの検討が重要ともされます。

⦿ 検討される状況

ICU 患者は侵襲性カンジダ症の高リスク群の 1 つで、経験的治療と同様に予防の試みもいろいろなされています。ICU 患者全員を対象にしたものや、より高リスクの患者に対象を絞ったものなど多くの研究がありますが、侵襲性カンジダ症を有意に減らしたとするものは複数あるものの、全死亡を減らすことが明確にされた介入は存在しません[26]。この領域で初の多施設共同 RCT の結果が 2014 年に報告されましたが、高リスク ICU 患者に限ってカスポファンギンでの予防を行うデザインであったものの、侵襲性カンジダ症を有意に減らすこともできませんでした[27]。しかし、侵襲性カンジダ症の高い死亡率と早期治療の重要性を考えると予防を行うべき患者が存在する可能性が残るため、現在も模索が続いています。

カンジダ関連の最近の topics

⦿ *C. glabrata* の耐性化

FLCZ の予防投与など抗真菌薬曝露がある環境下では、FLCZ に耐性ないし低感受性の non-albicans のカンジダによる感染症が増加することは以前から知られていましたが、このような起因菌の分布が変わることによる（真の意味でない）「耐性化」とは別に、特に *C. glabrata* におけるアゾール系、エキノキャンディン系それぞれに対する耐性が問題となっています。単施設ではありますが、2010 年までの 10 年間で、*C. glabrata* の FLCZ 耐性が 18 → 30% に、エキノキャンディン系いずれか 1 剤への耐性が 4.9 → 12.3% にそれぞれ増加したとする報告があり[28]、治療失敗とも明確に関連が示されている後者が特に問題です。エキノキャンディン系の作用点である β-1,3-グルカンの合成酵素 FKS1、2 の変異がほとんどの場合の耐性機構であることがわかっていますが、変異の確認は現時点の実臨床では困難です。CLSI の最新の基準であれば FKS の変異株は概ね非感性と判定できることも示されているため[29]、MIC 値

での推定が現実的と思われます。日本国内でのFKS遺伝子変異については症例報告が散見されるのみで現段階での疫学は不明ですが、この観点からもカンジダの薬剤感受性検査実施は重要と考えられます。

⦿ C. auris の出現

　C. auris は2009年に日本から新種として報告されたカンジダの1種ですが、2016年にCDC alertの発表と英国での単一医療機関のICUで見られた40例超のアウトブレイクの報告があり、世界の注目を浴びるようになりました。同定が難しいこと、多剤耐性傾向があること、英国のアウトブレイクでは監視培養、環境消毒、病棟閉鎖などさまざまに対策をとっても制御困難であったことなどが問題視されています。米国からの報告では、ニューヨーク州のみで2013～2017年の間に51件の臨床培養、61件の監視培養から C. auris が検出され、98%がFLCZ耐性、25%がFLCZおよびAMPH-Bの両方に耐性という結果が得られています[30]。しかも、この報告の後の1年数か月でニューヨーク州の C. auris 感染は感染症を生じた例のみで累積249例まで増加しており、米国全体のサーベイランスでは、監視培養も含めると既に累積で1,000例を超えています。エキノキャンディン耐性はこれまでの報告で0～10%程度に留まっており、日本国内からの報告はまだ症例報告レベルでしかありませんが、何かのきっかけで国内でも増加する可能性や、エキノキャンディン系への耐性機構をより効率的に獲得する可能性もあり、目が離せない状況です。誤同定される場合、C. haemulonii などのあまり見慣れない菌種となることが多いようなので[31]、そういった菌種の酵母様真菌が臨床検体から検出された場合に C. auris の可能性を考えるというのが現状でできる対策でしょう。

CASEの実際の対応

CASE 1
ミカファンギンで治療開始、CVカテーテル抜去して血液培養陰性化を確認のうえ、陰性化から2週間の治療を行った。感受性のよい C. albicans と判明し、治療途中からフルコナゾールに de-escalation した。治療開始後早期に眼科診察を受けたが眼内炎は見られなかった。

CASE 2
ミカファンギンで治療開始。感受性のよい C. albicans と判明し、ドレナージがある程度改善したのを確認してからフルコナゾール内服に変更し、全体で4週間ほどの治療を行った。

> **CASE 3**
> 採用製剤の都合などでミカファンギン＋フルコナゾールで治療開始し、血液培養陰性化を確認のうえ、2週間の治療を行った。フルコナゾールにSDDのC. glabrataと判明したため、治療途中から高用量フルコナゾール単剤に変更して治療継続。治療開始後早期に眼科診察を受けたが眼内炎は見られなかった。

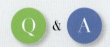

Q 新たに穿刺された検体からでなく、既存の腹部術後のドレーン培養からカンジダが分離同定され、熱源不明の熱があるような患者において定着か感染かの判断をどのようにしたらよいか。

A 既存のドレーンからの培養では定着菌が反映されやすいため、ドレーン培養から検出されたカンジダに対してまず定着菌を見ているのでないかと疑いの目をもつことは非常に重要です。しかし、実際に感染に寄与している場合もあり、ドレーン培養でのカンジダのすべてを無視するのもまた正しくありません。判断に際しての基本戦略として、情報量を増やすことは試みるべきと思います。熱源不明の熱が続いているのであれば、他の感染源の検索も兼ねつつ、血液培養は繰り返し採取すべきです。また、深部にドレナージ不良部位がないか腹部CTなど画像検査を確認するのも重要です。（もともと治療しているであろう）一般細菌に対して抗菌薬は適切であったもののドレナージ不良によって熱があった場合、ドレナージが改善されれば解熱してカンジダは無関係の定着菌であったことがわかるかもしれませんし、ドレナージ調整に際して新規の検体が得られれば、その検体でカンジダが検出されるか否かが重要となります。また、施設差があると思いますが、ドレーン交換を行う文化がある場合には、入替時に準無菌的に深部検体を採取できればかなり情報が増します。良質な検体で塗抹鏡検でも真菌が多数認められるような場合には、感染症である可能性が高まります。
一方で、情報量をいたずらに増やすと惑わされますので、狙い打つことも重要です。臨床的に経過に問題がないのに培養を定期で提出したり、ドレーン抜去時に先端培養を提出したりすると、定着菌に惑わされることが増えます。したがって、熱がある、腹部症状・所見に変化があった、ドレーン排液の性状や量が変化した、など腹腔内感染症を疑わせる情報があったときに培養提出を検討すべきでしょう。また、β-Dグ

ルカンなどの非培養検査が役に立ちうる状況の1つですが、現時点ではこの状況での検査判断の妥当性やカットオフ値について十分なデータはなく、私は判断材料にはあまりしません。

Q *C. glabrata* の眼内炎での真菌薬選択はどのようにすればよいか。

A FLCZ に（用量依存的）感性であれば高用量 FLCZ での治療でよいですが、耐性であれば L-AMB（±5-FC）が必要となります。施設事情などで感受性結果が得られない場合や、感受性結果の前に同定結果のみが得られた場合などは安全面を考えて L-AMB での治療がよいということになります。

Q ER での Candida Score 測定の有用性はあるか。

A もともと ICU 患者で研究されてきた指標で ER 患者について validation されたものではありませんので、点数を付けてそのまま臨床判断に使えるものではありません。ただし、在宅 TPN をしている患者など、稀ですが市中発症のカンジダ血症も存在します。Candida Score の要素はいずれもカンジダ血症のリスク因子ですので（それだけには限りませんが）、それぞれを確認しておくことには一定の意義があるでしょう。

Q カンジダ血症から ARDS になる症例はあるか。頻度はどの程度か。

A 高いという印象はありませんが、存在はします。自施設での頻度はデータを持っていませんが、がん患者における ARDS を分析したある文献では、敗血症性ショックに伴う ARDS が全体の 22% で、そのうちの 36% はカンジダ血症に由来していたと報告[1]されていますので、低くはないのかもしれません。

Q *C. glabrata* の感染症で検出菌の感受性を確認したうえで FLCZ で治療している場合に、治療途中で耐性化が生じる懸念はないか。

A 一般にカンジダ感染症の治療中に治療対象のカンジダが耐性化する現象は珍しく、通常はあまり気にする必要はありません。好中球減少が長期持続してカンジダ血症がなかなか解除できない場合に治療中の耐性獲得が認められたとするものは症例報告レベルでは存在しますので、適切な抗真菌薬が投与されていて、ドレナージ不良の部位もないにも関わらず真菌血症が解除できない場合などには、感受性検査の再確認をするとよいでしょう。なお、質問の内容とは少しずれますが、抗真菌薬の予防投与中にその特定の抗真菌薬に低感受性の真菌がブレイクスルー感染を生じる現象はより一般的に生じるため、こちらには注意が必要です。

Q カンジダ血症の治療中に血液培養は陰性化したが、β-D グルカンが陰性にならない場合に抗真菌薬を 2 週間で終了してよいのか。

A 問題ありません。実は治療が成功しても多くの場合でそのような結果になります。β-D グルカンは診断のマーカーとしては一定の価値がありますが、フォローアップ目的での使用についてははるかにデータが乏しく、フォローアップの測定そのものを私は推奨しません。治療中にβ-D グルカンが低下することが治療成功と関連するとする報告[2]もありますが、この報告のなかでも治療終了段階でのβ-D グルカンはほとんどで陰性化していません。

参考文献

1　Kullberg BJ, et al：Invasive Candidiasis. N Engl J Med 373：1445-1456, 2015.
2　Colombo AL, et al：Candida and invasive mould diseases in non-neutropenic critically ill patients and patients with haematological cancer. Lancet Infect Dis 17：e344-356, 2017.
3　Clancy CJ, et al：Finding the "missing 50%" of invasive candidiasis：how nonculture diagnostics will improve understanding of disease spectrum and transform patient care. Clin Infect Dis 56：1284-1292, 2013.
4　Fernandez J, et al：Time to positive culture and identification for Candida blood stream infections. Diagn Microbiol Infect Dis 64：402-407, 2009.
5　Ericson EL, et al：Clinical comparison of the Bactec Mycosis IC/F, BacT/Alert FA, and BacT/Alert FN blood culture vials for the detection of candidemia. Diagn Microbiol Infect Dis 73：153-156, 2012.
6　Grim SA, et al：Timing of susceptibility-based antifungal drug administration in patients with Candida bloodstream infection：correlation with outcomes. J Antimicrob Chemother 67：707-714, 2012.
7　Barbara DA, et al：Reference Method for Broth Dilution Antifungal Susceptibility Testing of Yeasts；4th informational supplement. CLSI document M27-S4. Clinical and Laboratory Standards Institute, Wayne, PA, 2012.
8　Pittet D, et al：Candida colonization and subsequent infections in critically ill surgical patients. Ann Surg 220：751-758, 1994.
9　Eggimann P, et al：Candida colonization index and subsequent infection in critically ill surgical patients：20 years later. Intensive Care Med 40：1429-1448, 2014.
10　León C, et al：A bedside scoring system ("Candida score") for early antifungal treatment in nonneutropenic critically ill patients with Candida colonization. Crit Care Med 34：730-737, 2006.
11　León C, et al：Usefulness of the "Candida score" for discriminating between Candida colonization and invasive candidiasis in non-neutropenic critically ill patients：a prospective multicenter study. Crit Care Med 37：1624-1633, 2009.
12　Leroy G, et al：Evaluation of "Candida score" in critically ill patients：a prospective, multicenter, observational, cohort study. Ann Intensive Care 1：50, 2011.
13　Ostrosky-Zeichner L, et al：Multicenter retrospective development and validation of a clinical prediction rule for nosocomial invasive candidiasis in the intensive care setting. Eur J Clin Microbiol Infect Dis 26：271-276, 2007.
14　Hermsen ED, et al：Validation and comparison of clinical prediction rules for invasive candidiasis in intensive care unit patients：a matched case-control study. Crit Care 15：R198, 2011.

15 Litvintseva AP, et al：Utility of (1-3)-β-D-glucan testing for diagnostics and monitoring response to treatment during the multistate outbreak of fungal meningitis and other infections. Clin Infect Dis 58：622-630, 2014.
16 Marchetti O, et al：ECIL recommendations for the use of biological markers for the diagnosis of invasive fungal diseases in leukemic patients and hematopoietic SCT recipients. Bone Marrow Transplant 47：846-854, 2012.
17 Cuenca-Estrella M, et al：ESCMID guideline for the diagnosis and management of Candida diseases 2012：diagnostic procedures. Clin Microbiol Infect 18 (Suppl 7)：9-18, 2012.
18 Avni T, et al：PCR diagnosis of invasive candidiasis：systematic review and meta-analysis. J Clin Microbiol 49：665–670, 2011.
19 Mylonakis E, et al：T2 magnetic resonance assay for the rapid diagnosis of candidemia in whole blood：a clinical trial. Clin Infect Dis 60：892-899, 2015.
20 Martínez-Jiménez MC, et al：Combination of Candida biomarkers in patients receiving empirical antifungal therapy in a Spanish tertiary hospital：a potential role in reducing the duration of treatment. J Antimicrob Chemother 70：3107-3115, 2015.
21 Andes DR, et al：Impact of treatment strategy on outcomes in patients with candidemia and other forms of invasive candidiasis：a patient-level quantitative review of randomized trials. Clin Infect Dis 54：1110-1122, 2012.
22 Fernández-Ruiz M, et al：Initial use of echinocandins does not negatively influence outcome in Candida parapsilosis bloodstream infection：a propensity score analysis. Clin Infect Dis 58：1413-1421, 2014.
23 Timsit JF, et al：Empirical Micafungin Treatment and Survival Without Invasive Fungal Infection in Adults With ICU-Acquired Sepsis, Candida Colonization, and Multiple Organ Failure：The EMPIRICUS Randomized Clinical Trial. JAMA 316：1555-1564, 2016.
24 Freifeld AG, et al：Clinical practice guideline for the use of antimicrobial agents in neutropenic patients with cancer：2010 update by the infectious diseases society of america. Clin Infect Dis 52：e56-93, 2011.
25 Giannella M, et al：Use of echinocandin prophylaxis in solid organ transplantation J Antimicrob Chemother 73(suppl 1)：i51-i59, 2018.
26 Playford EG, et al：Antifungal agents for preventing fungal infections in non-neutropenic critically ill patients. Cochrane Database Syst Rev (1)：CD004920, 2006.
27 Ostrosky-Zeichner L, et al：MSG-01：A randomized, double-blind, placebo-controlled trial of caspofungin prophylaxis followed by preemptive therapy for invasive candidiasis in high-risk adults in the critical care setting. Clin Infect Dis 58：1219-1226, 2014.
28 Alexander BD, et al：Increasing echinocandin resistance in Candida glabrata：clinical failure correlates with presence of FKS mutations and elevated minimum inhibitory concentrations. Clin Infect Dis 56：1724-1732, 2013.
29 Pham CD, et al：Role of FKS Mutations in Candida glabrata：MIC values, echinocandin resistance, and multidrug resistance. Antimicrob Agents Chemother 58：4690-4696, 2014.
30 Adams E, et al：Candida auris in Healthcare Facilities, New York, USA, 2013-2017. Emerg Infect Dis 24：1816-1824, 2018.
31 Clancy CJ, et al：Emergence of Candida auris：An International Call to Arms. Clin Infect Dis 64：141-143, 2017.

Q&Aの文献

1 Azoulay E, et al：Acute respiratory distress syndrome in patients with malignancies. Intensive Care Med 40：1106-1114, 2014.
2 Jaijakul S, et al：(1,3)-β-D-glucan as a prognostic marker of treatment response in invasive candidiasis. Clin Infect Dis 55：521-526, 2012.

16 侵襲性アスペルギルス感染症の診断と治療

深在性真菌感染症の多くは酵母様真菌と糸状菌による感染症に分かれます。侵襲性アスペルギルス症（invasive aspergillosis：IA）は接合菌やフザリウムなどとともに後者に属します。ここでは IA についての解説を行います。

まず、3つの症例を例示します。いずれも 56 歳男性、血液腫瘍以外の基礎疾患や深在性真菌感染症既往のない患者さんで、抗がん剤治療開始 Day 8 で発熱がありました。

CASE

CASE 1　外来
びまん性大細胞型 B 細胞性リンパ腫、予防投与なし
外来での R-CHOP 療法中 4 コース目でリンパ腫への治療効果を認めています。Day 8 で発熱し、レボフロキサシン内服治療を開始しましたが解熱せず、呼吸器症状も伴ってきたため Day 12 に再診したところ肺炎と診断されました。この日の白血球数は 500/μL でした。

CASE 2　入院
急性骨髄性白血病、フルコナゾール予防投与あり
寛解後療法（地固め療法）2 コース目で、寛解を維持しています。Day 8 で発熱しましたが、熱源不明のためセフェピムを開始しました。Day 12（好中球減少 3 日目）でまだ発熱が持続しています。この日の好中球数は 100/μL 未満でした。

CASE 3　入院
急性骨髄性白血病、フルコナゾール予防投与あり
初回寛解導入療法の Day 8 で発熱しましたが、熱源不明のためセフェピムを開始しました。Day 12 でまだ発熱が持続しています。入院時は白血球が多かったのですが大半は腫瘍細胞で、Day 12 の好中球数は 100/μL 未満でした。

CASE 1 は肺炎、CASE 2、3 は熱源は不明で抗菌薬を開始していますが、4 日経過しても解熱をしておらず Day 12 の時点で好中球減少をきたしています。

　これらの症例にアスペルギルスガラクトマンナン抗原検査（GM 抗原）やβ-D グルカン検査は必要でしょうか？このような状況における考え方を見ていきたいと思います。

IA の特徴

◉IA の予後
● 第一選択薬のボリコナゾールを用いても致死率は高い

　IA に対する第一選択薬であるボリコナゾールを用いた大規模なランダム化比較試験として 1998 年前後の研究［v.s. アムホテリシン B（非脂質化製剤）］と 2010 年前後の研究（v.s. イサブコナゾール）の 2 報があります（表 1）。Primary endpoint をはじめこれらの研究のデザインは異なるため、正確な比較は困難ですが、両研究における

表1 ● 侵襲性アスペルギルス症を対象とした 2 研究の概要（ボリコナゾール群のみ抜粋）

	Herbrecht らの研究	Maertens ら研究
Primary endpoint	12 週での治療成功率（mITT 解析）	6 週での全死亡率（mITT 解析）
mITT 解析対象	1 回でも投薬あり＋データ管理委員会で Proven/Probable と診断：124 名	データ管理委員会で Proven/Probable と診断した侵襲性アスペルギルス症：129 名
治療期間中央値	77 日（range 2～84）	47 日（4 分位範囲 13～83）
実施期間	1997 年 7 月～2000 年 10 月	2009 年 1 月～2011 年 3 月
診断定義	2008 年　EORTC/MSG 基準	2008 年　EORTC/MSG 基準
12 週全生存率 -mITT 解析	・77/124（70%）	・81/129（63%）
12 週治療成功率※ -mITT 解析	・62/124（50%）	・47/129（36%）
サポート	ファイザー	アステラス Basilea Pharmaceutica International

※完全＋部分奏効割合
mITT：modified intention to treat、EORTC/MSG: European Organization for Research and Treatment of Cancer/Mycoses Study Group

(Herbrecht R：NEJM 347：408-415, 2002./Clin Infect Dis 60：713, 2015./Maertens JA：Lancet 387：760, 2016. より引用)

ボリコナゾール群の 12 週時点での全生存割合をおおまかに比較してみたいと思います。2008 年の EORTC/MSG (European Organization for Research and Treatment of Cancer/Invasive Fungal Infections Cooperative Group and the National Institute of Allergy and Infectious Diseases Mycoses Study Group) の定義（表 2）を用いた proven/probable の IA における全生存割合（mITT 解析）は前者 70％、後者 63％ となり、これらの結果を見る限り約 10 年の間に著明な成績向上は得られていないようにみえます。つまり、2010 年前後でも先進国における IA は治療開始 3 か月で約 3～4 割が死亡するという重篤な疾患であることがわかります。（ただし、いずれの試験も 8 割以上が血液腫瘍や造血幹細胞移植患者であり IA に罹患するような臨床背景がある患者における全生存率のため、もともと予後が悪い患者を診ている可能性は差し引いて考える必要はあります。）

⦿ IA の予後を改善するには
● 早期の治療導入が重要

では、予後を改善するためにはどうすればよいでしょうか。過去の研究を見ると早期の治療導入が有効であることがわかります。ボリコナゾールが登場する前の 1990 年前後の IA における 33 例の報告では、肺炎発症から 10 日以内に抗真菌薬開始群では死亡割合が 41％（9/22）であったのに対し、11 日以降では 90％（9/10）と有意に高くなることが示されています[1]。好中球減少期の IA の初期に特徴的な画像所見である halo サイン（IA の診断を参照）を伴っている間にボリコナゾールによる治療を開始したほうが、治療開始後 12 週の生存割合が 71％ 対 53％ と有意によいという報告もあります[2]。

⦿ 早期の治療導入には早期診断が必要
● しかし診断の Gold standard である微生物学的検査の感度は低い

早期の治療導入のためには早期の診断が必要となります。IA の確定診断には生検組織における糸状菌の浸潤および培養陽性もしくは、穿刺検体や髄液など本来無菌である検体からのアスペルギルスの検出が必要となります。IA は造血幹細胞移植や白血病患者のような長期の好中球減少を伴う治療を要する患者に多い疾患ですが、これらの患者における培養や検鏡検査の検出感度はよくて 50％ 程度であることが知られています[3]。また、長期の好中球減少をきたしている状況下では気管支鏡検査などの侵襲的検査が困難なこともしばしばです。そこで、患者背景や身体所見などからアスペルギルスが鑑別に挙がる場合には β-D グルカンや GM 抗原などのバイオマーカー、CT などの画像検査を利用して IA を疑う状況を確認できた時点で治療を導入

表2 ● EORTC/MSG 基準における糸状菌感染症診断基準

確定診断例（proven）
- 本来無菌的である部位からの病理組織、細胞診または直接検鏡において菌糸を検出し、関連する組織障害を認める
- 糸状菌感染に矛盾しない臨床所見があり、臨床的もしくは画像的に異常を認める本来無菌的な部位からの検体で糸状菌を検出

臨床診断例（probable）
- 宿主因子1個以上＋臨床的基準1個＋菌学的基準1個

可能性例（possible）
- 宿主因子1個以上＋臨床的基準1個を満たすが菌学的基準はなし

各因子

宿主因子		・遷延する好中球減少（＜500 μL が10日以上） ・同種造血幹細胞移植レシピエント ・プレドニゾロン換算で0.3 mg/kg/日以上相当の副腎皮質ステロイドを3週間以上使用 ・過去90日以内の細胞性免疫抑制薬（シクロスポリン、TNF-α 阻害薬、アレムツズマブなどの分子標的薬、プリンアナログ製剤など） ・先天性重症免疫不全
臨床的基準	下気道感染症	CTで以下のうち1つの所見を有する ・辺縁鮮明な結節影 ±Halo sign ・Air-crescent sign ・空洞
	気管・気管支炎	気管・気管支の潰瘍、結節、偽膜、斑点、痂皮
	副鼻腔感染症	副鼻腔炎を示す画像所見 ＋ 以下のうちの1つの所見を有する ・急性局所痛 ・黒色痂皮を伴う鼻潰瘍 ・副鼻腔から眼窩を含む骨性バリアを超える進展
	中枢神経感染症	以下のうち1つの所見を有する ・巣状病変 ・MRIまたはCTで髄膜増強像
	播種性カンジダ症	過去2週間以内のカンジダ血症に加えて、以下のいずれかを有する ・肝ないし脾内の Bull's-eye sign ・眼底の進行性の網膜滲出性病変
菌学的基準	直接法 - 細胞診、直接検鏡、培養	・細胞診もしくは直接検鏡で菌糸を確認 ・喀痰、BALF、気管支擦過検体または副鼻腔吸引検体で糸状菌の培養陽性
	間接法 - バイオマーカー	・アスペルギルス症：血漿、血清、BALFまたは脳脊髄液でアスペルギルス GM 抗原陽性 ・侵襲性真菌感染症：血清検体で β-D グルカン陽性（クリプトコッカス、ムーコルは除く）

深在性真菌症の診断において、本基準はしばしば参考とされますが、これはあくまで臨床・疫学研究利用を目的に作成されたものです。日常臨床のなかでも参考にはなりますが、"EORTC/MSG 基準を満たさないから、深在性真菌症ではない"という判断には使えません。なお、proven は健常者にも適応できますが、probable/possible は免疫不全者のみに適応される基準です。

（De Pauw, et al：Revised definitions of invasive fungal disease from the European Organization for Research and Treatment of Cancer/Invasive Fungal Infections Cooperative Group and the National Institute of Allergy and Infectious Diseases Mycoses Study Group (EORTC/MSG) Consensus Group. Clin Infect Dis 46：1813-1821, 2008 より改変）

するということがよく行われます。

つまり、感染症診療の原則に基づく、感染臓器・微生物が確定しないうちに治療を開始せざるを得ないことがIAの診療においては多く、この治療方針は正当化されることが最近のガイドラインにも記載されています[18]。ただし、たとえ治療開始後であっても感染臓器・微生物を同定するための努力は不可欠です。なぜなら、アスペルギルスだろうと考えて治療を開始しても、接合菌が原因だった場合にはアスペルギルスの第一選択薬であるボリコナゾールは無効なため治療の修正が必要となるためです。

IAは予後が悪い
→ 早期の治療導入が必要
→ しかし、微生物学的検査の感度は悪い
→ 早期に鑑別に挙げる
→ バイオマーカーや画像診断検査をうまく利用して早期の治療開始につなげる

IAの疫学

- 血液腫瘍や移植領域での発症が多い
- 大半のIA症例は肺に病変がある

深在性真菌症のなかで最も頻度が高いのはカンジダです。カンジダのリスクが高い血液腫瘍領域、特に急性骨髄性白血病や骨髄異形成症候群の寛解導入/救援療法時や同種造血幹細胞移植ではフルコナゾールによるカンジダの予防が日欧米のガイドラインで推奨されています。これに伴い、血液腫瘍、特に造血幹細胞移植の領域では深在性真菌症の起炎真菌としてアスペルギルスが第1位となっています。

2004年から2008年にかけて米国とカナダで収集されたPATHアライアンスのレジストリデータ[4]を見てみると、960例のIAのうち約48%が血液腫瘍、29%が固形臓器移植、28%が造血幹細胞移植、5.5%が固形腫瘍でした（分母データがなく罹患率の比較はできません）。このデータの感染臓器を見てみると、約76%（730例）が肺病変で、副鼻腔はわずか3%（30例）でした。全体の10%にあたる96例が複数臓器感染症例、そのうち81例が肺に病変があるため、実際には約85%の症例で肺に病変があり、IAの大半は肺の病変を有することがわかります。しかし、近年イブルチニブ投与患者にみられるIAでは約4割が中枢神経に病変があったという報告もあ

り、新規薬剤におけるIAには注意が必要です。

IAのリスク因子

◉どのような症例でIAを疑う？

　IAは早期に疑って、確定診断を得る前に治療開始となることが多いことを述べました。では、血液疾患患者の肺炎では全例でアスペルギルスを鑑別に挙げるべきでしょうか？そこで、冒頭にご紹介したケースに対する考え方のヒントをここでは説明したいと思います。

◉IAに罹患するには高度の免疫不全（好中球減少、細胞性免疫不全）が原則必須
・血液腫瘍や移植の種類によってもリスクの程度は異なる

　アスペルギルスは環境真菌です。このため、健常者もアスペルギルスの胞子を日常的に吸い込みます。しかし、IAに罹患しないのは肺胞上皮に存在する免疫担当細胞がこれらの胞子を処理してくれているからです。

　胞子が吸入されると最初に肺胞マクロファージと上皮細胞がToll-like receptorなどのレセプターを介してアスペルギルスの侵入を認識し、ケモカインやサイトカイン

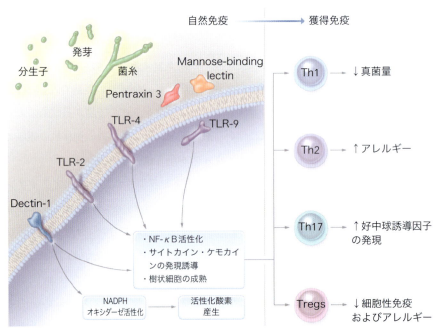

図1●吸入されたアスペルギルス胞子への免疫反応モデル
（Segal BH：Aspergillosis. N Engl J Med 360：1870-1884, 2009 より著者改変）

を誘導することで好中球などの炎症細胞を活性化・誘導します。これによって活性化したNADPHオキシダーゼが活性酸素の産生や好中球中の抗微生物作用を有する顆粒プロテアーゼを活性化します。また、樹状細胞は抗原特異的レセプターを介して胞子の侵入を認識し、ヘルパーT細胞や制御性T細胞を介して局所免疫を強化させます（図1）。

このような機能がうまく働かない高度の免疫不全下では感染が成立してしまうということになります。具体的には長期の高度な好中球減少や、長期・大量のステロイド

表3 ● 基礎疾患と侵襲性アスペルギルス症

	患者背景	頻度
移植	同種造血幹細胞移植	2.7〜23%
	自家造血幹細胞移植	0.5〜6%
	肺／心肺移植	3〜26%
	心臓移植	0.4〜15%
	肝移植	0.7〜10%
	膵移植	1.1〜2.9%
	腎移植	0.2〜1%
	小腸移植	0〜11%
悪性腫瘍	急性骨髄性白血病	5〜24%
	急性リンパ芽球性白血病	3.8%
	多発性骨髄腫	2〜3%
	非ホジキンリンパ腫	0.8%
	ホジキンリンパ腫	0.4%
	肺がん	2.6%
その他	AIDS	0〜12%
	慢性肉芽腫症	20〜40%
	熱傷	1〜7%
	慢性閉塞性肺疾患	1.9%
	全身性エリテマトーデス	0.5〜2.1%
	肝不全	5.4%
	重症複合型免疫不全症	3.5%

（Herbrecht R, et al：Risk stratification for invasive aspergillosis in immunocompromised patients. Ann N Y Acad Sci 1272：23-30, 2012 より著者改変）

表4 ● 侵襲性アスペルギルス症のリスク因子

リスク分類	リスク因子
高リスク	慢性肉芽腫症
	同種造血幹細胞移植（GVHD あり）
	骨髄異形成症候群（寛解導入 / 救援療法）
	急性骨髄性白血病（寛解導入 / 救援療法）
	肺、心肺移植
	小腸移植
	肝移植
	同種造血幹細胞移植（GVHD なし）
	急性骨髄性白血病（地固め療法）
中等度リスク	急性リンパ芽球性白血病
	心移植
	慢性リンパ性白血病
	骨髄異形成症候群
	多発性骨髄腫
	慢性閉塞性肺疾患　急性増悪
	AIDS
	非ホジキンリンパ腫
低リスク	自家造血幹細胞移植
	腎移植
	固形腫瘍
	自己免疫性疾患

↑ リスク増加

(Herbrecht R, et al：Risk stratification for invasive aspergillosis in immunocompromised patients. Ann N Y Acad Sci 1272：23-30, 2012 より著者改変)

投与や慢性肉芽腫症などの特定の疾患となります。移植や血液腫瘍の種類によっても発症頻度に大きな差があり、リスクの高さが異なることが知られています（表3、4）。

・好中球減少 10～14 日以上が糸状真菌感染症（invasive mold disease：IMD）のリスク

高度の免疫不全のなかでも、特に好中球減少に関してはいくつかの報告があります。高リスクとなる好中球減少の程度について研究した研究を 2 つ紹介します。

表5 ● リスクスコア：2005〜2008年の後方視的解析における多変量解析（n=1,709）

因子	糸状真菌感染症 患者における頻度	ハザード比 （95%信頼区間）	点数
好中球減少	41%（596）	5.60（2.72〜11.5）	4
糸状真菌感染症既往	9%（31）	5.55（2.14〜14.41）	4
悪性腫瘍の病勢不安定	50%（755）	4.64（2.34〜9.19）	3
リンパ球減少 もしくは機能異常	31%（415）	2.45（1.39〜4.34）	2

好中球減少の定義：500/μL未満が10日を超える
糸状真菌感染症既往の定義：入院時から過去1年以内の既往
悪性腫瘍の病勢不安定の定義：完全寛解もしくは部分寛解以外の症例
リンパ球減少・機能異常の定義：CD4陽性細胞が50/μL未満もしくはカルシニューリン阻害薬、抗胸腺細胞グロブリン投与の同種移植症例

点数合計	0〜2	3〜5	6〜8	9〜13
糸状真菌感染症罹患割合	0.9%	0.9%	5.1%	26.8%

（Stanzani M, et al：A risk prediction score for invasive mold disease in patients with hematological malignancies. PLoS One 8：e75531, 2013 より著者改変）

● 1年以内のIMDの既往がなければ、好中球減少10日以下の血液悪性腫瘍患者におけるIMD発症の陰性的中率は99%

　1つ目はイタリアの単施設からの報告で、IMDを対象とした研究です。2005〜2008年の後方視的研究で抽出したIMDのリスク因子をスコア化し、2009〜2012年における血液腫瘍病棟への入院患者エピソードごと（855名の1,746回の入院、IMD罹患割合3.2%）に点数をつけ、入院90日以内のIMD（proven/probable）の発症頻度と点数の相関を前向きに評価した研究です（同種移植での予防投与はフルコナゾールがルーチンだったが、糸状菌予防は担当医の判断による実施で、全患者の20%に実施）。これによると、点数の中央値は3点で、5点以下の場合のIMDの陰性的中率が0.99（95%信頼区間：0.99〜1.0）と報告されています（表5）。つまり、過去1年以内にIMDの既往がなければ、11日以上の好中球減少がない血液悪性腫瘍患者の99%にはIMDが起こらなかったことを示しています。単施設で、ステロイド投与を評価していない、IMDの予防投与の影響など多くのlimitationがありますが興味深い結果ではあります。

● D-index：好中球100/μLが2週間以下の患者におけるIMD発症の陰性的中率は97〜99%

　次にブラジルの大学病院における後方視的研究をご紹介します（1987〜2005年）。急性骨髄性白血病治療を受けた患者のうちIMDを合併した11名〔アスペルギルス8

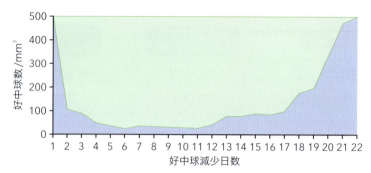

図2● D-index の計算方法
毎日の[500－好中球数]値を積算する≒図の緑色の面積

(Portugal RD, et al：Index to predict invasive mold infection in high-risk neutropenic patients based on the area over the reutrophil curve. J Clin Oncol 27：3849-3854, 2009 より著者改変)

名（proven/probable 4 名ずつ）、フザリウム 3 名］と、非発症 33 名における好中球減少の程度を検討しています。その際 D-index という指標を用いて評価しました。これは、図 2 の緑色の部分のように、好中球数が 500 mm^3 以下になった日の値［500－その日の白血球数（/μL）］の総和（緑色の部分の面積）となります。Cumulative D-index (c-D-index) は、好中球減少の起点から IMD を発症した日までの総和を指します。この結果、IMD 発症群で D-index、c-D-index のいずれもが非発症群と比較して有意に高値でした。また、c-D-index 5,800 以上で IMD を検出する感度が 91%、特異度 58% と感度に優れ、5,800 未満の場合 IMD の罹患率 5%、10%、15% の集団における陰性的中率がそれぞれ 99%、98%、97% と IMD を否定する際の精度が高いことが報告されました（表 6）。この 5,800 という数値は好中球 100/μL が 2 週間以上続いた場合にようやく超えることができる値となります。

いずれも単施設における研究で limitation がありますが、10～14 日以上とかなり長期間の好中球減少患者において IMD のリスクがあることが見えてきます。このような長期間の好中球減少をきたす治療は急性骨髄性白血病や骨髄異形成症候群の寛解導入／救援療法や同種造血幹細胞移植（特に骨髄破壊型移植）が大半を占めます。その目で表 3 や表 4 を見てみると同じ血液腫瘍でも IA の発症頻度に大きな差があるのも理解できると思います。固形腫瘍への化学療法における好中球減少の多くは 10 日を超えないことも知られており、IMD のリスクは低いと考えられています。

例外には注意

ただし、例外はいくつかあります。たとえば肺気腫や COPD、結核既往に伴う肺の空洞病変、嚢胞性線維症など肺に解剖学的異常がある場合には、その部位にアスペルギルスが定着している場合があります。同様に過去に IA の既往があれば、その感

表6 ● 侵襲性糸状真菌感染症群とコントロール群の比較

疾患の状態		発症群(N=11)	コントロール群(n=33)	P値
	寛解導入	10	30	1.0
	初回再発	1	3	
ステロイド投与あり		1 (9%)	3 (9%)	1.0
フルコナゾール予防あり		2 (18%)	13 (39%)	0.28
好中球減少日数中央値 (range)		23 (11〜46)	13 (3〜28)	0.001
D-INDEX 中央値 (range)		11,483 (6,524〜23,000)	5,569 (1,208〜12,167)	< 0.001
c-D-INDEX 中央値 (range)		8,187 (4,395〜17,428)	5,569 (1,208〜12,167)	0.02

(Portugal RD, et al：Index to predict invasive mold infection in high-risk neutropenic patients based on the area over the reutrophil curve. J Clin Oncol 27：3849-3854, 2009 より著者改変)

染部位にアスペルギルスが潜んでいる場合があります。また、カビの生えた干し草を扱ったり、樹皮をチップ化するような仕事に携わったり、アスペルギルスによる空調の汚染などのように大量のアスペルギルス胞子への曝露歴にも注意が必要です。このような背景がある患者では、好中球減少のない健常者や通常 IA のリスクとはならないような軽度の免疫不全下でも IA を発症する場合があります。

　また、肝硬変や溺水のほか、インフルエンザ後にも IA が起こりうることが知られています[5]。近年 ICU でも IA が発生することが知られていますが、その診断の難しさから頻度は不明です[6]。ICU での非好中球減少・免疫不全患者に発症する機序の仮説として、多臓器不全をきたすような敗血症における Hyperinflammatory phase の後の relative immunoparalysis に伴う好中球の不活化が関与しているのではという専門家の意見もあります[6]。

> IA の発症には原則高度な免疫不全が必須
> → リスクとしての好中球減少は 10〜14 日以上必要
>   - 具体的には同種移植や急性骨髄性白血病、骨髄異形成症候群の寛解導入／救援療法
> → 肺の解剖学的異常など、インフルエンザ罹患後などのその他のリスクにも注意

IA の予防

ここまで、主なリスク因子について説明しました。ではこのような高リスクの患者における IA 予防についてみてみましょう。

⦿IA の感染経路：外因性感染が主 → 防護環境が必要

アスペルギルスは環境真菌であり、普通に生活しても胞子を吸い込んでしまいます。では、高度の好中球減少がある患者さんにおける IA の予防はどうすればよいでしょうか。そこで設計されたのが防護環境です。つまりリスクの高い患者がアスペルギルスの胞子を吸い込まないようにするための環境です。具体的には表7に示すような環境に収容することになります。特に重要なのは、密閉された環境であることと、換気の際に取り入れる空気は HEPA フィルターを通したものとし、患者環境中の真菌量を極力減らす必要があります。さらに訪室者がドアを開けた際に空気の流れが"部

表7⦿防護環境の要素

1：対象は同種造血幹細胞移植のみ
- 部屋でできない診断・治療手技（放射線関連や手術など）のとき以外は防護環境内に滞在すること
- 周囲で建設工事を行っているときに防護環境から出るときは N95 マスクを装着するなど防護を行う

2：標準および拡大予防策
- 患者との接触前後には手指衛生を実施する
- 日常的な訪室において医療従事者や訪問者のガウン、手袋、マスクは不要
- 経路別予防策が必要な場合には適宜ガウン、手袋、マスク等を装着する

3：設備
- HEPA フィルター（直径 0.3 mm の粒子を除去）を設置する
- 部屋はしっかりと密閉する
- 1 時間あたり 12 回以上の換気を行う
- 室内空気流を一方向とする
- 室内空気圧を廊下より陽圧とする
- 空気の流れを毎日モニターする
- 部屋のドアは自動に閉じるものとする
- 非常時における換気装置のバックアップ体制も準備しておく
- 空気感染対策が必要な場合には前室のある防護環境を用いる
  ▶前室がなければ、陰圧室にポータブルの換気装置を設置する

4：環境表面
- 水平表面の日々の清掃は環境保護庁（米国）に登録された病院洗剤 / 消毒で湿らせた布を用いる
- 掃除の際には埃を飛散させない
- カーペットを使用しない
- 布ばりをした家具、服飾品を使用しない

5：その他
- 花や鉢植えを防護環境に持ち込まない
- 掃除機が必要な場合には HEPA フィルターつきの掃除機を用いる

〔Siegel JD, et al：2007 Guideline for Isolation Precautions：Preventing Transmission of Infectious Agents in Health Care Settings. Am J Infect Control 35 (10 Suppl 2)：S65-164, 2007 より著者改変〕

屋の中から外"となるように、部屋の中を陽圧に設定する必要があります。本来防護環境は同種造血幹細胞移植患者のために設計されていますが、同様に IA のリスクがある急性骨髄性白血病や骨髄異形成症候群の患者への寛解導入 / 救援療法の際にも収容することが望ましいと考えます。ただし、このような閉鎖環境は患者同士や医療者とのコミュニケーションや患者満足度に影響を与え、うつ症状や不安症状を増加させるリスクもありますので、必ずしも必要のない患者に適応することは控える必要があります。

防護環境に収容できない状況下では予防投与を考慮

同種移植後慢性 GVHD に対する大量ステロイド治療中（プレドニゾロン換算 1 mg/kg/ 日以上を 2 週間以上など）の外来患者など、IA の高リスク患者であるものの上記のような防護環境に収容できない患者にはボリコナゾールなどでの予防投与を考慮する必要があります。同様に、信頼性の乏しい防護環境（防護環境内でも IA の発生が起こってしまう状況）でも予防投与を考慮する必要があります。このため防護環境内における IA のサーベイランスを行うことは、防護環境の質の担保のうえで重要となります。

一方、防護環境に収容できる患者においても、臍帯血移植や HLA 半合致移植のように特に高度の免疫不全が想定される場合にはアスペルギルスの予防を推奨する意見もあります。これは、防護環境に入る前にすでに下気道に保菌している可能性を危惧しているためです。ただし、ボリコナゾールのような抗アスペルギルス活性を有する抗真菌薬の予防を行った場合には、どうしても接合菌やアゾール系抗真菌薬に耐性のアスペルギルスによるブレイクスルーのリスクが高くなります[7]。特に接合菌では GM 抗原や β-D グルカン検査は陽性化しませんし、肺や副鼻腔以外の軟部組織や播種性感染も引き起こし肺の CT ではみつけられない場合もあります。抗糸状菌薬による IA 予防を行っている場合の遷延する好中球減少患者においては接合菌にもより注意した対応を検討する必要があります。

IA の予防は防護環境収容が重要
IA に対する予防投与を考慮するのは
- 防護環境に収容できない高リスク患者
- 防護環境に収容される高リスク患者における IA 予防投与の必要性には議論がある
- IA に対する予防投与下では接合菌などのブレイクスルーにも注意が必要

IAの診断

◉微生物学的診断検査（culture based test）
感度が悪いが、診断・治療のためには重要
組織病理検査を提出する際には必ず培養も提出

　微生物学的検査の感度は低いことが知られています。たとえば血液腫瘍患者のIAの場合、努力して気管支肺胞洗浄液を採取してきても培養や検鏡の感度はよくて50％とされます。また、組織病理所見で陽性であった場合の組織培養でも50％程度しか陽性になりません[3]。しかし、確定診断のためには不可欠な検査であり、積極的に微生物学的検査を実施したいところです。組織病理所見でIMDと診断できた場合、アスペルギルスと接合菌は比較的見分けがつきやすい（表8）のですが、分生子の産生がないとアスペルギルスとフザリウムやスケドスポリウムの鑑別は困難なため、確定診断には培養結果による裏付けが重要となるためです。なお、培養よりも検鏡のほうが診断精度は約20％高いともいわれており、疑いが強い場合には喀痰のような非侵襲的検査であれば3回程度繰り返し検査を行うことも推奨されます。フルオレッセン染色など蛍光色素を用いた染色も感度を上げることが知られています。しかし、実際には高度の口腔・咽頭粘膜炎などによって喀痰の採取すら困難なこともしばしばです。

　可能であれば気管支鏡検査下に気管支肺胞洗浄液の採取や生検を実施することが望まれます。侵襲的な検査であり合併症が危惧されますが、その頻度は0.08～0.5％と低く、致死率も0～0.04％と非常に低いとされています。高度な低酸素血症、出血、血小板輸血不応の血小板減少などでは気管支鏡検査の実施が困難な場合もありますが、肺野末梢の病変で有用な検体採取が困難な場合はCT下肺生検も選択肢となります[8]。

　一方血液培養ではほとんど陽性化しませんが、たとえ陽性化してもその多くは汚染菌であるともいわれています。

表8 ◉ 接合菌とアスペルギルスの主な形態学的特徴（病理組織所見）

	アスペルギルス	接合菌
特徴	・幅が狭く、隔壁を有する菌糸 ・分岐は鋭角	・並行でない壁をもつ幅の広い菌糸（リボン状） ・隔壁が少ない ・分岐は間隔が不規則で直角であることも多い

◉血清学的検査（non-culture based test）

・GM抗原

→感度、特異度ともに約8割（2回連続0.5以上を陽性とした場合）

→検査前確率を見積もって検査結果を判断しないと、正しい評価は困難

例えば検査前確率（罹患率）1〜2%の集団における陽性結果の約9割が偽陽性！

IAにおけるnon-culture based testの代表であり、EORTC/MSG診断基準にも取り入れられています。画像所見の出現よりも早期に陽性化するという少数例での検討報告はいくつかあり、日常臨床でもよく用いられています。しかし、その検査特性には注意が必要です。まず、十分にコンセンサスの得られたカットオフが存在していません。Cochraneレビューのproven/probableを対象としたメタ解析ではカットオフを0.5とした場合の感度が78%、特異度が85%で、カットオフを1.5とした場合は感度63%、特異度93%と報告されています。近年の研究では0.5以上が連続2回もしくは、単回で0.7以上といった基準を陽性として用いているものが多いようです。また、好中球減少のない患者においては感度が著しく落ちる可能性が指摘されています。たとえば、固形臓器移植患者では感度が41%であったと報告するメタ解析もあります。このため、欧州のガイドラインでは固形臓器移植やICU患者のような非好中球減少症例におけるIAの診断に血清GM抗原を使用することに対する推奨度はCIIと低めに設定されています[9]。一方気管支肺胞洗浄液では好中球減少のない患者でも感度は70%程度保たれる（カットオフ0.5）という少数例での検討報告があり、気管支肺胞洗浄液を採取できた場合には好中球減少がなくてもGM抗原検査も提出することがすすめられます。ただし、血清GM抗原以上にカットオフ値のコンセンサスがない点や保険収載されていない点には注意が必要です。

では、この感度・特異度の検査精度はどのようなものでしょうか？これは検査前確率に大きく左右されます。たとえば、好中球減少下でIAの検査前確率が30%と高く推測される集団と、2%と低く推測される集団があり、GM抗原の感度78%、特異度85%と仮定します。それぞれ1万人を対象にスクリーニング検査を行ったとすると、検査前確率30%の患者集団では3,000人のIA患者がいることになります。そのうち検査陽性となるのは3,000×0.78で2,340人となります。一方IA患者でも660人は検査陰性となります。次に非IA患者は7,000人いますが、検査陰性となるのは7,000×0.85で5,950人となります。非IA患者でも1,050人は検査陽性となります。実際の臨床現場でGM抗原陽性と判定されるのは2,340＋1,050人となりますが、このうち真のIAは2,340人のみです。以上から陽性的中率は2,340/2,340＋1,050で69%となります。同様の計算で陰性的中率は90%となります。検査前確率2%の集団で同様に計算すると陽性的中率は10%、陰性的中率は99.5%となります

表9 ● アスペルギルスガラクトマンナン抗原検査の考え方

検査前確率 30% の集団	検査陽性	検査陰性
真の IA (3,000 人)	2,340	660
真の非 IA (7,000 人)	1,050	5,950

陽性的中率＝ 2,340/2,340 ＋ 1,050 ≒ 69% / 陰性的中率＝ 5,950/660 ＋ 5,950 ≒ 90%

検査前確率 2% の集団	検査陽性	検査陰性
真の IA (200 人)	156	44
真の非 IA (9,800 人)	1,470	8,330

陽性的中率＝ 156/1,470 ＋ 156 ≒ 10% / 陰性的中率＝ 8,330/44 ＋ 8,330 ≒ 99.5%

（表9）。

　このように罹患率（検査前確率）によって陽性結果の意味合いが大きく変わります。これを Duarte らが実際の臨床試験で確かめています。急性骨髄性白血病や同種骨髄移植後のようにリスクが高い症例を対象としていますが、全例にポサコナゾールの予防投与を実施していたためこの対象集団における proven/probable の IA は 1.9%（5例/262例）でした。GM 抗原を週 2 回スクリーニングし、単回で 0.7 以上もしくは 2回連続 0.5 以上をカットオフとして検査精度を調べたところ、陽性的中率は 11.8%、陰性的中率は 100% と、表9 の検査前確率 2% の場合の結果と同等でした。広域抗菌薬投与 72 時間後も発熱が持続している高リスク患者（罹患率 55.5%）の集団のみで検討をすると陽性的中率は約 90% まで上昇したと報告しています[10]。ミカファンギンでの予防投与下の 2.7% の罹患率の集団（4/146 例）において陽性的中率 3.2%、陰性的中率 100% という報告もあります。つまり、罹患率（検査前確率）が非常に高い集団で検査を用いた場合には高い陽性的中率となりますが、陰性的中率がやや下がります。一方、罹患率（検査前確率）が非常に低い集団ではその逆となります。特に検査前確率が 1〜2% の集団におけるスクリーニング検査で陰性の場合 IA の可能性はかなり低いと判断できますが、陽性であった場合約 9 割が偽陽性ということになります。GM 抗原は感度・特異度が十分な検査ではなく、どの程度の検査前確率が推定されるのかを念頭におかないと正しい評価は困難です。

　以前は偽陽性の原因としてピペラシリン / タゾバクタムの関与が指摘されていましたが、近年の製剤では心配はないとされています。ただ、フザリウムやペニシリウム、ヒストプラズマ、ブラストマイコーシスなどでも偽陽性となります。特にフザリウムは組織所見でアスペルギルスとの鑑別が困難なだけに注意が必要です。

なお、治療導入後の GM 抗原の継時的増加や治療開始後の高値持続は予後不良と相関することが知られているものの、GM 抗原陰転化のみをもって治療終了とはできない点に注意が必要です。

β-D グルカン

Pan-fungal マーカーのため、陽性であった場合の特異性に問題があります。血液腫瘍患者を対象としたメタ解析では IA に対する感度が 57%、特異度 97% という報告はあります[11]。

PCR

アスペルギルスの PCR も近年多くの検討がなされていますが、国内では保険収載されていない検査です。Cochrane レビューでは感度 80.5%、特異度 78.5% と GM 抗原と精度は大きく変わらないような印象です。2 回繰り返すと特異度が 95% を超えるとされており、GM 抗原同様に検査前確率が低い集団における IA の否定には有用かもしれません。また、GM 抗原や β-D グルカンなどとの併用によって検査精度が向上する可能性も指摘されています。

◉画像検査

- **CT 検査は感度に優れ非常に有用であるが特異度は低い**
  → halo サイン＝ IA ではない
  →適切な治療開始後であっても最初の 1、2 週は画像所見の悪化が見られることが多い

疫学でも述べたように、IA の大半は肺に感染を起こします。このため、画像検査は非常に重要です。1999 年に興味深い研究が発表されています。抗菌薬開始 2 日後も解熱しない、胸部 X 線写真上異常所見のない 112 名の好中球減少患者に 188 件の胸部 CT 検査を行ったところなんと 60%（112 件）で肺炎を疑う所見を検出しました。このように好中球減少期において胸部 CT 検査は感度に優れることが知られており、欧州のガイドラインでは CT が "modality of choice" とされます[9]。その一方で、112 件のうちなんらかの炎症性肺疾患を認めたのは 54%（61/112 件）と、特異度はそれほど高くはありません[12]。

IA における特徴的な画像所見としては、結節影、コンソリデーション、楔形の梗塞巣などがありますが、特に好中球減少患者においては、halo サイン（1 cm を超える結節影の周辺にすりガラス影を伴う所見）が特徴的とされます[8]。この halo サインは好中球減少期の IA における感染初期に認めることが知られています。その後数日で非特異的な結節影となり、好中球回復期には一部が壊死し空洞を形成する（air-

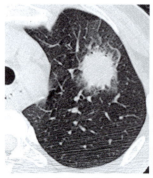 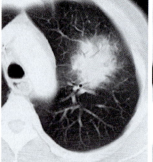 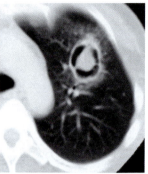

Day 0：halo サイン　　　　Day 4：非特異的結節影　　　　Day 7：air-crescent サイン

図3 ● 好中球減少期における画像変化
(Caillot D, et al：Increasing volume and changing characteristics of invasive pulmonary aspergillosis on sequential thoracic computed tomography scans in patients with neutropenia. J Clin Oncol 19：253-259, 2001 より引用)

crescent サイン）ことが典型的な経過で（図3）、これらの所見は血管侵襲性感染に特徴的な所見とされます。では、この halo サインを認めれば IA と診断できるでしょうか？画像所見は特異度が低く、造血幹細胞移植患者において halo サインを認めた16例中6例は非真菌感染症だったという報告もあります。

また、固形臓器移植患者などのような非好中球減少患者では、好中球減少患者と比較して halo サインの検出頻度は低く、気道周辺の所見など気道侵襲性の所見が多いという報告もあります。

結節影の鑑別に CT pulmonary angiography が有用という報告もあります。細菌性肺炎では結節影内にも血管が侵入しているのに対し、血管侵襲性感染を呈する糸状真菌感染症の場合、血管侵襲に伴う血栓形成によって血管が結節影の入り口で途絶えているという特徴が報告されています。ただし、細菌感染でも septic emboli の場合には血管陰影が途絶えることがあり、注意が必要と述べられています（図4）。

・CT 画像の治療初期増悪に注意

好中球減少患者では適切な抗真菌薬開始後でも最初の2週間は病変が増大する可能性が指摘されています。このため、米国のガイドライン[8]でも治療開始2週間でのフォローアップ CT 撮影は通常推奨しないことが記載されています。ただし、治療開始後も全身状態が悪化している場合や大血管周辺の病変など、短期間でのフォローアップを検討する必要のある症例もあります。また、初期の陰影増大の程度が大きい、特に Day 7 から 14 にかけての増大があると有意に予後が悪い（死亡のオッズ比 15.97；95% 信頼区間 1.62〜157.32）という報告もあります[13]。

・最初の3つのケースで IA は鑑別に挙がるか？

ここまでを踏まえて最初の3つのケースを見てみましょう。CASE 1 は外来での

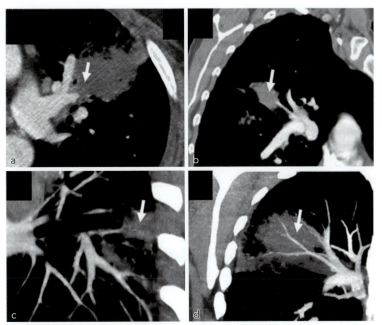

図4 ● 好中球減少期における画像変化
a、b：血管途絶あり → Proven の糸状真菌感染症
c：血管途絶あり → 黄色ブドウ球菌による Septic emboli に伴う肺炎
d：血管途絶なし → 細菌性肺炎
(Stanzani M, et al：Computed tomographic pulmonary angiography for diagnosis of invasive mold diseases in patients with hematological malignancies. Clin Infect Dis 54：610-616, 2012)

　R-CHOP 療法中の症例であり、よほどのことがなければ好中球減少が10日を超えません。このため、肺炎の起炎菌としてアスペルギルスの鑑別順位はかなり低く、入院時に GM 抗原や β -D グルカンをルーチンにチェックする必然性は乏しいと思われます。ただし、大量のアスペルギルス胞子への曝露の可能性や肺の解剖学的異常、直近のインフルエンザ感染、IA の既往などがあればチェックを検討してもよいかもしれません。

　一方、CASE 3 の場合は今後も長期間の深い好中球減少が予測されます。入院前の時点でも白血球の大半は腫瘍細胞であり正常の好中球はほとんどなかったと考えられ、入院前から機能性好中球減少があったと考えられます。このような状況ではかなり IA のリスクは高いと考えられます。このためバイオマーカーのチェックだけでなく、たとえ呼吸器症状がなくても副鼻腔を含めた肺野 CT 検査も検討すべきです。また、施設によっては寛解導入療法などリスクの高い場合には治療開始時からすでに毎週 GM 抗原や β -D グルカンをスクリーニングしている場合もあると思います。

　CASE 2 はこれらの中間です。いずれの対応でもよいと思われますが、初回の寛解後療法の際の好中球減少期間が長かったり、肺の解剖学的異常などのリスク因子があればより CASE 3 に近い対応が望まれます。

IA の治療

◉ 好中球減少期における未診断時の治療導入

・予防内容によってマネジメントを検討する

　ここでは、IA リスクの高い好中球減少が予測される症例（好中球減少が 10 〜 14 日以上）を念頭に考えたいと思います。このような症例の多くは急性骨髄性白血病や骨髄異形成症候群の寛解導入 / 救援療法症例もしくは同種造血幹細胞移植症例で、すでにカンジダの予防や防護環境への収容が行われていることが多いと思います。ここでは予防内容に沿って考えたいと思います（これ以外の症例ではこれほど長い好中球減少期間であることは少なく、以下の戦略が適応される状況は稀であると考えます。たとえば上記の CASE 1 のような症例や固形がん症例ではほとんど以下の治療戦略の適応にはなりません[8]）。

・フルコナゾールで予防が行われている場合

　経験的治療の対象としてアスペルギルスを考慮するのは、CASE 3 のような状況下で広域抗菌薬開始後も解熱しない場合となります。好中球減少期のため咳嗽や喀痰などの炎症所見が出にくいことが一般的であり、たとえ呼吸器症状がなくても IA を鑑別に挙げる必要があります。IA の予後を改善させるためにはできるだけ早期に診断し、治療導入につなげることが必要なためです。

　広域抗菌薬不応の発熱が持続する時点で糸状菌をカバーする経験的治療と、GM 抗原や CT 検査で所見があり IMD をより疑う状況が判明したところでカバーする早期治療（pre-emptive/biomarker-driven 治療）の 2 種類の治療戦略があります。これらの治療戦略の比較研究では、いずれの治療戦略でも死亡率には差がないものの早期治療では IA が増加することが懸念されていました。しかし Morrissey らの報告では早期治療ではバイオマーカーや CT 検査でより積極的に IA を探すために probable/possible 症例を増加させているだけである可能性を指摘しています[14]。このため、米国のガイドラインでは両治療戦略は同等のエビデンスレベルで推奨されています[8]。

　早期治療のほうが使用する抗真菌薬使用量は有意に少なくてすみます。このため予後が変わらないのであれば早期治療を優先してもよいように思われます。たとえば、Mandell（米国の著名な感染症の教科書）では、施設において CT やバイオマーカー検査が迅速に行えない場合や、検査を行えても結果を持つ時間的余裕がない状態の悪い患者を除き早期治療を行うことを提案しています（図 5）。

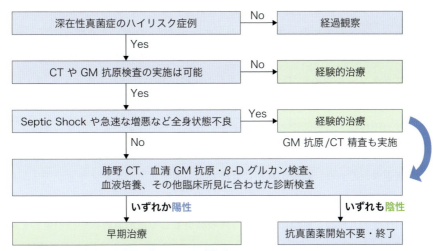

図5 ● 遷延する発熱性好中球減少期における治療戦略
〔Castagnola E：Prophylaxis and empirical therapy of infection in cancer patients. In：Bennett JE et al (eds)：Mandell, Douglas, and Bennett's Principles and Practice of Infectious Diseases 8th ed. Elsevier, 2014. 3411 FIGURE 310-313 より著者改変〕

抗糸状菌薬で予防が行われている場合──症例ごとに対応を検討する

　エキノキャンディンやボリコナゾールなど糸状真菌もカバーされている場合には相対的に接合菌などアスペルギルス以外の真菌症への注意の必要性が高くなってきます[7]。防護環境のところで述べたとおり、バイオマーカーやCT検査では接合菌を見落とす可能性もあり、より接合菌を意識したフォローアップが必要となります。予防投与に伴ってIAの頻度が減少しGM抗原の陽性的中率が非常に低くなるため、その解釈にも注意が必要です。ボリコナゾール予防投与下でのブレイクスルーが疑われる場合にはボリコナゾールの血中濃度の評価も必要です。

◉ 標的治療

第一選択薬はボリコナゾール、リポソーマルアムホテリシンBがその代替薬
重症例などではボリコナゾール＋エキノキャンディンの併用もオプションとなる

　今更ではありますがアスペルギルスの治療における第一選択薬はアゾール系のボリコナゾールとなります。この地位を確立した研究が冒頭でご紹介した表1のHerbrechtらの研究となります。この研究は脂質製剤ではないアムホテリシンBと比較されています。それぞれの投与中央期間が77日と10日と大きく異なる点やIAと確定診断された症例がボリコナゾール群で有意に多いなどのlimitationはありますが、この研究におけるボリコナゾール群よりよい治療成績を達成した薬剤はありません。冒頭でご紹介した同じくアゾール系のイサブコナゾールはボリコナゾールと同等の治療成績を達成していることが近年報告されました。イサブコナゾールは米国のガ

イドラインでは第一選択の代替薬とされていますが、欧州のガイドラインではボリコナゾールと並んで第一選択薬となっています[9]。なお、イサブコナゾールは2018年3月の時点で本邦では未承認です。ポリエン系のリポソームアムホテリシンBはボリコナゾールやイサブコナゾールとの比較試験がないものの、3 mg/kgと10 mg/kgの比較試験における治療成績がボリコナゾール試験と同等であったことから第一選択薬の代替薬として設定されています。ただ、この研究でもリポソームアムホテリシンBの投与期間中央値は14日と短く、その後約7割がボリコナゾールなどの薬剤に変更されており、結果の解釈には注意が必要です[15]。エキノキャンディン系薬剤の単剤による初期治療は推奨されていません。

比較的大規模な併用試験として血液腫瘍もしくは造血幹細胞移植患者を対象としたボリコナゾールとエキノキャンディンの併用試験（併用期間の中央値は14日）があります。登録の約8割を占めるGM抗原および画像所見で診断したprobable症例に絞ったpost hoc解析でのみ併用群が6週時点での死亡率が有意に低かったという結果（15.7% vs. 27.3%）でした[16]。このため併用療法はあくまで1つのオプションという位置づけになっています[8,9]。

ボリコナゾールは血中濃度測定を忘れずに

ボリコナゾールは造血幹細胞移植でよく用いられるカルシニューリン阻害薬やステロイド、シクロホスファミドとの併用で血中濃度の上昇に注意が必要です。また、よりよい治療効果や副作用の減少を目的に、薬物血中濃度の測定をしっかりと行うことが推奨されています（推奨されるタイミングはガイドラインによって異なる、欧州2～5日後、米国4～7日後、日本5～7日後、目標トラフ：1～1.5/5～6 μg/mL）。副作用としては肝機能障害や中枢神経症状などが知られていますが、頻度の高い副作用として光視症などの一過性の視覚障害が出現するため、予め患者への説明をしておくことが必要です。また、しばしば光線過敏が見られ皮膚慢性GVHDとの鑑別に注意を要する場合もあります。

イサブコナゾールは接合菌もカバーしているとされます。薬物相互作用も少なく血中濃度の評価は不要とされるものの、本当に不要かどうかはまだ議論のあるところです。リポソームアムホテリシンBは従来のアムホテリシンBより腎機能障害が減っていますが、低カリウム血症や低マグネシウム血症などの電解質異常には注意が必要です。エキノキャンディンはミカファンギンとカスポファンギンがあり、これらの間に大きな差はないとされていますが、カスポファンギンはミカファンギンよりも薬物相互作用（タクロリムスの血中濃度を20%ほど低下させたりシクロスポリンの血中濃度を35%上昇させるなど）に注意が必要な可能性が示唆されています[8]。標準的な治療期間として推奨されるものはありませんが、一般的には最低6～12週間、かつ

臨床症状の消失、画像所見の消失もしくは器質化、免疫抑制状態からの離脱までなどとされ、場合によっては年単位となることもあります。

それ以外の治療
可能であれば免疫抑制薬の減量・中止を

免疫抑制薬の減量・中止が可能であれば行うことが推奨されています。また、G-CSF 製剤は十分なエビデンスはないものの好中球減少期であれば使用を考慮してよいとされています。長期の好中球減少患者においては顆粒球輸血も選択肢となりますが、リポソームアムホテリシンBとの併用は禁忌であり、数時間の間隔をあけることが推奨されています[8]。

限局性病変の場合には外科的治療も選択肢となります。特に大血管の周囲や治療抵抗性の場合に考慮する必要がありますが、副鼻腔のIAの場合にも眼窩や中枢神経への進展を防ぐことができる可能性があります[8]。

再燃のリスク（造血幹細胞移植領域）

造血幹細胞移植患者を対象とした研究で、20日を超える好中球減少期間や6週未満の治療期間では再発率が高いことが知られています。このほか原病の病勢（進行期）、サイトメガロウイルス感染症合併、末梢血幹細胞以外をドナーソースとした移植、2 mg/kg のステロイド治療を要する急性 GVHD の 6 つの因子を 2 つ以上もつ場合は 27%、4 つ以上もつ場合は 72% の 2 年累積再発率であったとの報告もあります[17]。

一方、深在性真菌症の既往がある患者におけるボリコナゾール予防投与（IAは31/45名、感染症から移植までの中央値59日、抗真菌薬中断期間中央値39日、ボリコナゾール予防投与期間中央値94日）での移植後1年の累積再発率は 6.7% ± 3.6% との報告があり、IAの再発は認めなかったという報告もあります。この結果から、現在 IA の既往のみであれば予防をしっかりと行うことで造血幹細胞移植は可能と考えられています。

薬物感受性試験
- **治療抵抗性や重症症例では実施を検討。ただし、明確な効果判定基準は未定**

国内の臨床現場においてはまだ大きな問題となってはいないものの、欧州では 2009〜2011 年の臨床検出アスペルギルス株（*Aspergillus fumigatus*）の 3.2% がアゾール耐性だったと報告されています[18]。IA 症例に限定すると 5.1%（10/195株）でした。また、血液腫瘍および造血幹細胞移植患者のIA（*A. fumigatus*）において MIC がやや高めの株（MIC < 8 mg/L）が 13% に見られ、増加傾向であるとの米国からの報告もあります[19]。ただしこの報告では MIC の上昇と予後との関連は見られません

でした。なお、MIC の上昇は過去 3 か月以内のアゾール系抗真菌薬曝露と関連しており、フルコナゾールへの曝露もリスクと報告されています（オッズ比 3.3；95% 信頼区間 1.1〜9.4）。

　欧州のガイドラインでは A. fumigatus のボリコナゾールに対する MIC が 1 mg/L 以下であればボリコナゾールが推奨され、4 mg/L 以上であればリポソーマルアムホテリシン B が推奨されています。2 mg/L（intermediate）であればリポソーマルアムホテリシン B もしくはボリコナゾールとエキノキャンディンとの併用が推奨されています[9]。

　現在コマーシャルベースでのアスペルギルスの感受性試験は国内で行われていないことに加え、特に A. fumigatus における MIC と治療効果の相関データは乏しく breakpoint の設定は欧州の基準（EUCAST）しかありません。このため多くの施設において日常診療においてチェックすることは非現実的です。ただし、重症例や臨床経過が思わしくない場合などは積極的に測定を検討してもよいと思われます。

　また、可能であれば種名までは調べたほうがよいと思われます。近年の遺伝子学的診断方法の進歩により、1 つの菌種に異なる薬剤感受性を示す種が混在していることが知られるようになり、隠蔽種と呼ばれています。種名による推奨薬を表 10 に示します。

表10 ● 菌種名と推奨治療薬

菌種名	推奨薬剤	推奨度
A. terreus	voriconazole isavuconazole posaconazole itraconazole	A II A II B III B III
A. calidoustus	liposomal amphotericin B	A II
A. tubingensis (A.niger complex)	azole 単剤治療以外	C III
A. lentulus (A. fumigatus complex)	azole 単剤治療以外	
A. alliaceus (A. flavus complex)	azole 単剤治療以外	C III
A. niger complex	itraconazole, isavuconazole 以外	B III
A. nidulans	voriconazole	C III

（文献 9 より著者改変）

Take Home Message

- IA の予後は悪いので、早期の治療導入が必要
- 長期の好中球減少などの高リスク症例において、バイオマーカーや画像検査において IA が疑われる場合には確定診断に至らなくても治療開始を検討すべき
  → 高リスクかどうかをしっかりと判断する
  → 抗真菌薬の予防投与内容も参考に治療方針を検討する
  → 治療開始後も気管支鏡検査などの確定診断を得るための方策を必要に応じ検討する
- バイオマーカーの検査結果の解釈のためには検査前確率を見積もる必要がある
- 第一選択はボリコナゾール
  → 血中濃度測定が必要
  → 外科的治療や免疫抑制薬の減量などその他の方策も検討する

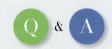

Q 同種造血幹細胞移植後は GM 抗原のスクリーニングをしたほうがよいでしょうか？

A 実施したほうがよいと思いますし、移植後の好中球減少期のスクリーニングはガイドラインでも推奨されています[8, 9]。これらのガイドラインには抗アスペルギルス作用を有する抗糸状菌薬の予防投与中はルーチンのスクリーニングを推奨しないとも記載されています。しかし、抗糸状菌薬の予防投与中であれば陰性的中率が高いことが予測されるため、個人的には実施してもよいと考えますが、陽性的中率がとても低くなる点に注意が必要です。

Q ステロイド投与がリスクとされますが、その量は？

A 決まった閾値はありません。移植後の GVHD 患者の場合はプレドニゾロン換算で＞1 mg/kg/ 日を＞2 週間がリスクとされますので、一般的にはこれ以上の投与量と考えたほうがよいと思います。ガイドラインには固形臓器移植後（特に肺移植）や COPD、ICU 入室患者で高用量のステロイド投与時には予防も検討してよいとされています。アゾール系抗真菌薬によりステロイドの濃度が上昇することがある点にも注意が必要です[8, 9]。

Q 微生物学的な同定ができていない場合も IA を疑えば最低 6 週の治療はしたほうがよいでしょうか？

A 臨床的に診断した場合も確定診断と治療は同じです。ただし、IA 以外の疾患である可能性も考慮して慎重にフォローアップし、治療に反応しない場合には微生物学的診断を詰めに行うことを再度検討する必要があります。

Q 好中球減少時に気管支鏡検査を実施すべきでしょうか？

A 一般的には好中球減少時でも気管支鏡検査は推奨されています。たとえば 2015 年のドイツのガイドラインでは、気管支鏡検査および気管支肺胞洗浄検査は A-II の推奨度で推奨されています〔必要と判断後 24 時間以内の実施（B-III）、重度の低酸素状態のない患者に限定（B-II）〕。ただし、気管支鏡下の生検は D-II と推奨はされていません[20]。侵襲的検査ではありますので患者さんの同意も必要となります。実際には実施してくださる医師の意見も重要ですので、ケースごとに患者さんが呼吸器内科の医師と相談することが現実的と思われます。

文献

1　von Eiff M, et al：Pulmonary aspergillosis：early diagnosis improves survival. Respiration 62：341-347, 1995.
2　Greene RE, et al：Imaging findings in acute invasive pulmonary aspergillosis：clinical significance of the halo sign. Clin infect dis 44：373-379, 2007.
3　Arendrup MC, et al：ECIL-3 classical diagnostic procedures for the diagnosis of invasive fungal diseases in patients with leukaemia. Bone Marrow Transplant 47：1030-1045, 2012.
4　Steinbach WJ, et al：Clinical epidemiology of 960 patients with invasive aspergillosis from the PATH Alliance registry. J infect 65：453-464, 2012.
5　Crum-Cianflone NF：Invasive Aspergillosis Associated With Severe Influenza Infections. Open Forum Infect Dis 3：ofw171, 2016.
6　Bassetti M, et al：Invasive mould infections in the ICU setting：complexities and solutions. J antimicrob chemother 72（suppl 1）：i39-i47, 2017.
7　Lamoth F, et al：Changing Epidemiology of Invasive Mold Infections in Patients Receiving Azole Prophylaxis. Clin infect dis 64：1619-1621, 2017.
8　Patterson TF, et al：Practice Guidelines for the Diagnosis and Management of Aspergillosis：2016 Update by the Infectious Diseases Society of America. Clin Infect Dis 63：e1-e60, 2016.
9　Ullmann AJ, et al：Diagnosis and management of Aspergillus diseases：executive summary of the 2017 ESCMID-ECMM-ERS guideline. Clin Microbiol Infect 24（Suppl 1）：e1-e38, 2018.
10　Duarte RF, et al：Serum Galactomannan-Based Early Detection of Invasive Aspergillosis in Hematology Patients Receiving Effective Antimold Prophylaxis. Clin Infect Dis 59：1696-1702, 2014.
11　Lamoth F, et al：beta-Glucan antigenemia assay for the diagnosis of invasive fungal infections in patients with hematological malignancies：a systematic review and meta-analysis of cohort studies from the Third European Conference on Infections in Leukemia（ECIL-3）. Clin infect dis 54：633-643, 2012.
12　Heussel CP, et al：Pneumonia in febrile neutropenic patients and in bone marrow and blood stem-cell

transplant recipients : use of high-resolution computed tomography. J Clin Oncol 17 : 796-805, 1999.
13 Vehreschild JJ, et al : Serial assessment of pulmonary lesion volume by computed tomography allows survival prediction in invasive pulmonary aspergillosis. Eur Radiol 27 : 3275-3282, 2017.
14 Morrissey CO, et al : Galactomannan and PCR versus culture and histology for directing use of antifungal treatment for invasive aspergillosis in high-risk haematology patients : a randomised controlled trial. Lancet Infect Dis 13 : 519-528, 2013.
15 Cornely OA, et al : Liposomal amphotericin B as initial therapy for invasive mold infection : a randomized trial comparing a high-loading dose regimen with standard dosing (AmBiLoad trial). Clin infect dis 44 : 1289-1297, 2007.
16 Marr KA, et al : Combination antifungal therapy for invasive aspergillosis : a randomized trial. Ann Intern Med 162 : 81-89, 2015.
17 Martino R, et al : Impact of the intensity of the pretransplantation conditioning regimen in patients with prior invasive aspergillosis undergoing allogeneic hematopoietic stem cell transplantation : A retrospective survey of the Infectious Diseases Working Party of the European Group for Blood and Marrow Transplantation. Blood 108 : 2928-2936, 2006.
18 van der Linden JW, et al : Prospective multicenter international surveillance of azole resistance in Aspergillus fumigatus. Emerg Infect Dis 21 : 1041-1044, 2015.
19 Heo ST, et al : Changes in in vitro susceptibility patterns of Aspergillus to triazoles and correlation with aspergillosis outcome in a tertiary care cancer center, 1999-2015. Clin Infect Dis 65 : 216-225, 2017.
20 Maschmeyer G, et al : Diagnosis and antimicrobial therapy of lung infiltrates in febrile neutropenic patients (allogeneic SCT excluded) : updated guidelines of the Infectious Diseases Working Party (AGIHO) of the German Society of Hematology and Medical Oncology (DGHO). Ann Oncol 26 : 21-33, 2015.

17 サイトメガロウイルス感染症の診断と治療

> **症例**
>
> 悪性リンパ腫に対して、末梢血幹細胞移植後の58歳男性。タクロリムス4.2 mg/日とプレドニゾロン30 mg/日を内服している。移植後60日目を経過した頃から、微熱と呼吸苦が出現したため、メロペネム、バンコマイシン、ミカファンギンが開始された。移植後65日目に急速に呼吸状態が悪化したため、人工呼吸管理のためにICUに入室した。胸部X線写真では両肺野ですりガラス陰影を認める。喀痰グラム染色（Geckler分類5）では白血球のみで菌は認めず。β-D グルカン 19.5 pg/mL。喀痰PCR *Pneumocystis jirovecii* 陽性。CMV antigenemia 5/50,000。ST合剤の予防内服は骨髄抑制の副作用を懸念して、内服していなかった。

　冒頭の症例ですが、末梢血幹細胞移植後60日が経過しており、タクロリムスとステロイドが投与されており、細胞性免疫不全があります。メロペネム、バンコマイシン、ミカファンギン投与下で呼吸不全が進行しており、胸部X線写真で両肺野にすりガラス陰影を認めています。患者背景も考慮すると、ニューモシスチス肺炎やサイトメガロウイルス肺炎を考慮するべき状況です。β-D グルカンはカットオフ以下ではありますが、PCRが陽性となっており、呼吸状態を考慮すると、ニューモシスチス肺炎に対する治療は継続するべき状況です。さてCMV antigenemiaが陽性ですが、この患者はサイトメガロウイルス肺炎があると考えてよいのでしょうか。

　症状や所見、画像診断などで感染臓器を特定し、血液から菌が検出されれば、感染症の診断は確定です。たとえば画像で肺炎像があり、血液培養で肺炎球菌を検出すれば、それは肺炎球菌による肺炎と診断するのが通常です。しかし、サイトメガロウイルスに限っては、血中からウイルスを検出しても、即感染症の診断がつくわけではありません。サイトメガロウイルスでは"infection"と"disease"を区別する必要がある

ためです。

- CMV infection：CMV の replication がある状態。症状、所見の有無は問わない
- CMV disease：CMV infection があり、そのために症状が出現している状態

　CMV には感染して臓器障害を起こす direct effect だけではなく、MHC やサイトカインの抑制を起こして、拒絶反応が起きやすくなったり、PTLD（posttransplant lymphoproliferative disorders：移植後リンパ増殖性疾患）を発症しやすくなったり、他のウイルス感染に罹患しやすくなるなどの"indirect effect"があることが知られています（表1）。そのため CMV の診断、治療は非常に悩ましいのです。

表1● CMV 感染症の indirect effect[1]

臓器移植特異的な indirect effect
1. 慢性同種移植腎症/腎移植後の graft loss（腎移植）
2. HCV の再活性化（肝移植）
3. 移植心冠動脈病変（心臓移植）
4. 肝動脈血栓症（肝移植）
5. 閉塞性細気管支炎（肺移植）

一般的な indirect effect
1. 真菌、細菌、ウイルス感染症の増加
2. PTLD
3. 心血管系合併症の増加
4. 移植後の新規発症糖尿病
5. 免疫老化
6. 拒絶反応の増加
7. 死亡

CMV disease の診断

　さて、具体的な診断の仕方ですが、臓器診断、微生物診断をつけるという、感染症診療の原則は CMV であっても変わりません。CMV を原因微生物として考える場合は、特に患者背景を強く意識する必要があります。

◉ 患者背景：CMV disease を起こしうる患者背景はあるか？
　具体的に CMV disease を起こすのは以下のような患者背景がある場合に限られます。

（1）HIV、免疫抑制薬の使用など、細胞性免疫不全がある
（2）造血幹細胞移植後

（3）固形臓器移植後
（4）新生児（本項ではとり扱いません）
（5）重症患者

◉臓器診断：CMV が感染しうる臓器が問題になっているか？

（1）網膜炎
（2）肺炎
（3）中枢神経（脳炎、脊髄炎など）
（4）肝炎
（5）胃腸炎
（6）心筋炎
（7）CMV syndrome（明らかな臓器障害を認めず、38℃ 以上の発熱、好中球減少あるいは血小板減少、CMV 血症の 3 つを満たすもの）

　CMV disease は HIV や臓器移植で問題となることが多いですが、HIV では、網膜炎、中枢神経病変が多く、肺炎、肝炎は稀とされています。また臓器移植患者では、移植した臓器に感染が起こりやすいのですが、これはグラフト内での局所的な免疫システムの変化やグラフト内に潜在するウイルスの再活性化が原因です。CMV disease の発症のリスクは肺移植、小腸移植で高く、免疫抑制薬の強さ、リンパ組織の多さが影響しています。

◉原因微生物：CMV 感染をどうやって証明するか？
　CMV infection の診断方法には以下の 5 つがあります。

● 血清診断
　IgM が陽性であれば、初感染の CMV 感染症と診断できます。伝染性単核球症や新生児で有用です。感染後 2〜6 週で陽性となりますが、CMV の潜伏期間はおおよそ 3〜12 週といわれているため、ほとんどの伝染性単核球症で陽性となります[2]。ただし約 20% の患者で 2 年ほど持続的に陽性となることがあり、注意が必要です。IgG は急性期と回復期のペア血清で 4 倍以上の上昇があれば有意と考えますが、初感染の診断目的に利用することは実際にはないと思います。

● pp65 antigenemia と PCR

　pp65 antigenemia は CMV が白血球に感染したときに発現する CMV 抗原（pp65 抗原）をモノクローナル抗体で染色し、50,000 個の白血球中の陽性細胞の数をカウントする検査です。本邦では HRP-C7 法と C10/11 法がありますが、標識に使用するモノクローナル抗体の違いであり（HRP-C7 法：ペルオキシダーゼ標識ヒト抗 CMVp65 抗原モノクローナル抗体、C10/11 法：ヒト抗 CMVp65 抗原モノクローナル抗体とアルカリフォスファターゼ標識2次抗体）、検査結果は同等と考えてもらって構いません。海外では感度がよく、好中球減少時でも測定可能な PCR が好んで使用されています。antigenemia、PCR いずれも CMV infection/disease の診断、治療効果判定、preemptive therapy のモニターとして有用です。preemptive therapy は日本語では先制攻撃的治療と訳されています。具体的には、CMV disease のリスクが高い移植後患者において、CMV antigenemia や PCR を定期的に（多くは週に1回）測定し、陽性となったら治療を行う、というものです。移植後患者では、CMV のウイルス血症があると、その後 CMV disease を起こすリスクが有意に高くなることが知られています。CMV が陽性となった時点で治療することで、その後の CMV disease の発症を回避するというものです。

● ウイルス培養

　ヒト線維芽細胞に検体を接種し、CMV に特徴的な細胞変性効果を検出しますが、検出に数週間を要するというデメリットがあります。このデメリットを改善したのがシェルバイアル法で、遠心することで CMV のヒト線維芽細胞への接種効率を高め、CMV 抗原に対するモノクローナル抗体を用いて培養細胞中の CMV 感染細胞を迅速同定します。2、3日で診断可能です。

● 病理診断

　巨細胞核内封入体を有する細胞を検出する方法です。巨細胞核内封入体は他のヘルペスウイルス感染症にも共通するため、抗 CMV モノクローナル抗体で標識して区別します。

　CMV disease の診断の gold standard は、感染臓器を生検し、CMV 感染細胞を証明することです。生検は胃腸炎や肝炎などでは可能ですが、肺炎や網膜炎などでは容易ではありません。そのため PCR や antigenemia による診断方法が研究されています。肝移植患者 97 人の CMV のウイルス量と CMV disease 発症率の相関を調べた研究では、ウイルス量が 5,000 コピー/mL 以上で、感度 86%、特異度 87% を示しま

した[3]。腎移植、骨髄移植患者でも同様の報告があり[4,5]、ウイルス量が多いほど、diseaseを発症しやすいことは確かですが、特異度は高くない（陽性でも即diseaseといえない）ことは留意しておく必要があります。

● CMV diseaseの具体的な診断方法

CMV肺炎

気管支肺胞洗浄（BAL）あるいは生検でCMVを証明するのがgold standardです。経験的に喀痰PCRの感度は高いとされていますが、細胞性免疫不全患者では、CMV肺炎がなくても気管からCMVが分泌されていることがあり、特異度は高くありません（図1）[6]。しかしCMV肺炎を「生検でCMVの細胞変性効果があり、かつCMVがウイルス培養で証明されたもの」と定義した場合の、BALにおけるシェルバイアル法の感度は59.1％、特異度は100％という報告があるため[7]、CMV肺炎の診断にはPCRではなく、シェルバイアル法が適しています。

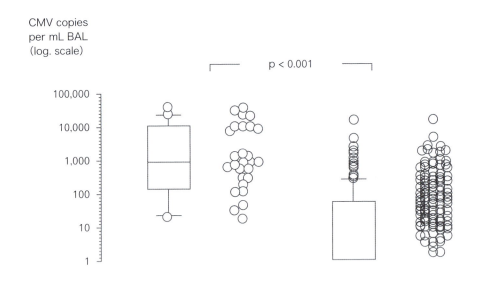

図1 ● BAL中のCMVウイルス量とCMV diseaseとの相関関係[6]

まとめると、まず大前提としてCMV diseaseを起こしうる患者背景があり、CMV血症があるか、BALでCMVのPCRが陽性となればCMV肺炎の可能性が高いと考えてよく、BALでシェルバイアル法陽性となれば、確定診断となります。

冒頭の症例では、気管支鏡検査を行い、シェルバイアル法陽性となったため、

CMV 肺炎として治療を行いました。

CMV 肝炎

CMV 肝炎は原則生検で診断します。肝移植後であれば、拒絶反応との鑑別が非常に重要ですが、拒絶反応と CMV 肝炎が同時に存在することも稀ではないため、明確な区別はしばしば困難です。

CMV 胃腸炎

CMV 胃腸炎の診断は内視鏡を行い、生検で診断します。CMV ウイルス量（PCR）と CMV 胃腸炎の相関関係を調べた研究では、PCR の感度は 85%、特異度は 95% と比較的良好ですので[8]、内視鏡ができない状況があれば、antigenemia や PCR を参考に診断し、治療を行っても構いません。

CMV 網膜炎

基本的には CD4 が 50/μL 未満の HIV 患者でみられる疾患です。熟練した眼科医によって診断されます。

CMV 中枢神経病変

中枢神経病変には脳炎、脊髄炎、多発神経根炎など多彩な病態があります。ART（antiretroviral therapy）時代前の HIV 患者で多くみられましたが、HIV 以外の患者ではかなり稀です。診断は感度 80%、特異度 90% の髄液の PCR で行います。

Antigenemia や PCR は、「移植患者」では CMV disease の診断に「そこそこ」有用ですが、移植患者以外では評価は定まっていません。可能な限り組織診断を行うことが重要です。

重症患者と CMV

近年重症患者でも CMV disease を起こしうるのではないか、ということが話題となっています。2010 年に報告されたメタ分析では、ICU 入室患者の 17% に CMV infection が生じており、死亡率が上昇する可能性が指摘されました[9]。しかし、CMV の再活性化群と非活性化群を比較した後ろ向き研究では、両群間の死亡率に有意差は認められず[10, 11]、最終的には ICU で人工呼吸管理を要する 124 人の患者を対

象にしたRCT（バルガンシクロビル内服 vs. バラシクロビル内服 vs 非内服群）で、抗ウイルス薬投与群のほうが死亡率が高くなってしまいました[12]。現時点では、重症患者で血中のCMVをモニターする必要はなく、検出されたとしても、CMV diseaseの診断がつかなければ、治療する必要はないと考えてよさそうです。

免疫抑制剤患者においてもCMV antigenemiaを定期的に測定するべきか

　リウマチ性疾患の患者でも臓器移植後の患者と同様にpreemptive therapyを行うべきかどうか、議論になることがよくあります。移植患者でのCMV diseaseの発症率は、ドナー既感染、レシピエント未感染の場合、30%と極めて高率であるため、CMV発症の予防は必須です。同様にリウマチ性疾患の患者でも、高率にCMV diseaseを発症するのであれば、antigenemiaをモニターすることは正当化されると思いますが、実際のところ発症率はどれくらいなのでしょうか。

　日本からの報告ですが、8つの病院においてリウマチ性疾患で入院した患者7,377人でCMV infectionを発症したのは151人（2.0%、表2）でした[13]。移植患者と比べると、かなり低い数字です。しかも前述の移植患者は「disease」であるのに対し、この研究で報告されているのは「infection」の発症率です。SLE、皮膚筋炎、血管炎患者では多少リスクが高いものの、移植患者と同様の対応をとるのは、やりすぎな気がします。

表2 ● リウマチ性疾患の患者の入院数とCMV infectionの発症数[13]

	全入院数 (n=6,766)	CMV infection (n=136)	基礎疾患ごとの 発症率(%)
関節リウマチ	2,361	7	0.3
全身性エリテマトーデス	2,051	74	3.6
シェーグレン症候群	723	4	0.6
皮膚筋炎	443	15	3.4
強皮症	428	5	1.2
混合性結合組織病	295	7	2.4
リウマトイド血管炎	148	6	4.1
顕微鏡的多発血管炎	177	13	7.3
多発血管炎性肉芽腫症	81	1	1.2
結節性多発動脈炎	59	4	6.8

治療薬

● ガンシクロビル

　ガンシクロビルはアシクロビルと同様、グアニン類似体です。構造的にはアシクロビルの側鎖の1つにヒドロキシルメチル基がついただけの違いとなっています。ガンシクロビルはウイルスのUL97という遺伝子上にあるチミジンキナーゼによってリン酸化され（このリン酸化は耐性獲得のターゲットなので重要）、さらに宿主のキナーゼによるリン酸化により、活性型のガンシクロビル三リン酸になります。このガンシクロビル三リン酸が、ウイルスDNAポリメラーゼの基質であるデオキシグアノシン三リン酸（dGTP）と競合的に拮抗することによって（つまりアナログとして働く）DNAポリメラーゼを阻害し、感染細胞内のウイルスの複製を阻害します。このガンシクロビル三リン酸の濃度は感染細胞ではアシクロビル三リン酸の10倍高く、一度細胞内に入ると長時間とどまることから、サイトメガロウイルス感染症により効果が高いと考えられています。

　ガンシクロビルの耐性の獲得の仕方には2種類あります。1つはガンシクロビルのリン酸化を行うUL97遺伝子上にあるチミジンキナーゼ遺伝子の突然変異です。もう1つはDNAポリメラーゼをコードするUL54遺伝子の突然変異です。UL54遺伝子の変異が生じると、抗ウイルス薬の親和性が落ちるため、耐性化します。ペニシリン結合蛋白の変異と似ていますね。この耐性メカニズムだと、投与量を増やせば、克服できる可能性があります。

　また後述しますが、チミジンキナーゼ遺伝子の突然変異による耐性であれば、ホスカルネットやシドフォビルへの感受性は残っていますが、DNAポリメラーゼの突然変異だと両者への感受性が減ることがあるので要注意です。

　ガンシクロビルはHSV1型、2型、6型、Bウイルス、水痘帯状疱疹ウイルスなどにも効果はありますが、適応はサイトメガロウイルス感染症のみと考えて差し支えありません。先天性サイトメガロウイルス感染症、移植前後での予防投与やpreemptive therapy、網膜炎、腸炎、肺炎、脳炎の治療に有効です。

　ガンシクロビルのプロドラッグである経口のバルガンシクロビルについてですが、先天性サイトメガロウイルス感染症や臓器移植における予防投与においても点滴のガンシクロビルと同様の治療効果が得られることがわかり[1, 14, 15]、治療の幅が広がっています。

　ガンシクロビルで最も問題となるのがその副作用です。骨髄抑制が有名で、特に好中球減少（24〜40%）、血小板減少（15〜20%）がよくみられ、治療開始後2週間程度

で起こることが多いといわれています。ただこの好中球減少はHIV患者ではよくみられますが、移植患者では頻度が低いようです。骨髄抑制は可逆的で通常治療を中止すれば回復します。どうしても治療の継続が必要な場合はG–CSFを併用して治療を継続することも多々あります。中枢神経系の副作用もよくみられ（5〜15%）、頭痛、錯乱、昏睡、痙攣などを起こすことがあります。

◉ホスカルネット

　ホスカルネットの適応は、ガンシクロビル耐性の、あるいは副作用でどうしてもガンシクロビルが使用できないサイトメガロウイルス感染症、そしてアシクロビル耐性の水痘や単純ヘルペスウイルス、の3疾患に限られているため、使用する機会はあまりないでしょう。

　ホスカルネットは無機ピロリン酸のアナログであり、ウイルスのDNAポリメラーゼのピロリン酸結合部位に結合することによって、その活性を阻害します。アシクロビルやガンシクロビルはウイルスのチミジンキナーゼによってリン酸化されるというプロセスがありますが、このプロセスがホスカルネットにはありません。したがって、ガンシクロビルの耐性がチミジンキナーゼ遺伝子の突然変異が原因であれば、ホスカルネットは有効です。ホスカルネットに対する耐性はウイルスのUL54遺伝子にコードされているDNAポリメラーゼの突然変異によって生じます。

　ホスカルネットは吸収が悪く点滴しかありませんが、脳脊髄液や眼房水中への移行は抜群です。点滴では90 mg/kg/doseを12時間ごとに1 mg/kg/分で投与します。

　ホスカルネットの最大の問題はその副作用の頻度の高さにあります。腎機能障害が最も多く、約1/3の人に何らかの腎機能障害が生じるといわれています。投与を始めてから7〜14日くらい、特に14日目前後が最も多いですが、幸い可逆的で中止後2〜4週間後には腎機能は元どおり回復します。他にも低Ca血症、高Ca血症、低リン酸血症、高リン酸血症、低Mg血症、低K血症などの電解質異常や頭痛、発熱、発疹、下痢、陰部潰瘍なども起こします。

　ガンシクロビル耐性のサイトメガロウイルス感染症に対してガンシクロビルとホスカルネットを併用するとシナジー効果があるといわれていますが、データは少なく[16]、現時点では積極的にはおすすめしません。ガンシクロビルでも、ホスカルネットでも治癒できない場合に考えるというのが現時点で最も正しい方法と思います。

◉シドフォビル

　残念ながら日本ではまだ未認可の薬剤です。シドフォビルはヌクレオチド類似体（シチジル酸の類似体）で、すでに1個のリン酸基が付加されています。そのため、ウ

イルスのリン酸化酵素は必要とせず、宿主細胞の酵素により、2個のリン酸基が付加され活性型となり、ウイルスDNAポリメラーゼ活性を阻害します。すでにリン酸化されているために、ウイルスによるリン酸化を必要としないので、ガンシクロビル耐性はシドフォビルに交差耐性を示しません。シドフォビル耐性のメカニズムはウイルスのUL54遺伝子にコードされているDNAポリメラーゼに突然変異をきたすと、シドフォビルが結合できなくなり、耐性をきたします。さまざまなウイルスに活性を示し、ヘルペスウイルスの多く、アデノウイルス、JCウイルス、パピローマウイルス、ポックスウイルス、ポリーマウイルスなど、多くのウイルスに活性があります。

　薬理学的な特徴としては、きわめて長い半減期が挙げられます。80%以上のシドフォビルは、代謝を受けずに、そのまま尿中から排泄されます。半減期はおよそ3時間です。しかし、体内でリン酸化されたシドフォビル二リン酸は細胞内に長くとどまり、半減期が1～3日ときわめて長くなります。したがって、投与方法が、5 mg/kgを週に1回。これを2回。3回目以降は2週間に1回の投与でOKです。

　またリン酸化を受ける前のシドフォビルが3時間ほどで腎臓から排出されてしまうため、これを予防するためにプロベネシドを併用します。シドフォビル投与前の3時間前に2g、投与後2～8時間後に1gを投与します。

　副作用ですが、用量依存性の腎毒性がきわめて強く、およそ50%で何らかの腎毒性が認められます。そのため腎毒性を予防するために大量の輸液負荷を必要とします。腎機能障害は可逆性といわれており、投与を中止すれば回復しますが、それでも蛋白尿が2+以上あるいは血清クレアチニンが1.5 mg/dL以上の患者では投与禁忌です。

⦿レテルモビル

　CMVがヒトの細胞の核内に入ると、CMVのDNAをコピーして大きな鎖をつくります。次にCMVのもっているTerminase複合体と呼ばれる蛋白質が、この大きな鎖をウイルスゲノムのサイズである小さな断片に分解し、capsid内に導入します。こうしてCMVは複製されていきますが、このTerminase複合体に結合することによって、CMVの増殖を防ぐのがレテルモビルです。レテルモビルはTerminase複合体の阻害薬で、ガンシクロビルやホスカルネット、シドフォビルとは全く異なる作用機序であり、かつ、このTerminase複合体はヘルペスウイルスに特異的です。そのためレテルモビルはヒトの細胞に結合せず、CMVのTerminase複合体にしか結合しないため、CMVに特異的かつ副作用が少ないと考えられています。

　2018年4月現在で、すでに第Ⅲ相試験が終了し、国内でも認可を待つ状態になっています。このレテルモビルですが、かなり期待されているようです。

その効果ですが、20か国67センターの18歳以上の同種幹細胞移植患者を対象に、レテルモビルを14週内服/静注する群とプラセボ群に割り付けて、CMV infection の発症率を比較した論文があります[17]。プラセボ群はCMV infectionになれば、ガンシクロビルなどでpreemptive therapyを行うため、レテルモビルによるuniversal prophylaxis対ガンシクロビルによるpreemptive therapy、といったところでしょうか（プラセボ群が実際にどのような治療を受けたかの記載はありませんので、preemptive therapyと比較したと明確に言えるわけではありません）。24週の時点でのCMV infectionはレテルモビル群で17.5%、プラセボ群で41.8%でレテルモビル群の勝ちでした。しかしこれは抗ウイルス薬が入っている群と入っていない群の比較なので当然の結果です。しかし驚くべきことに、24週時点での死亡率に有意差が出ているのです。プラセボ群がpreemptive therapyに等しい治療を行っているとすれば、驚異的な結果と思います。ただこのレテルモビルは1錠195ドル、静注では270ドルですので、1錠2万円以上ときわめて高額で、効果は期待できそうですが、実際に使用するとなると悩ましいですね。

治療開始後の経過観察の仕方

　ウイルス血症があれば、antigenemiaやPCRを週に1回の頻度でモニターします。CMV-DNAの半減期が3〜8日ですので、頻回に測定する必要はありません。
　抗ウイルス薬に対する耐性に関しては、多くの場合は気にする必要はありませんが、治療開始後3週間が経過しても、ウイルスが検出される場合は、耐性の可能性が若干ありますので（約7%）[18]、遺伝子検査を検討してもよいと思います。

治療期間

　明確な治療期間は決まっていませんが、以下の3つを満たすことが必要です。
・臨床症状が改善している
・ウイルス血症があれば、1週間空けて提出したウイルス血症が2回連続で陰性
・最低限2週間以上治療する
　免疫抑制状態が持続する場合は、治療が終われば、維持量へ変更します。維持量は1〜3か月程度継続することが多いです。

CMV preemptive therapy について

移植患者において、CMV disease は非常に厄介な問題です。以前は、移植後に原則として全例ガンシクロビルの静注あるいは内服を行うことによって、CMV disease の予防をするという、universal prophylaxis（後述）が行われていました。しかし、近年遺伝子学的診断（PCR、antigenemia）の進歩に伴い、preemptive therapy（先制攻撃的治療）が主流となってきています。

◉リスク評価

まず移植後患者の CMV のリスク評価です。移植前に必ず、ドナーとレシピエントの CMV の抗体価を調べておきます。その抗体価のステータスによって、4 つのグループに分けられます。すなわち

1　ドナー陽性 / レシピエント陰性（D+/R−）
2　ドナー陽性 / レシピエント陽性（D+/R+）
3　ドナー陰性 / レシピエント陽性（D−/R+）
4　ドナー陰性 / レシピエント陰性（D−/R−）

の 4 つです。このなかで、最も移植後の CMV disease のリスクが高いのは、もちろん 1 のドナー陽性、レシピエント陰性の移植患者です。ドナーには CMV が潜伏感染しているのに、レシピエントには抗体がありませんので、当然リスクは高くなります。そう考えると、移植後 CMV disease のリスクとしては、1 から 4 の順番に低くなっていくことをまず理解してください。

骨髄移植の場合はドナー陰性、レシピエント陽性でもハイリスクです。移植後の memory T-cell はドナーのものに置き換わりますので、レシピエントが陽性だと再活性化のリスクが高いのに、CMV-specific T-cell の反応が乏しいため、リスクは高くなります。

表 3 は国立成育医療研究センターでの肝移植患者における preemptive therapy のデータです[19]。実際に CMV IgG の抗体保有の状態によって、CMV antigenemia の陽性率が D+/R− で最も高く、D−/R− で最も低くなっているのがおわかりいただけると思います。

表3 ● 国立成育医療研究センターにおける Universal Preemptive Therapy[19]

CMV の serologic status（Donor/Recipient）	患者数(%)	月齢(中央値)	CMV antigenemia 陽性のレシピエント数(%)	CMV disease を発症したレシピエント数(%)	拒絶反応を起こしたレシピエント数(%)
+/−	35 (31%)	19 (9〜52)	22 (63%)	4 (11%)	22 (42%)
+/+	53 (47%)	8 (14〜103)	20 (38%)	1 (2%)	10 (29%)
−/+	9 (8%)	8 (5〜10)	1 (11%)	0 (0%)	2 (9%)
−/−	16 (14%)	30 (10〜60)	1 (6%)	1 (6%)	5 (31%)
Total	113 (100%)	16 (8〜66)	44 (39%)	6 (5%)	39 (5%)

◉Universal prophylaxis について

　移植後患者に対しては、D−/R− の患者を除いて、全例ガンシクロビルの予防投与を行う、というのがこの universal prophylaxis です。予防投与によって CMV 感染症が有意に減少し、移植後の死亡率が低下することが明らかとなっています[2]。D−/R− の場合は、CMV disease のリスクが低く、これまでのデータの蓄積から、明らかな利益が証明されていないため、通常は予防投与の対象となりません。

　予防薬としては、内服のガンシクロビルとバルガンシクロビル、静注のガンシクロビルがありますが、いずれも効果は同等といわれています。

◉Preemptive therapy について

　近年 preemptive therapy が主流となってきていますが、その背景として、preemptive therapy と universal prophylaxis の治療成績が遜色ないレベルになっていることもありますが、他に preemptive therapy にしかない利点が明らかになってきているためです。この2つの予防方法を比較して、特筆すべき点が3つあります。

1　遅発性の CMV disease（late-onset CMV disease）の発症率が preemptive therapy のほうが低い
2　薬剤のコストが低い
3　副作用の発症率が低い

　という3点が主に挙げられます。これらのうち2と3は容易に理解できると思いますが、遅発性の CMV disease の発症率が preemptive therapy で低くなるのは、なぜでしょうか。

これは universal prophylaxis では、CMV-specific T-cell の反応が遅れるため、と理解されています。Preemptive therapy だと、low-level の CMV に曝露されるために、CMV-specific T-cell の反応が回復しやすいのです[20]。universal prophylaxis と preemptive therapy を比較したまとめを表4に載せておきます。

表4 ● Comparison of prophylaxis versus preemptive therapy[1]

	Prophylaxis	Preemptive therapy
早期の CMV 血症	稀	一般的
CMV disease の予防効果	良好	良好（ハイリスク患者では効果が落ちる可能性あり）
遅発性 CMV（infection/disease）	一般的	稀
耐性	通常見られない	通常見られない
行いやすさ	比較的容易	やや行いにくい
他のヘルペスウイルスの予防効果	HSV と VZV の予防が可能	予防できない
その他の日和見感染症の予防	予防できる可能性あり	不明
コスト	薬剤費	モニタリング費
安全性	薬剤の副作用	薬剤の副作用は起きにくい
拒絶反応の予防	予防できる可能性あり	不明
移植片の生着	改善する可能性あり	改善する可能性あり

◉ Hybrid strategy

さて、移植患者における CMV disease をなんとか予防できないかと一生懸命考えた人がやはり世の中にいるもので、universal prophylaxis と preemptive therapy を組み合わせた hybrid strategy というものも研究されています。初期もしっかり予防して、遅発性の CMV disease もモニタリングして、しっかり予防したら、すごく成績が上がるのではないかと期待されたのですが、実際には結果はあまり芳しくありませんでした。universal prophylaxis 予防終了後に preemptive therapy に移行するというものですが、その結果は表5に示したとおりです。

4つの研究が表5にまとめられていますが、Lisboa らの研究では CMV disease が41% にも認められており、非常に発症率が高くなっています[21]。そのため現時点では推奨できるものではないと、ガイドラインでも紹介にとどまっています。

◉preemptive therapy の治療期間

さて CMV の PCR や antigenemia が陽性となった場合の治療期間ですが、これについてはガイドラインで一定のコンセンサスが得られており、最低 2 週間、かつ 1 回あるいは 2 回 CMV DNAemia の陰性が確認できるまで、です。

これは、CMV の耐性化、再燃を予防するためです。CMV のモニタリングは施設によっても差はありますし、使用している免疫抑制薬の種類、投与量にもよりますが、移植後 3〜4 か月はモニタリングすることが推奨されています。

用いる抗ウイルス薬ですが、ホスカルネットはデータがなく、基本的にはおすすめしません。実際に最も用いられているのは、ガンシクロビルの静注か、バルガンシクロビルの内服と思いますが、肝移植では、静注のガンシクロビルのほうが CMV disease が少ないというデータがあります。その他の固形臓器移植では、内服でも静注でも、治療効果に明らかな差はないとされていますので、基本的には内服のバルガンシクロビルでよいと思います[22]。

最後に各臓器移植における prophylaxis の期間についてまとめておきます（表 5、6）。

表5 ◉ 推奨されている universal prophylaxis の期間（固形臓器移植）

CMV serologic status (Donor/Recipient)	腎	肝、心臓、膵臓	膵島	肺	小腸
+/−	6 m	3〜6 m	3 m	6〜12 m	6 m
+/+	3 m	3 m	3 m	6 m	3〜6 m
−/+	3 m	3 m	3 m	6 m	3〜6 m
−/−	not recommended	not recommended	not recommended	not recommended	not recommended

表6 ◉ 推奨されている prophylaxis の期間（骨髄移植）[15]

予防方法	対象患者	予防期間	開始のタイミング
Preemptive	Allo-HSCT	移植後 100 日まで	CMV 陽性
	Allo-HSCT or GVHD requiring steroid or Early CMV infection	移植後 100 日以上	antigenemia：≧ 5/slide または 2 回連続で PCR 陽性
	Auto-HSCT	移植後 100 日まで	antigenemia：≧ 5/slide
Universal	Allo-HSCT	移植後 100 日まで	生着後

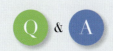

Q 免疫不全のない方で CMV 腸炎になった場合も維持療法は必要でしょうか。
A 不要です。

Q Antigenemia と PCR はどちらを優先して検査するべきでしょうか？
A 保険の関係もありますので、基本的には antigenemia でよいと思いますが、白血球がない患者で CMV infection/disease を疑うときのみ PCR でよいと思います。

Q リウマチ性疾患の患者で CMV antigenemia が陽性となった場合、治療するべき状況はどのような場合でしょうか。
A Antigenemia 陽性だけでは治療は不要です。CMV disease は急速に進行する疾患ではなく、しっかりと診断できるだけの余裕がありますので、生検や気管支鏡などの検査を行って、CMV の感染臓器を特定し、診断をしっかりとつけてから、治療開始するべきだと思います。

文献

1. Kotton CN, et al：Updated international consensus guidelines on the management of cytomegalovirus in solid-organ transplantation. Transplantation 96：333-360, 2013.
2. Taylor GH：Cytomegalovirus. Am Fam physician 67：519-524, 2003.
3. Humar A, et al：Clinical utility of quantitative cytomegalovirus viral load determination for predicting cytomegalovirus disease in liver transplant recipients. Transplantation 68：1305-1311, 1999.
4. Gor D, et al：Longitudinal fluctuations in cytomegalovirus load in bone marrow transplant patients：relationship between peak virus load, donor/recipient serostatus, acute GVHD and CMV disease. Bone Marrow Transplantation 21：597-605, 1998.
5. Aitken C, et al：Use of molecular assays in diagnosis and monitoring of cytomegalovirus disease following renal transplantation. J Clin Microbiol 37：2804-2807, 1999.
6. Riise GC, et al：Quantification of cytomegalovirus DNA in BAL fluid：a longitudinal study in lung transplant recipients. Chest 118：1653-1660, 2000.
7. Crawford SW, et al：Rapid detection of cytomegalovirus pulmonary infection by bronchoalveolar lavage and centrifugation culture. Ann Intern Med 108：180-185, 1988.
8. Durand CM, et al：Detection of cytomegalovirus DNA in plasma as an adjunct diagnostic for gastrointestinal tract disease in kidney and liver transplant recipients. Clin Infect Dis 57：1550-1559, 2013.
9. Limaye AP, et al：CMV in critically ill patients：pathogen or bystander? Rev Med Virol 20：372-379, 2010.
10. De Vlieger G, et al：Cytomegalovirus serostatus and outcome in nonimmunocompromised critically ill patients. Crit Care Med 40：36-42, 2012.
11. Frantzeskaki FG, et al：Cytomegalovirus reactivation in a general, nonimmunosuppressed intensive

care unit population : incidence, risk factors, associations with organ dysfunction, and inflammatory biomarkers. J Crit Care 30 : 276-281, 2015.
12 Cowley NJ, et al : Safety and Efficacy of Antiviral Therapy for Prevention of Cytomegalovirus Reactivation in Immunocompetent Critically Ill Patients : A Randomized Clinical Trial. JAMA Intern Med 177 : 774-783, 2017.
13 Takizawa Y, et al : Clinical characteristics of cytomegalovirus infection in rheumatic diseases : multicentre survey in a large patient population. Rheumatology (Oxford) 47 : 1373-1378, 2008.
14 Kimberlin DW, et al : Pharmacokinetic and pharmacodynamic assessment of oral valganciclovir in the treatment of symptomatic congenital cytomegalovirus disease. J Infect Dis 197 : 836-845, 2008.
15 Ljungman P, et al : Cytomegalovirus in hematopoietic stem cell transplant recipients. Hematol Oncol Clin North Am 25 : 151-169, 2011.
16 Drew WL : Is combination antiviral therapy for CMV superior to monotherapy? J Clin Virol 35 : 485-488, 2006.
17 Marty FM, et al : Letermovir Prophylaxis for Cytomegalovirus in Hematopoietic-Cell Transplantation. N Engl J Med 377 : 2433-2444, 2017.
18 Boivin G, et al : Cytomegalovirus resistance in solid organ transplant recipients treated with intravenous ganciclovir or oral valganciclovir. Antivir Ther 14 : 697-704, 2009.
19 Saitoh A, et al : A universal preemptive therapy for cytomegalovirus infections in children after live-donor liver transplantation. Transplantation 92 : 930-935, 2011.
20 Singh N : Late-onset cytomegalovirus disease as a significant complication in solid organ transplant recipients receiving antiviral prophylaxis : a call to heed the mounting evidence. Clin Infect Dis 40 : 704-708, 2005.
21 Lisboa LF, et al : Clinical utility of molecular surveillance for cytomegalovirus after antiviral prophylaxis in high-risk solid organ transplant recipients. Transplantation 92 : 1063-1068, 2011.
22 Paya C, et al : Efficacy and safety of valganciclovir vs. oral ganciclovir for prevention of cytomegalovirus disease in solid organ transplant recipients. Am J Transplant 4 : 611-620, 2004.

略語集

AIDS：acquired immunodeficiency syndrome　後天性免疫不全症候群

BAL：broncho alveolar lavage　気管支肺胞洗浄

CAASB：catheter associated asymptomatic bacteriuria　カテーテル関連無症候性細菌尿

CAP：community acquired pneumonia　市中肺炎

CAUTI：catheter associated urinary tract infection　カテーテル関連尿路感染

CDC：Centers for Disease Control and Prevention　米国疾病予防センター

CDI：*Clostridium difficile* infection　クロストリジウム・ディフィシル感染症

CKD：chronic kidney disease　慢性腎臓病

CMV：cytomegalovirus　サイトメガロウイルス

CNS：coaglase negative *staphylococcus*　コアグラーゼ陰性ブドウ球菌

CPIS：clinical pulmonary infection score　臨床肺感染スコア

CRBSI：catheter-related blood stream infection　カテーテル関連血流感染症

DVT：deep vein thrombosis　深部静脈血栓症

ESRD：end stage renal disease　末期腎不全

FN：febrile neutropenia　好中球減少症

FNHTR：febrile non hemolytic transfusion reaction　発熱性非溶血性輸血副作用

GDH：glutamate dehydrogenase　グルタミン酸脱水素酵素

HAIs：healthcare associated infeciotns　医療関連感染症

HAP：hospital associated pneumonia　病院内肺炎

HCAP：healthcare associated pneumonia　医療ケア関連肺炎

HIV：human immunodeficiency virus　ヒト免疫不全ウイルス

IA：Invasive aspergillosis　侵襲性アスペルギルス症

IDSA：infectious diseases society of america　米国感染症学会

IFN：interferon　インターフェロン

IGRA：interferon-gamma release assay　インターフェロン-γ遊離検査

IL-1：Interleukin-1　インターロイキン-1

IPA：invasive pulmonary aspergillosis　侵襲性肺アスペルギルス症

IRIS：immune reconstitution inflammatory syndrome　免疫再構築症候群

JANIS：japan nosocomial infection surveillance　厚生労働省院内感染対策サーベイランス

JHAIS：japanese healthcare associated infections surveillance　医療関連感染サーベイランス

MASCC：multinational association for supportive care in cancer　国際がんサポーティブケア学会

MIC：minimum inhibitory concentration　最小発育阻止濃度

MRSA：methicillcin resistance *staphylococcus aureus*　メチシリン耐性黄色ブドウ球菌

NHCAP：nursing and healthcare associated pneumonia　医療・介護関連肺炎

OPSI：overwhelming postsplenectomy infection　脾摘後劇症型肺炎球菌感染

PCP：pneumocystis pneumonia　ニューモシスチス肺炎

PE：pulmonary embolism　肺塞栓

PSB：protective specimen brushing　保護的標本擦過

SSI：surgical site infection　手術部位感染症

TNF：tumor necrosis factor　腫瘍壊死因子

VAP：ventilator associated pneumonia　人工呼吸器関連肺炎

索引

欧文・数字・ギリシャ

2 Step 法　93
β-D-グルカン　196, 230
　──，アスペルギルス　271
　──，カンジダ　243
βラクタム系抗菌薬，好中球減少症　223
Acquired Immunodeficiency Syndrome（AIDS）　141
Antigenemia　297
Aspergillus fumigatus　180
Augmented Renal Clearance（ARC）　25
C. albicans　241
C. auris　250
C. glabrata　249
CAASB　58
CAGTAs　245
Candida　233
Candida 尿　64
Caprini score　50
Catheter-Associated Asymptomatic Bacteriuria　58
Catheter-Associated Urinary Tract Infection（CAUTI）　56
CAUTI
　──の起因菌　61
　──の予防　68
CD トキシン　91
CD トキシン検査　93, 102
CD4 数　143
CDI　90, 202
　──の感染管理　100
　──の死亡率　103
　──の重症度　95
　──の治療　97
clinical pulmonary infection score　113
Clostridium difficile　90
Clostridium difficile 感染症　202
CMV　283
　──の治療薬　289
CMV antigenemia　288
CMV disease　283
　──の診断　283
CMV infection　283
　──の診断　284
CMV preemptive therapy　293
CMV 胃腸炎　287

CMV 肝炎　287
CMV 中枢神経病変　287
CMV 肺炎　286
CMV 網膜炎　287
CRBSI　75
　──の感染経路　76
　──の起因菌　83
　──の危険因子　77
　──の診断　81
Cryptococcus neoformans　181
de-escalation　3
diabetic foot infections　161
DKA　164
ECMO　26
ESBL 産生菌　73
escalation　3
Extracorporeal Membrane Oxygenation　26
fecal microbiota transplantation　100
FMT　100
FN　218
FNHTR　41
HAIs　41
halo sign　231, 271
HAP　108
HCAP　109
HES 製剤　33
HHS　164
HIV 感染症
　──の概要　140
　──の診断　148
　──へのアプローチ　139
HIV 検査のポイント　150
HIV スクリーニング　149
Hybrid strategy, CMV　295
IA　255
IMD　260
invasive aspergillosis　255
Invasive Mold Disease　260
invasive pulmonary aspergillosis（IPA）　231
IRIS　145
Klebsiella pneumoniae　219
Ludwig's angina　165
malignant otitis externa　168
MASCC　222
modified CPIS　113

301

MRSA 腸炎　102
NHCAP　109, 195
Overwhelming Post-splenetomy Streptococcal
Infection（OPSI）　134
PCP　233
　──，CMV　285
　──，アスペルギルス　271
　──，カンジダ　245
PCR 法，CDI　94
postobstructive pneumonia　203
pp65 antigenemia　285
preemptive therapy　229, 294
Purple Urine Bag Syndrome　67
pyocystis　196
qSOFA　21
rhinocerebral mucormycosis　168
Sequential Organ Failure Assessment　19
severe sepsis　20
SGLT–2 阻害薬　172
SOFA　19
SSI 診療の実際　45
ST 合剤　138, 186
Systemic Inflammatory Response Syndrome（SIRS）
　　　　　　　　　　　　　　　　　　20
T2 candida　245
Typhlitis　100, 104
universal prophylaxis　294
VAP　107, 109
　──の原因微生物　117
　──の診断　113
　──の治療　119
VD　25
volume distribution　25
Wells の簡略 DVT スコア　12

和文

あ

アスペルギルス　260
アスペルギルスガラクトマンナン抗原検査　270
アスペルギルス症　180
アゾール系　247
アナフィラキシー，外科術後　39
アミノグリコシド，好中球減少症　224
アルコール離脱，術後合併症　50
アンチバイオグラム　2
アンピシリン　65
悪性外耳道炎　168
握雪感　171

い

イサブコナゾール　275
医療・介護関連肺炎　109, 195
医療関連感染サーベイランス　70
医療関連感染症　41

医療ケア関連肺炎　109

う

ウイルス培養，CMV　285

え

エイズ指標疾患　141
エキノキャンディン系　247
壊死性筋膜炎　171
壊死性軟部組織感染症　164
液性免疫不全　129
腋窩温　234

か

カテーテル関連血流感染症　75
カテーテル関連尿路感染症　56
　──のリスク因子　61
カテーテル関連無症候性細菌尿　58
カテーテルリマインダーシステム　70
カンジダ　72, 86, 233
　──の耐性化　249
カンジダ感染症　238
　──の予防　248
カンジダ血症　240
カンジダ症のスコアリング　242
カンジダ尿　64
ガラクトマンナン検査　230
ガラクトマンナン抗原検査　270
ガンシクロビル　289
がん薬物療法中の感染症予防　233
がん薬物療法中の細菌感染症　233
化膿性筋炎　171
顆粒球減少　127
画像検査
　──，アスペルギルス　271
　──，好中球減少症　221
肝膿瘍　204
感受性検査，カンジダ　242
感染症
　──の 3 要素　1
　──の定義　1

き

気管支鏡検査　281
黄色ブドウ球菌　219
虚血，外科術後　39
菌血症　190

く

クリプトコッカス　181
クロストリディオイデス・ディフィシル感染症　202

け

下痢
　──の原因，入院患者の　89

―― の定義　88
外科術後患者の発熱へのアプローチ　37
血管収縮薬，敗血症　28
血管内留置カテーテル感染症，透析患者　192
血清診断，CMV　284
結核，透析患者　193
原発性免疫不全　130

こ

コアグラーゼ陰性ブドウ球菌　219
固形腫瘍患者の発熱　199
口腔温　234
好中球減少時の発熱　217
好中球減少性腸炎　100, 104
抗HIV療法　143, 146
抗糸状菌薬　275
抗真菌薬
　――，好中球減少症　228
　――，敗血症　31
後天性免疫不全症候群　141
骨髄炎　171

さ

サイトメガロウイルス感染症　282
採尿方法　65
細胞性免疫不全　129, 178

し

シェルバイアル法　286
シドフォビル　290
糸状菌感染症診断基準　258
糸状真菌感染症　260
手術部位感染症（SSI）　43, 169
腫瘍熱　212
終末期患者の感染症治療　215
重症敗血症　20
出血，外科術後　38
術後唾液腺炎，術後合併症　50
術後発熱　37
　―― の原因　48
食中毒の原因　90
侵襲性アスペルギルス症　255
侵襲性カンジダ症　240
侵襲性真菌感染症　230, 233
侵襲性肺アスペルギルス症　230
人工呼吸器管理患者の発熱へのアプローチ　107
人工呼吸器関連肺炎　107, 109
　―― の原因微生物　117
　―― の診断　113
　―― の治療　119
迅速キット，CDI　93
腎機能低下患者　188
腎不全の結核　194

す

ステロイド　175, 280
　――，敗血症　29
ステロイド製剤の分類　176
ステロイド投与患者の発熱へのアプローチ　174

せ

セフトリアキソン　64
セフメタゾール　64
生物学的製剤と免疫不全　131
接合菌　268, 276
先制攻撃的治療　229

そ

創部炎症　40
創部発赤　47
造血幹細胞移植患者　277
臓器機能低下，免疫不全　130
足感染症　171

た

多剤耐性菌のリスクファクター，VAP　118
多発性嚢胞腎　196
帯状疱疹　154
大腸菌　219

ち

蓄尿バッグ　73
中心静脈カテーテル留置患者の発熱へのアプローチ　75

つ

痛風，術後合併症　50

て

低酸素血症，外科術後　39

と

トキシックショック症候群　45
透析患者　188
　―― における菌血症　191
　―― の結核　194
糖尿病　157
糖尿病患者
　―― の感染症　160
　―― の発熱へのアプローチ　156
　―― の免疫不全　158
糖尿病足感染症　161

な

ナイキサンテスト　213
ナプロキセンテスト　213
内視鏡検査，CDI　94

に

ニューモシスチス肺炎　186

303

二次性免疫不全　130
入院患者
　──　の下痢へのアプローチ　87
　──　の発熱　4
乳がん術後インプラント感染症　208
尿混濁　60
尿道カテーテル交換　70
尿道カテーテル留置中の発熱へのアプローチ　55
尿路感染症　207

の

ノルアドレナリン　32
脳膿瘍　209

は

バイタルサイン，外科術後　38
バリアの破壊　128
バルガンシクロビル　289
バンコマイシン　98
　──，好中球減少症　224
肺炎，腎不全　195
肺塞栓症と発熱　12
敗血症　18, 169
　──，外科術後　39
　──　の疫学　18
　──　の血糖コントロール　170
　──　の診断基準　19
　──　の定義　20
　──　のマネジメント　23
敗血症性ショック　21
培養検査
　──，カンジダ　241
　──，好中球減少症　220
発熱性好中球減少症　218
発熱性非溶血性輸血副作用　41
発熱ワークアップ3点セット＋α　5

ひ

ヒト免疫不全ウイルス　140
日和見合併症の診療　144
脾摘後劇症型肺炎球菌感染　134
脾摘後の感染症　211
鼻脳ムーコル症　168
病院内肺炎　108
病理診断，CMV　285

ふ

フィダキソマイシン　98
フルオロキノロン，好中球減少症　224
フルコナゾール　233, 274
フルニエ壊疽　165
ブリストルスケール　88
糞便移植　99
分布容積　25

へ

ベズロトクスマブ　99
閉塞性胆管炎　204
閉塞性肺炎　203
便培養　102
便培養検査，CDI　94

ほ

ホスカルネット　290
ボリコナゾール　256, 275
防護環境　266
膀胱炎　73
膀胱膿症　196

む

無気肺　42
無症候性細菌尿　72
無石性胆嚢炎，術後合併症　52

め

メトロニダゾール　98
免疫再構築症候群　145
免疫不全　157, 260
　──，固形腫瘍患者　211
　──　の種類　159
　──　の分類　126
免疫不全患者
　──　の感染症予防　137
　──　の発熱へのアプローチ　126
免疫抑制薬，CMV　288

や

薬剤熱　8
　──，外科術後　40
　──　の治療　10

ゆ

輸液，敗血症　27
輸血，外科術後　41

り

リコンビナント・トロンボモジュリン　30
リポソーマルアムホテリシンB　276
リンパ嚢胞感染　206
緑膿菌　172, 219

れ

レテルモビル　291
レボフロキサシン　64

わ

ワクチン，腎不全　195